『子どものからだと心 白書2023』 の編集にあたって

　本年（2023年）5月、新型コロナウイルス感染症〔…〕りります。ただ、その後も「異常気象」等といった〔…〕森林火災、山火事も世界中で多発、季節を問わな〔…〕ナ危機に続きイスラエル危機です。まさに、「一難〔…〕、また一難」です。いや、「一難去らずに、もう一難」と言ったほうがいいのかもしれません。子どもの"からだと心"を確実に守り育てるためには、もう一度、私たちの暮らしを、生き方を、社会の在り方を考える必要があります。このような想いを込めて、今年も『子どものからだと心白書2023』をお届けしたいと思います。伴って、コロナ禍前の生活が戻りつつあ〔…〕暑さを肌で感じていますし、豪雨、竜巻、〔…〕さらに、世界に目を転じても、ウクライ〔…〕

　今年の白書も3部構成です。第1部「"証拠"と"筋書き"に基づく今年の子どものからだと心」では、今年も"保育事故"、"ウクライナ危機"、"包括的性教育"、"オーバードーズ"、"教育DX"、"気候変動"等々、子どもの"からだと心"を取り巻く最新のトピックスを取り上げ、各分野の専門家に解説していただくことができました。いずれも、子どもを取り巻く国内外の動向や「子どものからだと心・全国研究会議」をはじめ種々の研究会等で近年話題になっているトピックスばかりです。子どもの"からだと心"が発するSOSの叫びを読み取ってくだされればと思います。それだけでなく、このように厳しい現代社会にありながらも、いきいきと巣立っていく子どもたちを紹介するトピックスも掲載されております。子どもが持つ可能性も感じ取ってくだされればと思います。

　続く第2部は、「子どものからだと心の基本統計」です。今年の編集委員会では、これまで扱ってこなかった"気候変動"に関するデータ収集とその分析にも力を注いでくれました。その結果、学校災害のページには「熱中症救急搬送件数」「学校等の空調（冷房）設備設置状況」、環境のページには「平均気温」「最高気温」等に関する新たなデータを掲載することができました。ぜひとも、ご覧くだされればと思います。また、ここ数年はコロナ禍の影響を受けて、種々の公的データの公表が遅れている状況があります。そのような状況に見舞われても、各編集委員が分担して可能な限り最新のデータ収集に努めてくれました。また、限られた紙幅の中で各データに対するコメントも付してくれました。これらのページには多くの図表が示されています。見方によっては、数字や点が示されているにすぎません。ただ、それぞれの数字や点の背景には、それぞれの子どもたちの暮らしがあります。生きにくさがあります。つまり、それぞれの証拠（evidence）の背景には、それぞれの子どもたちの物語（narrative）があるということです。どうぞ、そのような物語も感じていただければと思います。

　さらに第3部は、今年も昨年（2022年）12月に開催された「『第44回子どものからだと心・全国研究会議』特別講演録」です。ここ数年の全国研究会議では、私たち人類についてもう一度進化の過程から学び直そうということで、一昨年はゴリラ研究の第一人者である山極壽一先生（総合地球環境学研究所 所長）から、ゴリラと時間を共有する中で見えてきた人間の本質に迫るご講演を伺うことができました。このような学びも踏まえた昨年の特別講演では、私たち人類の進化の過程を一層遡って生命誌にまで思いを馳せようと考え、中村桂子先生（JT生命誌研究館 名誉館長）にお願いすることができました。当日は、私たち人類の身の丈を知る機会にもなりました。子どもたちの未来のために、私たちの生き方や社会の在り方を考えるべき時期に格好の特別講演でした。当日参加できなかった方はもちろん、参加してくださった方ももう一度ご覧いただければと思います。

　最後になりましたが、本書の発行には多忙な日々の生活の中でトピックスを執筆してくださった方々、データや資料の提供等を快諾してくださった方々、さらには、特別講演録の所収を快諾し、校正してくださった中村桂子氏等々、本当に多くの方々が関わってくださっています。この場を借りて厚くお礼申し上げます。また、編集委員だけでなく、編集協力委員、協力スタッフ、さらには編集工房ソシエタスの田口久美子さん、ブックハウス・エイチディのみなさんのお力添えがなければ、今年も本書の発行はできませんでした。「すべては、子どもの"からだと心"のために！」の一心で本書の編集に尽力してくださったすべてのスタッフに心より感謝申し上げます。本当に、ありがとうございました。

　本書がきっかけになって、子どもの"からだと心"のいまを知り、これからの子どもの「育ち」と「学び」、さらには、私たち人類の生き方、社会の在り方に関する議論が全国各地で展開されることを期待したいと思います。

2023年11月4日

『子どものからだと心 白書2023』編集委員会
編集委員長　野井真吾

目　次　Contents

第2部 子どものからだと心の基本統計

3

【発達】

【生活】

第3部 「第44回子どものからだと心・全国研究会議」 特別講演録

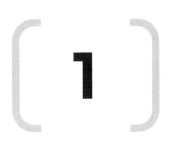

"証拠" と "筋書き" に基づく
今年の子どものからだと心

保育現場をめぐる子どもの命と安全にかかわる現状と課題

岩狭匡志・保育の重大事故をなくすネットワーク

保育施設での死亡事故と重篤な事故の状況

　保育は、子どもにとって安全であり、かつ、その内容が適切でなければなりません。しかし、現状は、十分な保育の質が確保されているとは言い難い状況となっています。

　教育・保育施設等における子どもの死亡事故については、政府統計[i]による2004〜2022年の19年間で228人が亡くなっています。死亡事故については、近年若干減少し横ばい状態（2004〜2016年毎年10人以上、2017年から10人未満となり、2020年から5人で推移）ではあるものの、同じような事故のくり返しによる死亡事故が後をたたない状況です。また、死亡事故と重篤な事故（治療に要する期間が30日以上の負傷や疾病を伴う重篤な事故等（意識不明の事故を含む。））の合計については、政府が統計を開始した2015年から7年連続で増加し続けています（2015年399件が、2022年1,891件となり、約4.7倍）。

　2015〜2022年までの8年間の事故統計を見てみると、死亡事故については、0歳と1歳で74％を占め、死亡事故発生時の状況では、63％が睡眠中となっていることから、低年齢児のうつぶせ寝による心肺停止など、同じ事故がくり返されていることがわかります。

　これらの状況から、2018年11月には、総務省行政評価局から厚生労働省等に対して保育施設等の安全対策として睡眠中の呼吸等点検等の徹底が勧告[ii]されています。

　近年、睡眠中の死亡事故は若干減りつつありますが、2022年に発生した睡眠中の死亡事故2件（共に認可外保育施設）も0歳児のうつぶせ寝によるものであり、同じ事故がくり返されています。また、2021年と2022年には炎天下での通園バス内の置き去りによる死亡事故が発生するなど、こちらでも同じ事故がくり返されています。

　近年、死亡事故も減少傾向にありますが、重篤な事故のうち意識不明状態の件数が増えており、死亡と意識不明を合算すると、2015〜2021年までは20人以下でほぼ横ばいで、2022年だけ24人と若干増加していることから、楽観視することはできません。

　さらに、政府統計（2004〜2022年）から利用児童1人当たりの死亡事故発生率を算出すると、認可外保育施設は認可保育所に比べ20倍以上も高くなっています。認可外保育施設のすべてに問題があるわけではありませんが、認可外の場合は、保育士配置などの基準が認可よりも緩和（保育士配置は認可基準の概ね3分の1以上）されていることなどが影響していると思われ、保育の格差が命の格差につながっていると言えます。

　死亡に至らずとも重篤な事故については、4歳以降で71％を占めており、発達による活動量が増えることや保育士の配置基準（子ども30人に対して保育士1人）が影響していると思われます。

安全確保のための実地監査の状況

　これだけ、事故が増えつづけ、死亡事故がくり返されている保育について、子どもの命と安全を守るための制度がどうなっているのかを確認したいと思います。

　保育制度では、保育士1人当たりで対応できる子どもの人数や、子ども1人当たりの保育室等の床面積など保育環境（条件）にかかわる最低基準が法令等により定められています。そして、これらの基準通りに保育が実施されているかを年1回以上行政が検査（指導監督）する仕組みがあります。

　この検査（指導監督）については、保育施設の種類によって定め方が違いますが、基本的には年1回以上、監督権限のある行政職員が施設に立ち入ったうえで実地による監査（実地監査）を行うこととされています。

　しかし、実地監査の実施率については、保育所の場合、2019年度は約6割で、すべての施設の立ち入りが行われていません。そして、認可外保育施設についても、約7割しか立ち入りがなされておらず、そのうち基準に適合する施設は約6割にとどまるので、施設全体の半数以上が基準不適合の可能性があることになります。それぞれの実施率は、コロナ禍の影響により2020年度は一層低くなっています。

　さらに、保育所については、年1回以上の実地監査を原則としつつも、2023年度からは前年度の実地監査結果や実施率などにより、実地によらない書面監査などを例外的に認める規制緩和が行われたことから、ますます適格な実地監査がされないのではないかと懸念されています。

　実地監査については、100％近くの実施率となる自治体の保育所でも死亡事故が発生した事例（2019年）があります。また、認可外保育施設における2022年の死亡事故2件については、いずれも前年に実地監査はされていたものの、指摘事項が十分に改善されないなかで、事故が発生しています。単純に実施率だけが高ければ事故が起こらず安

全ということでもなく、保育中に起こりうる事故への注意喚起など安全管理をどう徹底させることができるのか、そのためにも施設に立ち入り、直接指導できる実地監査のあり方を考える必要があると思います。

教育・保育施設等における政府の事故防止対策の調査（2021年）[iii]においても、乳児の睡眠中の事故を防ぐための呼吸チェック頻度が不十分である施設が一定割合あることがわかっており、他の防止対策も含めて、保育現場で十分徹底されていないことがわかっています。

保育中の子どもの事故については、ほとんどが同じ事故のくり返しであり、周囲の大人が注意することで防ぐことができます。子どもの命と安全を確保するためにも、実効的な実地監査に基づく安全対策が求められます。

実効的な実地監査とするために

では、なぜ実効的な実地監査ができていないのでしょうか。

理由の一つに、監査する側の自治体の職員体制上の困難が考えられます。政府主導の公務員削減が進められる一方で、待機児童対策（量的対応）として保育施設を急ピッチで整備させてきた全国的な流れも実地監査が徹底できていない背景にあると思われます。とはいえ、現在でも毎年すべての施設を実地監査している自治体もあれば、3年ごとに1回程度で良いとしている自治体もあるので、一概に職員不足だけとも言えない状況ですが、すべての自治体で必要な職員体制の整備が求められます。実効的かつ効率的な監査のための職員体制は人数確保だけでなく、監査スキルの習得も課題となっています。

また、他の理由として、通常の実地監査については、自治体から施設側に監査の日時を事前通告することとなっているため、施設側が意図的に不都合な部分をごまかすことも可能となって

います。過去の監査事例でも、事前通告による監査では不適合が見抜けなかったものが、通告なしの監査により発覚したものがあります。保育環境がまずい施設でも保育を続けられている現状がある以上、チェックを厳しくして抜き打ち的な監査を基本にする必要があります。

もう一つの理由としては、実地監査により不適合が発覚しても、厳しい行政指導がとられていない問題があります。政府資料[iv]によると2012〜2020年までの9年間で認可外保育施設において死亡した子どもが71人に対して、同じ期間に事業停止命令と施設閉鎖命令はわずか1施設ずつとなっています。せっかく行政命令により子どもの命や安全を守る仕組みがあるにもかかわらず、それらが有効的に機能していないのでは意味がありません。確実に劣悪な保育施設を排除するための対応強化が求められます。

基準不適合なのに無償化の対象

保育制度としては、適正な保育内容および保育環境が確保されているか否かを確認するために、認可施設については認可申請（保育開始前）を、認可外施設については届出（保育開始後1カ月以内）を保育施設側に課しています。また、定期的な指導監督の徹底を通じ、利用者に施設の情報を適正に伝え、利用者の適切な施設選択を担保することで、利用者の施設選択を通じた悪質な保育施設の排除を図る仕組みとなっています。

しかし、十分な実地監査もされず、適切な指導監督が徹底されないのであれば、適正な保育内容および保育環境どころか、子どもの命や安全の確保すら危うい状態です。

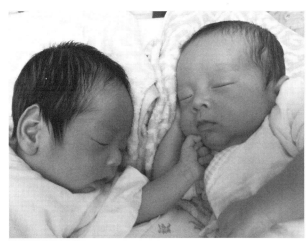

写真　子どもの安全が十分に確保されることが、子どもの命を守ることに繋がります。　※写真はイメージです

とりわけ、認可よりも基準が緩和されている認可外については、厳格な対応が求められるわけですが、それを阻害することが、幼児教育・保育の無償化制度によりもたらされています。

2019年10月から開始された無償化については、認可施設の3歳以上児と3歳未満児の住民税非課税世帯の保育料が無償となるのにあわせて、認可外保育施設等についても「保育の必要性の認定」があれば同様の対象者に保育料の一定限度額までが給付される無償化措置となっています。

無償化の適用にあたっては、認可外保育施設については基準適合が条件となっていますが、無償化施行から5年間（2024年9月まで）は猶予期間として、基準不適合でも適用されるかたちとなっています。このため、基準不適合の認可外保育施設であったとしても、無償化対象となり、行政からこの施設を使っても大丈夫との間違った印象を利用者に与えかねないとして、保育事故当事者などから指摘されています。政府は、自治体ごとに条例で基準不適合施設を無償化対象から除外する条例措置を行えば良いとしていますが、実際に条例措置されたのは全国で20自治体ほどです。

2022年に認可外保育施設で死亡事故が発生した2件も、残念ながら基準不適合でしたが無償化対象となってい

した。基準不適合施設が普通に保育を続けられ、無償化対象となっている状態は直ちに改めるべきです。

保育の基準の統一を

保育の基準は大きく認可と認可外に分かれ、認可外の基準は認可よりも緩やかなものとなっています。さらに、実質的には認可外の中でも基準適合と基準不適合に分かれています。保育の基準は子どもの命や安全をベースとする適切な保育に必要なものであることから、保育の基準がいくつもあり、その基準に不適合な状態で子どもを預かり、保育が実施されていることそのものがおかしいのです。

このような保育の実態や仕組みを知っている保護者はほとんどいません。なので、保育事故で子どもを亡くして初めてこの不条理な現実を思い知らされるのです。子どもの命と安全について「当たり外れ」があってはなりません。子どもの命と安全を確実に守るためにも、保育の基準は統一し、基準を満たさない施設での保育や預かりを認めないようにすることが必要です。

認可施設の整備・拡充を

認可施設は以前より整備され、待機児童が減ったとはいえ、待機児童カウントされないものの、保育が必要なのに認可保育の利用ができていない子どもは全国に約7万5千人（2022年4月時点）いて、これらの子どもは家庭にいるか、認可外を利用していることが予想されます。また、認可外の全国の利用者は約23万人（2021年3月時点）いることになっています。認可外利用者のすべてが国の定義での保育を必要とする子どもではないかもしれませんが、おそらく10万人程度は、本来であれば、認可保育利用が可能な対象と思われます。

児童福祉法は自治体に認可施設を整備させて、保育を実施する義務を課しています。しかし、現実的には、認可

だけでは保育ニーズを満たせず、認可外に依存している現状があります。夜間保育はその典型で、認可による夜間保育が地域内で整備されていなければ、劣悪だとしても夜間や24時間対応している認可外を利用せざるを得ない保護者がいるのも現実です。また、現行の保育制度では低所得層ほど認可保育の利用が不利になるとの調査もあり、認可外の利用により働くことができる人たちもいます。

自治体は地域の保育ニーズを的確に把握し、多様なニーズに応じた認可施設を整備・拡充させることが求められます。

保育条件の改善を

ここまで、認可と認可外の基準の違いや実地監査の状況などを見てきましたが、それでは認可施設の基準で十分なのかということも考えてみたいと思います。

保育施設の重大事故は、保育所でも右肩上がりで増えています（2015年344件が、2022年1,190件となり、約3.5倍）。

また、政府の調査（2022年4月～12月末）[v]によると「不適切な保育」について、保育所で914件確認され、そのうち「虐待」が90件確認されています。

さらに、大阪府が2022年10月～2023年7月までの大阪府内における保育施設における置き去り事案を公表しており、10カ月間で23件の置き去り事案のうち、認可施設が22件となっていて、認可施設でも子どもの所在確認ができていない実態が明らかになっています。

これらのことから、現行の認可基準でも、子どもの安全が十分に確保されているとは言い難い状態です。

この背景の一つに、世界で最も過酷な保育の状況があります。OECDが行った保育の国際比較調査[vi]によると、日本の保育者の労働時間は最長であり、離職率も最悪で、大きなストレスを抱え込んでいる状態です。保育の現場がこれほど忙しく大きな負荷がかか

っている最大の原因は、仕事量に比べて職員の人数が少なすぎるためだと保育団体が指摘[vii]しています。例えば、調査からノルウェーと日本の園児数と保育者の配置を比較すると、日本の保育者はノルウェーの保育者の2.5倍の仕事をこなしている計算になります。また、保育者の人数がこんなに少ないのは、保育者配置をはじめ、保育条件に関する国の基準が低すぎるためなのです。

日本では、戦後70年以上にわたり4・5歳児30人に保育者1人という配置基準になっていますが、世界的に見るとこれほど多人数の子どもをたった1人で保育している国はまれなのです。保育者1人当たりの子どもの人数は多くても10人以下が、保育政策の世界的な「標準」なのですが、日本は世界の常識からかけ離れているというわけです。

貧しい保育条件は楽しい保育を奪い、それが「不適切な保育」や保育事故の温床となりえます。

子どもの権利条約の原則でもある「命を守られ成長できること」「子どもの最善の利益」を守るためにも、保育条件を国際水準並みに改善すると共に、基準が確実に守られているチェック体制の構築こそが求められます。

[参考文献]
i) 厚生労働省「保育施設における事故報告集計」（2004～2014年）、こども家庭庁「教育保育施設等における事故集計」（2015～2022年）。
ii) 総務省行政評価局「子育て支援に関する行政評価・監視－保育施設等の安全対策を中心として－＜結果に基づく勧告＞」（2018年11月9日）
iii) 教育・保育施設等における重大事故防止対策に係る調査研究報告書（2021年度子ども・子育て支援調査研究事業）
iv) 厚生労働省「認可外保育施設の現況取りまとめ」（2012～2020年度）
v) こども家庭庁・文部科学省「保育所等における虐待等の不適切な保育への対応等に関する実態調査」（2023年5月）
vi) OECD「国際幼児教育・保育従事者調査2018」
vii) 第55回全国保育団体合同研究集会基調報告（案）（2023年）

ウクライナの子どもたちは、今
──ルーマニアの現場から

山形 文・公益財団法人プラン・インターナショナル・ジャパン　シニアオフィサー

長引く戦争　先の見えない不安

2022年2月24日にロシアがウクライナに侵攻を始めて1年半が経ちました。

空爆や砲撃によって家を追われ、ウクライナ国内の別の地域に避難している人は500万人、海外に逃れて避難生活を送っているウクライナ人は620万人に上ります[i]。これはウクライナの全人口でみると4人に1人に当たります。

避難民の子どもたちが直面している問題は多岐にわたりますが、そのひとつに教育機会の喪失があります。

緊急人道支援において子どもの教育は最優先事項に含まれます。教育を継続することは、子どもの学力を維持、向上させるだけでなく、子どもが日々の生活のリズムやルーティンを築き、日常を取り戻す助けとなります。それは子どものこころの安定にもつながります。

ルーマニアに暮らすウクライナの子どもたちの教育事情

私は国際NGOプラン・インターナショナル*の一員として2022年5月から6回にわたり、ルーマニアに赴き、ウクライナ避難民、特に子どもを支援する活動に従事してきました。

ルーマニアはこれまで14万人のウクライナ避難民を受け入れてきた最大のホスト国のひとつで、現在も約1万人のウクライナ避難民が暮らしています[ii]。そのうち26%が学齢期の子どもと言われています[iii]。

子どもを持つ避難民を悩ませているのが教育の問題です。子どもにどの形で教育を続けさせるべきか。ルーマニアで受けた教育がウクライナ政府によって認められなければ、子どもは帰国後に進級できず、同じ学年を繰り返さなければならない可能性があります。避難生活が長期化すると、繰り返さなければならない課程も長くなります。そのため、ルーマニアでは現在も71%の子どもたちが、

ウクライナ政府が提供するオンライン教育を続けています[iii]。オンライン教育には、パソコンやタブレットとインターネット環境さえあれば、どこにいても授業を受けることができるという利点があります。授業は通い慣れた学校の教師が行い、クラスメイトともつながっています。ウクライナのカリキュラムに従った授業が行われているので、帰国時はスムースに進級できるでしょう。しかし、一方で理科や体育などオンラインでは限界がある科目もあります。また、授業の質の維持も問題となっています。ウクライナでは教師のほとんどが女性です。多くの男性が戦場に赴いたり、戦争に関わる仕事に従事したりする中、家庭や地域での仕事や責任を女性が担わなければならず、オンライン授業の準備や教材の制作に十分な時間をさけない教師が少なくありません。さらに、オンライン教育を受けているだけでは子どもは家にこもることが多く、外で子ども同士で遊ぶなど、子どもらしい活動の機会が少ないことも懸念として挙げられています。

オンライン教育の他に、ルーマニアの公式学校に編入する、という選択肢があります。ルーマニア政府はウクライナの子どもたちを地域の公立校に無償で迎え入れています。整備された教室で地域の子どもたちと一緒に勉強することができ、地域社会に慣れ親しむには最

善の選択と期待されました。しかし、実際に編入している子どもの割合は11%と[iii]、周辺のホスト国の中でも最低です。その最大の原因は言葉の壁にあります。ルーマニアとウクライナは隣国ながら、文字も言語もまったく異なります。ルーマニアに滞在するウクライナ避難民の70%以上はまったくルーマニア語を話せません。ところが授業はすべてルーマニア語で行われるため、子どもたちは内容を理解することができません。編入を支援するルーマニア語クラスも、教師による特別なサポートもありません。さらに避難民の子どもを受け入れるにあたっての理解や知識の不足が原因で生徒や教師による差別やいじめも報告されています。編入しても継続できずに退学してしまうケースが相次いでいます。

避難民コミュニティからの強い要望を受けて登場したのがEducation hubと呼ばれる教育施設です。民間の支援団体によって設置、運営され、自らも避難民であるウクライナ人教師による授業やルーマニア語教育が無償で提供されています。プラン・インターナショナルも教師の給与や学習教材を提供してその運営を支援しています。

多くの場合、Education hubは地域の学校の教室を借りて放課後に運営されており、ウクライナ避難民にとって子どもが安心して勉強できる場所となっています（写真1）。特に3カ月続く長い夏休み期間にもルーマニア語クラスや補習クラスを開催し、多くの子どもたちが出

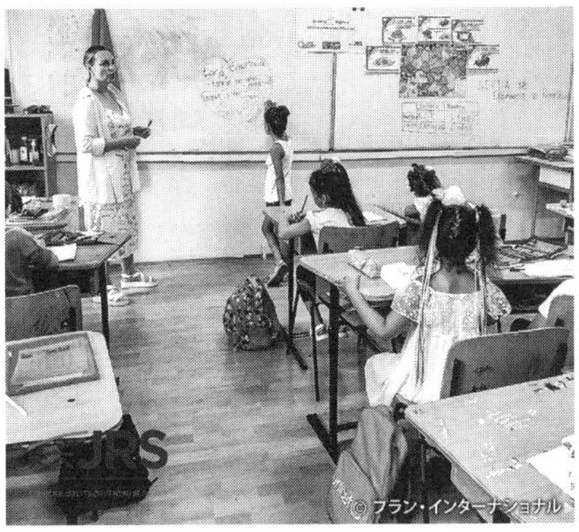

写真1　Education hubで学ぶ子どもたち（コンスタンツア市）

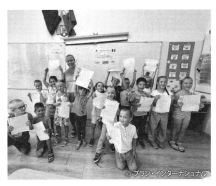

写真2　夏休み期間もウクライナ人教師による補習クラスを楽しむ子どもたち（コンスタンツア市）

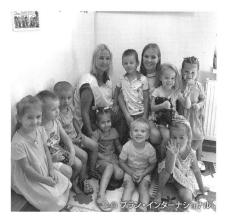

写真3　ウクライナ人保育士と子どもたち（就学前教育センター、ブカレスト市）

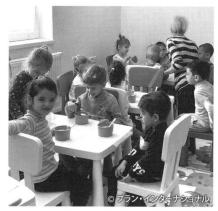

写真4　昼食の時間。今ではみんな楽しみにしている時間です

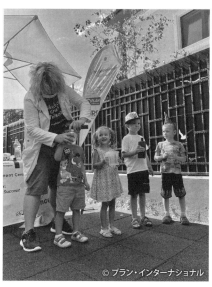

写真5　子ども向け科学教室の実施

席しました（**写真2**）。

しかし、そこにも問題はあります。Education hubはウクライナ教育省には正式な教育課程として認められていません。そのため、帰国後にスムースに進級するために子どもたちは、オンライン教育も並行して受け続けなければなりません。午前はオンライン授業、午後はEducation hubと子どもたちは忙しい生活を強いられます。

また、ウクライナ人教師は、戦争の経験によって勉強する意欲を失っている子どもたちの存在を指摘します。「彼らは子ども同士の会話にも授業にも積極的に参加しません。戦争終結後に帰国することだけを願い、ただ時間が過ぎるのを待っているように見えます。子どもたちはウクライナの未来です。復興の担い手となる彼らを育てるために努めていますが、私もどうして良いかわかりません」。このような声を聞き、子どもたちの精神状態を理解し、彼らとの向き合い方を習得するための教師向けトレーニングが国際社会による支援で実施されています。また、子どもたちには年齢に合わせた心理社会的な支援も必要です。

就学前の子どもたち

3〜6歳の避難民の子どもの多くは、教育を受ける機会に恵まれていません。そもそもルーマニアには公立の幼稚園が少ないうえ、学齢前の子どもを対象とした支援は限定的です。そのため、親は働きに出ることが難しく、経済的困窮や孤立が問題となっています。プラン・インターナショナルは、地元のNGOと連携して2023年4月ブカレスト市に就学前

教育センターを開設し、ウクライナ人保育士による教育を計60人に月〜金曜の朝9時から夕方4時まで無償で提供しています（**写真3〜5**）。

戦争による精神的なダメージは、就学前の子どもたちにより顕著に表れているように見えました。子どもたちの言動を通してさまざまな問題が浮き彫りになっています。

センターの開設当初は、母国を離れて初めて通う幼稚園に戸惑う子どもたちが見られました。親と離れることを怖がり、泣き叫び続ける子ども、空爆の警報を恐れてイスや床に座ることができない子ども、大声で話したり笑ったりする子どもを攻撃する子ども、集団の中に入っていけない子どもなど、保護者からの聴き取りによると、それらの症状は戦争前には見られなかったとのことでした。このような問題の見られる子どもたちには、センターに配置しているウクライナ人児童心理士が対応しています。

約半年経つ頃には前述のケースは減り、子どもたちは新しい生活に慣れてセンターでの時間を楽しんでいるように見られました。ところが、新たな問題も散見されるようになりました。

センターでは朝食と昼食を提供しますが、食欲がなく、健康状態の良くない子ども、情緒不安定な子ども、身体を衛生的に保っていない子どもなど家庭での問題が見えてきました。親による虐待やネグレクト、世帯の経済的困窮、親の精神状態の悪化などが明らかになっています。プラン・インターナショナルは、子どもへの体罰による負の影響、ストレス管理、心理的応急処置などをテーマに

親を対象とした育児トレーニングを定期的に実施しています（**写真6**）。そこでは避難生活で抱える育児について悩みや質問に心理士が答えたり、参加者同士が話し合い、より前向きに育児に取り組めるように支援しています。また、子どもが外で思い切り遊んだり、新しい経験ができる子どもイベントの開催（**写真7**）、親の問題に応じて心理士による個別カウンセリングや他の支援機関への照会も同時に行っています。

日本に暮らすウクライナの子どもたち

日本でも現在約2,000人のウクライナ避難民が暮らしています。

2023年5月、プラン・インターナショナル・ジャパンは日本に暮らすウクライナ避難民の聴き取り調査を行いました。調査を主導したのはマリウポリから避難民として来日し入局したアンナ・シャルホロドゥスカー職員です。ここでは子どもを連れて避難生活を送る女性17人から子どもの教育について得た回答をご紹介します[iv]。調査対象者の多くは1年以上前に来日し、約90％が1〜2人の子どもを連れていて、子どもの80％は5〜15歳でした。35％がパートナーや親族と同居、65％がひとりで子どもと避難生活を送っていました。

【学校】

76％の子どもが学校に通っています。ここで言う学校には日本の学校、インタ

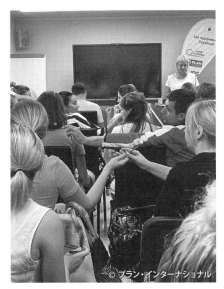
写真6　親を対象とした育児トレーニング
©プラン・インターナショナル

ーナショナルスクール、日本語学校が含まれます。住居や学校を探しているなど、保護者の都合で学校に通えていない子どもは約12％いました。

【ウクライナ政府によるオンライン教育】

ウクライナ政府によるオンライン教育を継続している子どもは65％に上りました。何らかの理由で受けないことを選んでいる子どもが15％、継続の意思はあるが、条件が整っていないために受けていない子どもはわずか10％でした。戦争終結後に帰国する可能性を考えるとオンライン教育の継続は必要であるという判断と思われます。

【複数の教育機関で学ぶ子どもたち】

40％超の子どもが、オンライン教育を履修しながら、対面で授業が受けられる学校にも在籍しています。30％近くの子どもはオンライン教育または日本の学校、どちらか片方に在籍しています。2つの学校で並行して勉強する子どもについて、母親の意見は大きく分かれました。「大変ではあるが、両立できている」が25％、「子どもにとって大きな負担となっている」はそれを上回る33％に達しました。2つの教育施設で学ぶことを歓迎している母親の割合は16％にすぎませんでした。

双方の教育を受けることで有利な点はあるものの、子どもの心身にかかる大きな負担やストレスを懸念しての選択と思われます。同じ状況はルーマニアでも

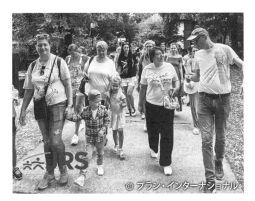
写真7　子どもイベントに参加し、民族博物館を訪ねる親子
©プラン・インターナショナル

見られました。

【日本の教育】

日本で教育施設に通う76％の子どものうち50％以上が日本の学校で学んでいます。これは同じく言葉の壁が高いルーマニアに比べ非常に高い数字です。言葉の問題や教育制度の違いから中途退学した子ども（18％）を加えると、70％超の子どもが日本の学校で学んだ経験を持っていることになります。

しかしながら、日本語で勉強することはウクライナの子どもには難しく、カリキュラム通りに学習することを困難と考える割合は59％に上ります。41％が学校の言語サポートが不十分であると指摘しており、多くの子どもたちが孤立を感じています。その状況でも日本の学校で子どもがいじめにあったということを確認した母親はいませんでした。

勉強への満足度については、意見が分かれました。調査結果を総合すると、日本の学校で「普通」または「かなり満足」と感じている子どもは約45％でした。友人ができ、勉強にも興味があるそうです。一方、40％近くの子どもは、あまり居心地が良くない、あるいはとても居心地が悪いと感じているようです。これは、環境や周囲の環境の変化、紛争によるストレス、故郷の学校や先生、友人に会えない寂しさなどが影響していると考えられます。

【日本語の習得】

母親の大多数は、自身の子どもに日本語を学ばせることが重要だと回答しました。75％超の子どもが、すでに日本語を習い始めています。さまざまな理由によ

り、日本語を習い始めていない、あるいは習う意思がない子どもはわずか6％でした。

これは保護者が子どもにルーマニア語の習得は不要と考え、ウクライナ語による授業だけを求めるルーマニアのケースとは大きく異なります。隣国であるルーマニアに避難している人々は、帰国の意向がより強い場合が多いからかもしれません。

この調査結果からたくさんのことが見えてきますが、やはり戦争を逃れて避難生活を余儀なくされている子どもたちにとって言葉が通じないことが最大の障害となっていること、その中でも多くの子どもが新しい言語を学び、学業を継続していることがわかりました。

私が出会った避難民の大部分は母国の勝利を信じ、帰国を希望していますが、その目途が立たないまま、1年半が過ぎました。その間、彼らの時計は止まったままです。子どもの教育は中途半端な状態で将来が心配です。また、避難生活が長期化すると、収入を得ていかなければ生活も立ち行かなくなります。

避難先で新しい生活を築くべきか、帰国できる日を待って一日一日をやり過ごすべきか、避難民のこころは揺れています。彼らの気持ちに寄り添った柔軟で継続的な支援が求められています。

＊プラン・インターナショナル
1937年スペイン内戦の年に戦争孤児を支援する団体として設立された、政治、宗教に中立な国際NGO。すべての子どもの権利が守られ、貧困や差別のない社会の実現を目指し、アジア、アフリカ、中南米の75を超える国々で活動している。

［参考文献］
i) Ukraine situation Flash update #54 UHNCR
ii) Operational Dashboard September 2023 UNHCR
iii) Romania's education responses to the influx of Ukrainian refugees UNESCO
iv)「ウクライナ避難民の日本での生活状況に関する調査」2023プラン・インターナショナル・ジャパン

保護

低出生体重児の現状と周産期医療のトピックス

佐藤和夫・国立病院機構九州医療センター 小児科医

はじめに

わが国では、低出生体重児の割合が高く、男子では8％台を、女子では10％台を推移しています（P.71参照）。この低出生体重児の割合が高いことについて、その意味と現状について解説します。さらに生殖補助医療の進展を紹介し、コロナ禍とNICUについても述べます。

低出生体重児の増加への警鐘

2018年8月、有名な科学雑誌『Science』に「日本における出生時体重の減少が、糖尿病や高血圧といった長期的な健康障害のリスクとなることが危惧され、この課題には国をあげて関心を高める努力と早急な対応が必要である」との記事が掲載されました[1]。この問題に関して学会やメディアが取りあげ、多くの研究がなされています[2]。

なぜ低出生体重は生活習慣病になりやすいのか（DOHad 説）

Baker博士らによる疫学研究を契機として、低出生体重児は、成人期に心疾患・高血圧・2型糖尿病や肥満などになりや

すいという報告がなされてきました。生活習慣病の胎児期起源説、最近ではDOHad 説（健康と病気の発生起源説；Developmental Origin of Health and Disease）と呼ばれて注目されています[3]。なぜ低出生体重は生活習慣病になりやすいのか、エピジェネティクス（遺伝子の塩基配列は同じなのに遺伝子の発現が変わる現象、遺伝情報が環境要因によって動的に変わりうるしくみ）の視点からは以下のように説明されています[3]。胎児や新生児期に低栄養に晒された場合、まず即時応答として、生命維持を優先するために身体の成長を抑えて体内の器官を成熟させます、つまり小柄で低体重になります。さらに予測の応答として、将来の飢餓に備えて栄養分を蓄える代謝酵素が働きやすいように（倹約型に）細胞が適応します。生後も低栄養の環境におかれれば、飢餓に強い予測の応答は有利に働きますが、高栄養の環境におかれると、エネルギーを蓄えやすい代謝機能が環境に対して不適応になります。つまり、豊かな食事の栄養分は、中性脂肪として皮下や内臓の脂肪組織に蓄積されることになり、肥満・

糖尿病などの生活習慣病に進行しやすいと考えられているのです。

実際には、低出生体重児が成人後に生活習慣病を発症するかはまだ不確実な段階です。ただし、インスリン感受性低下が生じやすいこと、青年期の収縮期血圧が高いこと、過体重でなくても内臓脂肪蓄積が生じやすいこと等、そのリスクを示す報告が見られています[4]。

低出生体重の原因（早産、多胎、母体因子）

母体側と子ども側に低出生体重になるさまざまな原因があります。主な原因として、早産、多胎、母体因子に関して現状を紹介します。

（1）早産では、必然的に低出生体重児になります。NICU（新生児集中治療室）に入院するような小さな赤ちゃんは、胎児あるいは母体の疾患・妊娠中の合併症・子宮内感染症等が原因で、早産児が多数を占めます。早産の割合は、**表1**に示すように、1980年から2010年代にかけて増加しました（2013年の5.8％がピーク）。そしてその後は5.5％前後で推移しています。

（2）多胎は、早産になりやすいこと、そして単胎と比べると体重が小さくなりやすいこと（一つの子宮で複数の胎児を育てるため小さくなります）から低出生体重児の原因となります。**表2**に示すように、多胎の割合は、1990年代から少し上昇し、2005年の1.18％をピークに落ち着き1％前後となっています。ただし三つ子以上の多胎は、1990年代から明らかに減少しています。1980年代に体外受精・胚移植が普及しました。妊娠率を上げるために移植胚数

低出生体重児・早産児について用語の解説

在胎週数（P.72参照）に比して体重が少ない場合（10パーセンタイル未満）をSGA（Small for Gestational age）と言います。これは妊娠中に体内での発育が不十分だった（胎児発育遅延）ことを示します。SGAの場合、正期産でも低出生体重児になってしまいます。未熟性は在胎週数に関連しますので、成熟していて小さく生まれたということになります。したがって、低出生体重児の中でもSGA児は特別な意味が加わります。

▼表1：早産の割合の経年推移

年	1980	1985	1990	1995	2000	2005	2010	2015	2020
出生総数（人）	1,576,889	1,431,577	1,221,585	1,187,064	1,190,547	1,062,530	1,071,305	1,005,721	840,835
早産(37週未満)出生数（人）	64,889	59,795	55,231	58,293	64,006	60,377	61,315	56,147	46,102
早産割合（%）	4.1	4.2	4.5	4.9	5.4	5.7	5.7	5.6	5.5
満28週未満（%）	0.1	0.2	0.2	0.2	0.2	0.3	0.3	0.3	0.3
満28週～満31週（%）	0.4	0.4	0.4	0.4	0.5	0.5	0.5	0.5	0.4
満32週～満36週（%）	3.6	3.6	3.9	4.3	4.7	4.9	5	4.9	4.8
正期（満37週～満41週）（%）	91.5	92.7	93.8	93.9	93.8	93.7	93.9	94.2	94.4
過期（満42週以上）（%）	4.4	3.2	1.7	1.2	0.8	0.6	0.3	0.2	0.1

（厚生労働省人口動態統計より5年毎の推移）

を増やした結果、三つ子、四つ子以上の多胎が多発したのです。この状況に対して1996年に日本産婦人科学会が、移植する胚数を3個以内・排卵誘発のホルモンの使用量を可能な限り減らすことを勧告しました（多胎妊娠に関する見解）。さらには、2008年に、移植する胚は原則1個としました（多胎妊娠防止に関する見解）。これらの対策によって多胎が徐々に減少してきたという経緯です。

（3）母体年齢が上がると低出生体重児が増えます。**図1**に示すように、母体は経年的に高齢化しています。社会状況を考慮するとこの傾向は続くと推察されますので、低出生体重児の割合を再び増加させる方向に働きます。

（4）母体の栄養状態（妊娠中の体重増加や妊娠前のヤセ）も低出生体重の出生に関係します。

エコチル調査での単胎での解析では、妊娠中の体重増加が少ないことが低出生体重に最も大きく寄与していました[5]。日本産婦人科学会が、2021年に新たに妊娠前体格毎の「妊娠中の体重増加の目安」を発表しました（**表3**）。これは、1999年に公表した妊娠中毒症の管理指針に記載した体重増加量推奨値（生理的な体重増加値を下回っている可能性が危惧されるとして2019年に推奨を取り下げられました）よりもかなり多くなっています（普通体重で7〜10kgから10〜13kgへ）。妊娠中の体重増加が増えてくれば、低出生体重児の割合は減少することが期待されます。

妊娠前の母体BMI低値（ヤセ）と児の出生体重が関連することも明らかとなっています。日本の女性のBMIは世界でも最も低く、これは妊娠に限らず社会全体の公衆衛生上の課題です。日本産婦人科学会では、新たな「妊娠中の体重増加の目安」をきっかけに、妊娠前からの食生活の改善が広まることを期待する

▼表2：複産（多胎）の年次推移

単産・複産（分娩）	1995年	2000年	2005年	2010年	2015年	2020年
総数（人）	1,215,174	1,216,168	1,081,393	1,087,149	1,018,022	849,041
単産（人）	1,204,082	1,203,627	1,068,633	1,076,563	1,007,792	840,105
複産（人）	10,900	12,443	12,707	10,558	10,195	8,932
双子（人）	10,529	12,107	12,455	10,394	10,067	8,790
三つ児（人）	337	328	246	162	122	137
四つ児（人）	30	8	5	2	5	5
五つ児（人）	3	-	1	-	1	-
六つ児（人）	-	-	-	-	-	-
七つ児（人）	1	-	-	-	-	-
三つ児以上（人）	371	336	252	164	128	142
単産割合（%）	99.09	98.97	98.82	99.03	99.00	98.95
複産割合（%）	0.90	1.02	1.18	0.97	1.00	1.05
複産中三つ児以上割合（%）	3.40	2.70	1.98	1.55	1.26	1.59

（厚生労働省　人口動態統計より5年毎の推移、割合は%、*分娩数のため出生数とは若干相違あり）

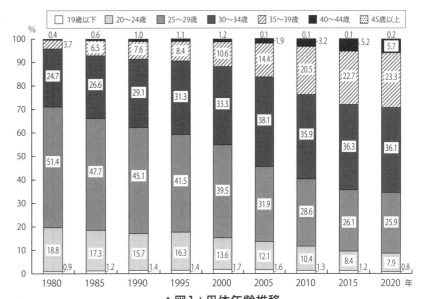

▲**図1：母体年齢推移**
（厚生労働省　人口動態統計より5年毎の推移を作図）

▼表3：妊娠中の体重増加の目安

妊娠前体格	BMI	体重増加の推奨値
低体重	<18.5	12〜15kg
普通体重	18.5≦〜<25	10〜13kg
肥満（肥満1度）	25≦〜<30	7〜10kg
肥満（肥満2度）以上	30≦	個別対応（5kg程度が目安）

（日本産婦人科学会 2021、BMI: Body Mass Index）

としています[6]。

生殖補助医療の進展〜2022年に不妊治療が保険適用〜

多胎に関係する生殖補助医療について紹介します[7]。不妊治療の中でも体外で受精させる技術を、生殖補助医療（assisted reproductive technology：ART）と呼びます。一般不妊治療すなわち体内で受精が困難になった患者さんに対して体外で受精させる技術です

（図2）。ARTによって出生する児は年々増加しています（図3）。日本産婦人科学会の臨床実績報告によると、2021年は約70,000人がARTによる出生でした（IVF出生児：2,268人、ICSI出生児：2,850人、FET出生児：64,679人、注：IVFは体外受精、ICSIは顕微授精、FETは凍結胚移植）。2020年が約60,000人でしたので、1年で急増しています。2021年の出生数は811,622人ですから、その約8.6％がART出生となっています。つ

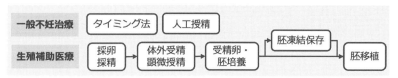

| 一般不妊治療 | タイミング法 | 人工授精 | | | | |

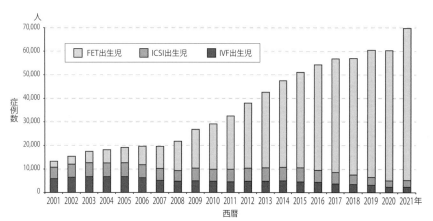

▲図2：一般不妊治療と生殖補助医療
（厚生労働省のリーフレットから）

▲図3：ART出生児数の推移
（日本産婦人科学会『2021年臨床実施成績』より）

まり、12人に1人はART出生の時代となっています。2022年4月から、「一般不妊治療」と「生殖補助医療」が保険適用されました[8]。これによってART出生児がさらに増加することが予想されます。ART多胎率は1990年代の18〜19%台から現在は3%前後まで低下しましたが、それでもARTの進展は多胎出生により低出生体重児を再び増加させる可能性があります。

コロナ禍とNICU、Family-centered Care

NICUは治療の場であると同時に母子が出逢う場・家族の関係性を築く場です（詳しくは、白書2018のトピックス「手のひらの中の命〜NICUから巣立つ早産児とご家族を支える〜」でご紹介しましたので参照して下さい）。全国のNICUでは、Family-centered Care（ファミリーセンタードケア：家族中心のケア）が広まっています。Family-centered Careとは、ご両親（家族）が赤ちゃんと一緒の時間を過ごし赤ちゃんのケアや治療に積極的に関わること、またそれをサポートすることです。当然のことながら、コロナ禍で大きな影響を受けました。日本中の病院で面会禁止となったのです。NICUで

も面会禁止となった病院もありました。当院では、"NICUの面会は単なるお見舞いではない、診療の一貫である"ことを病院幹部に繰り返し説明し、制限付きでNICUでの面会を継続できました。感染対策を厳重にするために、面会者の体温と症状の有無をシートに記録してもらい、面会前1週間の体調が良好であることを前提として、父母の24時間面会は予約制の時間制限へ、両親以外の面会は中止、もちろんマスク着用での面会となりました（コロナ禍以前は、NICUに笑顔を持ちこもうという理念でマスクなしでした）。家族中心のケアに逆行するコロナ禍の面会制限で母子の愛着形成に悪影響が出ているという臨床心理士グループの研究報告もなされており[9]、憂慮すべき状況です。ようやく面会制限が緩和され始めましたが、以前の状況には戻っていません。コロナ禍の保育園・学校をふり返っても、健康な子どもにとって感染対策一辺倒では良くないことは明らかです。NICUにおいても、感染対策とFamily-centered Careの両立をどうするのか、真剣に考える必要があります。

おわりに

著者は、フォローアップ外来で、ご家

族と本人に（入学前と小学3年時の2回、時間をかけて）、「小さく生まれた子どもは生活習慣病になりやすいようです。タイムマシンで未来に行ってみたら、○○ちゃんは、太っていて血圧が高くて糖尿病で困っているかもしれません」と、将来の生活習慣病のリスクがイメージできるように説明しています。そして、ご両親に、良い生活習慣（食事、運動、生活リズム）に心がけると未来を変えることができる（予防できる）ので、子どものために、是非ご家族全体で取り組むようにと啓発しています。低出生体重児の割合の増加は一旦収まっていますが、母体の高齢化やART出生の増加によって今後再び増加していく可能性があります。低出生体重児の生活習慣病のリスクを考慮したフォローアップの指針の作成が望まれます。将来、"生活習慣病のリスクを持っていたが、予防介入で発症せずに済んだ"となることを願っています。

[参考資料]
1) Normile D: Staying slim during pregnancy carries a price. Science 361: 440. 2018
2) 日本DOHaD学会：「我が国における低出生体重児の割合増加」に対する喫緊の対策の必要性（学会声明）2018年12月 https://square.umin.ac.jp/Jp-DOHaD/_src/sc686/93FA967BDOHaD8Aw89EF90BA96BE2019.pdf
3) 中尾光善：Developmental Origin of Health and Disease (DOHad) とエピジェネティクス. 早産児、低出生体重児の成長と発達のみかた. 板橋家頭夫監修　東京、東京医学. 2019, p198-208
4) 中野有也：メタボリック症候群のリスク. 早産児、低出生体重児の成長と発達のみかた. 板橋家頭夫監修　東京、東京医学. 2019, p209-215
5) Y. Nishihama et al: Population attributable fraction of risk factors for low birth weight in the Japan Environment and Children's Study. Environment International: 170. 107560. 2022
6) 板倉敦夫：早産児や低出生体重児の出生を防ぐために. 月刊母子保健 746:4-5.2021
7) 日本産婦人科学会:2021年体外受精・胚移植等の臨床実施成績 2023年8月 https://www.jsog.or.jp/activity/art/2021_JSOG-ART.pdf
8) 厚生労働省　不妊治療の保険適応　リーフレット www.mhlw.go.jp/content/leaflet202212ver2.pdf
9) 小川麻耶他（臨床心理士ネットワーク）：新型コロナ感染拡大に伴うNICU面会制限の影響について―母親は児との心理的距離をどう体験するか―. 日本周産期・新生児医学会雑誌 58: 308. 2022

保護

包括的性教育の現在と「からだの権利教育」の具体化へ

浅井春夫・立教大学 名誉教授

包括的性教育に関する国際的な評価

包括的性教育とは、①基本的にすべての子ども・若者を対象に、②すべての性的発達に対応し、③あらゆる日常生活の局面を想定しての知識・態度・スキルの学びであり、④ジェンダー平等と豊かな共生をめざす性教育のことを言います。

学校を中心とした包括的性教育が子ども・若者の性行動に影響する効果の科学的根拠は、多くのレビュー（再調査・再評価）によれば、確実にポジティブな結果となっています。包括的性教育プログラムが、次のような具体的結果を導くことが再確認されています[1]。

・初交年齢の遅延
・性交の頻度の減少
・性的パートナーの数の減少
・リスクの高い行為の減少
・コンドーム使用の増加
・避妊具の使用の増加

こうした性行動における実証的な結果は、包括的性教育によって性意識や性行動、妊娠、HIV／AIDSやその他の性感染症のリスクなど、多角的な側面の知識の向上にポジティブな効果があることが証明されています。

現在、欧米諸国だけではなく世界の国々において、包括的性教育は青少年の性のリスク行動の改善とともに、ジェンダーの理解を通しての「同意と人間関係」など性行動の質をいかに形成していくかが大きなテーマとなっています。

補足的に言えば、「禁欲のみを促進するプログラム」（日本では「純潔教育」の名称で強調）は初交年齢の遅延、頻繁な性行為を減少など、上記の包括的性教育プログラムの効果の6点に関して効果がないことが明らかになっています[2]。

再び性教育バッシングを画策する動きに抗して

30年前に行われた性教育バッシングは統一協会が先導し、研究者を名乗る面々が前面に立ってマスコミに登場し宣伝役を担い、国会で山谷えり子議員が中心になってバッシング質問を繰り返しました。それに小泉純一郎首相（当時）なども同調してきた歴史があります。国会の中で中核を担ったのは安倍晋三元議員と山谷議員でした。そうしたバッシングのしかけがつくられていたのです[3]。筆者が所属する"人間と性"教育研究協議会は、結成して41年になりますが、当初の10年間以外はバッシングの時代の中での活動でもありました。

『月刊正論』（産経新聞社、2023年9月号）では『特集：性は多様にあらず』を組んでいますが、この特集タイトル自体が事実に背を向け、国際的な到達点を踏まえない暴論です。そこに八木秀次（麗澤大学教授）「最高裁トイレ判決は社会的分断の序曲」、高橋史朗（麗澤大学特別教授）「有害LGBT教育　家族関与で阻止を」、百地　章（国士舘大学客員教授）「最悪回避のLGBT法　次は条例の改正だ」の3本が掲載されています。

率直に言って、それらの内容は30年前の性教育バッシングのレベルで、まるでタイムスリップした内容であることに驚きを禁じ得ません。高橋論稿は、最後の3行で「日本独自の性教育の理論と実践の確立が求められている」（P.249）というのですが、統一協会の性教育バッシングと連携した動きをした際にどれだけ「第3の性教育」の必要性を標榜してきたことでしょうか。いまだ具体化できる兆しもない虚構の"第3の性教育"

と同じように、具体化する意思もない「日本独自の性教育」を叫び続けるのでしょうか。

八木論稿も、「社会分断の序曲」などと大仰な表現をするのですが、「社会分断」とはどのような事実を言うのかも実証的な説明がありません。社会分断を進行させている要因はどのように分析されているのでしょうか。高橋と同じように恐怖・不安を煽ることを書くのですが、「最新の研究によれば、『男らしさ』『女らしさ』の意識は生得的なものが基礎にあってのこと」（『正論』2005年2月号、P.153）と言ってきたのですが、現在においてもそうした認識は変わってないようです。

ちなみに、「性とジェンダーが『生来的に』結びついているというステレオタイプなものの見方は間違っているし、それが『物事の本来のあり方』だと示唆してしまうため有害にもなりうる」という認識が関連学会および大衆メディアにおいても共有されています。「人間の脳と認知能力が性別に関係なく基本的に同じであることを示す研究のほうが、はるかに多く質も高い」という認識が広がっているのが実際です[4]。

現在、トランスジェンダーバッシングと連動して、包括的性教育を学校で子ども・生徒たちに教育実践として届けることに対して"新たな性教育バッシング"が画策されつつあるのが実際です。あらためて国際的な性教育の到達点に立って、子ども・若者の実態を踏まえて、現在の「抑制的性教育」から包括的性教育への発展・改革が求められています。

調査結果から見えてきたこと
ー避妊・性感染症予防の本音ーの
調査を参考に

調査によると、避妊や性感染症への意識の低さと予防行動の未熟さが明らか

になっています。「あなたは、これまでに、妊娠を望まない性交において、避妊をしなかったことがありますか。※腟外射精は避妊をしたことに含みません」という質問に対し、若者（15-29歳）男性は24.7％、若者女性は33.0％、大人（30-64歳）男性は44.7％、大人女性は44.6％、若者では約3割、大人では約5割が避妊をしなかった経験があると回答。その他の項目は、**表1**を参照のこと。

「生命（いのち）の安全教育」から「からだの権利教育」への発展を

「内閣府、警察庁、法務省、文部科学省及び厚生労働省の局長級を構成員とする「性犯罪・性暴力対策強化のための関係府省会議」にて、令和5年度から7年度までの3年間を『更なる集中強化期間』と位置付ける」（文部科学省総合教育政策局通知、2023年3月30日）という通知を発出しました。しかし、学校現場では、文科省がすすめる「生命の安全教育」の取り組みは進展していない現状があります。

「からだの権利」は、「国際セクシュアリティ教育ガイダンス」のキーコンセプト4「暴力と安全確保」の学習目標（5〜8歳）で「誰もが『からだの権利』を持つことを認識する（態度）」[5] と書かれていますが、具体的な中身は提示されていませんので、以下のように6つの柱で説明します。それぞれの柱には子どもの権利条約の条項が対応しています。

①からだのそれぞれの器官・パーツの名前や機能について、十分に学ぶことができます。

②だれもが、自分のからだのどこを、ど

▼表1：性と恋愛2021−避妊・性感染症予防の本音（日本の若者のSRHR意識調査）15〜29歳（男性1,501人/女性1,499人）の調査結果の紹介。調査は30〜64歳も対象にしている。

設　問	男性（15〜29歳）	女性（15〜29歳）
避妊をせずに性交したことがある　※腟外射精は除く	24.7％	33.0％
避妊をせずにした理由は？（複数回答）		
避妊なしで性交しても大丈夫と思った	22.1％	21.1％
妊娠しても大丈夫だと思った	11.9％	14.4％
もし妊娠したらどうするつもりだったか（複数回答）		
産むつもり／産んでもらうつもりだった	30.5％	36.6％
相手と話し合って決めるつもりだった	30.5％	29.8％
中絶するつもりだった	10.5％	13.6％
コンドームを必ずつけている？		
腟性交のときにコンドームをつけない〈経験者〉（ほとんど＆毎回つけない・計）	11.7％	29.9％
コンドームを頼まれなければつけない（よくあてはまる・ややあてはまる・計）	21.1％	

（出典：国際協力NGOジョイセフがSRHR（セクシュアル・リプロダクティブ・ヘルス／ライツ：性と生殖に関する健康と権利）に関するインターネット調査（2021年）の一部を表に筆者が再構成。URL：https://www.joicfp.or.jp/jpn/column/ilady-survey-2021-03/）

▼表2：「生命の安全教育」と「からだの権利教育」の比較検討（コンパクト版、浅井作成）

比較項目	生命（いのち）の安全教育	からだの権利教育（その発展を構想することを含めて）
名称の問題	生命を「いのち」と読ませる熟字訓ですが、その定義については明示されないタイトルになっている。	からだは「頭から足までをまとめていう語」で、具体的な存在としての「からだ」に着目して、実感を通しての選択や判断ができることを大切にする。
基礎学習	からだ学習は土台に据えられておらず、「生命」とは何かの定義も解説もない。	科学的なからだ学習（性器の学習も含めて）を通して、からだの権利教育に繋げることをめざす。
からだ観	「自分のからだは自分だけのもので一番大切」というが、大切さの意味は不明である。	からだはプライベートパーツの集合体として捉えるからだ観がベースにある。
プライベートゾーン・パーツ	「水着でかくれる部分は、自分だけの大切なところ」で、口、胸、性器、おしりの4か所に限定される。	からだ全体がプライベートパーツと捉えて、どこに触られても、いやなときはその感覚を確認し、言語化できるようにする。
暴力への対応方法	「じぶんだけのたいせつなところをさわられていやなきもちになったら、『いやだ！』といおう。それ以外はOK？	いいタッチ、いやなタッチという2つのパターンだけでなく、判断に迷う「はてなタッチ」の状況を説明し、それはダメな、NOT OKタッチと説明する。
バウンダリー（境界）	人との距離感に重点を置く指導は近づかないことが強調され、気持ちレベルの説明で、権利の視点は欠如している。	バウンダリーの学びは、他者を排除するための知識と態度のとり方ではなく、お互いに心地よい空間を共有するための学びであり、人権尊重の取り組みをめざしている。
同意	「自分がいやだと感じたことは、いやだと言ってよいのです」という展開は距離感に終始しており、コミュニケーションのあり方の学習という点では不十分である。	沈黙は同意ではありません。はっきりと自覚的に賛成し同意するかどうかを確認できるスキルの形成も不可欠の課題です。「ジェンダーを基盤にした暴力」の問題の理解が重要なポイントになります。
信頼できるおとなとは	「あんしんできるおとな」とはどういう大人なのかを話し合い、日常的に具体的なおとなをあげておく必要があるが不十分。	外見ではなく、その人の行動に着目した信頼できるおとな観の共通理解が重要である。日常的に3〜5人の信頼できるおとなを具体的にあげておく。
起こったことを話すトレーニング	「あんしんできる大人におはなししよう」で終わるのではなく、何をどのように伝えるかが重要になってきます。	最初に話した人が聞いてくれない場合には、セカンド・サードパーソンというように、受け止めてくれるおとなに出会うまで、あきらめないと伝える。
全体的な内容の特徴	距離感の確保と「いやなきもちになったら」と2つに力点が置かれるが、性暴力に対応できる力を形成するかは疑問。	科学と人権を柱にしながら、知識・態度・スキルのレベルで「からだの権利教育」を実践することで、子ども　の自己肯定感・観をはぐくむことになる。

「生命の安全教育」については、性犯罪・性暴力対策の強化について：文部科学省(mext.go.jp)のPowerPointデータを参考にしている。「からだの権利教育」については、浅井・艮編『からだの権利教育入門−幼児・学童編』（子どもの未来社、2022年）を参照。

のようにふれるかを決めることができます。

③虐待や搾取、性的搾取や性的虐待から、からだとこころを守ることができます。

④からだが清潔に保たれて、けがや病気になったときには治療を受けることができます。

⑤からだとこころに不安や心配があるときには、相談ができるところがあり、サポートを受けることができます。

⑥①〜⑤までのことが実現できていないときは、「やってください！」と主張することができます。

この点を踏まえて、文部科学省がすすめる「生命の安全教育」から発展的に改変・構成する「からだの権利教育」の方向性と内容を**表2**で提起します。

性的に健康な（行動のできる）おとな像

アメリカ性情報・性教育協議会（SIECUS）の『包括的性教育ガイドライン（第3版、2004年）』では、「性的に健康な（行動のできる）おとな像（Life Behaviors of a sexually Healthy Adult）」について37項目が列挙されているだけのため、筆者が以下のように6つの柱で整理をしました。

性的に健康なおとな像とは：37項目

①からだへの自己評価とからだ観の形成

・自らのからだに感謝する（からだをよく知る）。

・必要に応じて生殖についての情報を入手する。

・生殖あるいは性的経験に関係なく、性的な発達を含む人間の発達を肯定する。

②ジェンダーの理解と人権尊重の人間関係の形成

・あらゆるジェンダーの人々を尊重し、適切な態度で交流する。

・自らの性的指向を肯定し、他者の性的指向をも尊重する。

・自らの性自認（ジェンダー・アイデンティティ）を肯定し、他者のものも尊重する。

・愛や愛情行為を適切な方法で表現する。

・意味ある人間関係を形成し、保つ。

・搾取的操作的な関係を避ける。

・家族計画や家族関係について、十分な情報を得て適切な選択をする。

・人間関係を高めるようにスキルを習得している。

③有効な意思決定とセクシュアリティの表現

・自らの価値観を確立し、それに従って生きる。

・自らの行動に責任を持つ。

・有効な意思決定をする。

・批判的な思考方法を発展させる。

・家族や仲間、恋愛相手との効果的なコミュニケーションする。

・人生の中で自らのセクシュアリティを楽しみ、表現する。

④自らの価値観と同意に基づく安全な性的関係の形成

・自らの価値観に従った方法で自らのセクシュアリティを表現する。

・衝動的行動をせずに、性的感情を楽しむ。

・人生を豊かにする性行動と、自らや他者に有害な性行動を区別する。

・他者の人権を尊重しながら、自らのセクシュアリティを表現する。

・自らのセクシュアリティを高めることのできる情報を集める。

・お互いに同意の上で、搾取的でない、正直で楽しく安全な性的関係を持つ。

⑤性と生殖に関する健康と性的人権の尊重

・定期健診、乳房や睾丸の自己検査などで健康管理をし、問題を早期に発見する。

・望まない妊娠を効果的に避けるための避妊用品を使用する。

・HIVを含む性感染症への接触、感染を避ける。

・望まない妊娠をした際に、自らの価値観に従った行動をとる。

・出生前のケアを早い段階で見つける。

・性的虐待を防ぐ。

・異なる性の価値観に対して、尊重的な態度を示す。

⑥人権の尊重とソーシャルアクションの課題

・性的な諸問題に関する法律の制定に社会的責任を果たす。

・家庭、自らの考えに影響を与える文化的、メディア的、社会的メッセージ、性的な感情、価値観、及び行動がどういったインパクトを持つかを考える。

・ジェンダーや性的指向、文化、民族、人種などに基づいた社会の偏見について批判的に考察する。

・すべての人が性についての正確な情報を知る権利を獲得する。

・偏見や偏狭な行動を避ける。

・異なる集団の性的指向に対して固定観念を持たない。

・性について、他の人を教育する。

これらの内容は単に性教育に関わる課題というだけでなく、「子どものからだと心」に関わる専門職が大切にしたい基本的な人間像として参考になるのではないでしょうか。2023年11月25日に私たちは「包括的性教育推進法の制定をめざすネットワーク」を結成し、現在の政治のもとでも法律の制定運動を堂々とすすめる決意です。

［参考文献］
1）ユネスコ編、浅井／艮／田代／福田／渡辺訳『国際セクシュアリティ教育ガイダンス』明石書店、2023年、p56−57
2）前掲、p59
3）浅井春夫『性教育バッシングと統一協会の罠』新日本出版社、2023年
4）リンダ・スコット著、月谷真紀訳『性差別の損失』第8章 男能・女脳の偏見、柏書房、2023年、p218-220
5）前掲2）、p107

コロナ禍の給食と子どもたち

藤原辰史・京都大学人文科学研究所

一斉休校

2020年2月28日、文部科学省は「新型コロナウイルス感染対策のための小学校、中学校、高等学校及び特別支援学校等における一斉臨時休業について」という通知を出しました。それにともない学校給食も原則休止となりました。

文部科学省初等中等教育局健康教育・食育課は、「臨時休業に伴う学校給食休止への対応について」という文書を公開し、学校設置者は、保護者の家計が苦しい状態になることが予想されるので、収金していた食材費を保護者に返還するなどの対応にあたるよう要請しました。これに加え、国は、そのための補助金を用意することも各自治体に伝えました。これまで、インフルエンザの流行による学級閉鎖や学校閉鎖などはあったにせよ、全国で同時に展開されたことはありませんでした。

この突然の決定に、教師はもちろん、子どもも保護者も激しく動揺しました。奈良の小学校に勤める知人の教師は、一斉休校がどれだけ子どもたちに動揺を与えたのかについて、ある雑誌で書き、その原稿を送ってくれました。そこには、卒業式に向けて準備をしていたのにそれが実現しないと悟った子どもが朝から泣いていたことにくわえて、以下のことが書いてありました。

「結局、3月2日からの休校が決められてしまった。子どもたちは泣いたり、怒ったり。ハイテンションになったり、何も言えなくなったり。いろんな感情とたたかいながら過ごした。／そして、帰りの会。帰りのあいさつのとき、子どもたちは一斉に私のほうを向いて、／「ありがとうございました」と言ってくれたのだ。／突然やってきた"最後"

の日。大人たちに振り回された子どもたち。そして、それを防げなかった私もまた、子どもたちを傷つけた大人なのに」（入澤佳菜「子どもたちと私の2.28」『月刊クレスコ』2020年5月号）。この小学校教師は、2月28日という日付をずっと忘れないと最後に書いています。

突然、子どものケアと課題配布の準備に追われただけではなく、子どもたちの心とからだのケアの機会を失った教師たちの苦しみが、この小学校教師の言葉には滲み出ていました。

親たちもまた、仕事と学童保育などの調整に追われ、とりわけひとり親世帯は自分が倒れると子どもが生活できなくなるため、すさまじい緊張感にさらされたことは言うまでもありません。政府の決定は、社会が危機に陥ったとき、どこに皺寄せが行きやすいのかに対する認識の甘さだけではなく、そもそも政府が、経済成長を人間の福祉や権利より優先する「新自由主義」の教えに忠実なあまり、特定の家族に皺寄せを集中させてきた事実を露呈したと言っても過言ではなりません。

改めて見直された給食の意義

休校中に希望の子どもだけ給食を提供する学校もありましたが、ほとんどの学校は、給食調理室を閉じました。この間のフードロスも問題となり、消費庁がフードバンク等に給食食材を回すように通知を出しました。フードバンクもまた、コロナ禍で子どもたちの命綱となり、重要な役割を果たしました。レトルト食品などの加工済み食品が企業から寄付されることが多いため、どうしても栄養が偏ってしまうという問題がありますが、この間にフードバンクで起こっ

ていたことについては、また別の機会に述べたいと思います。

さて、2020年5月25日、政府は、首都圏1都3県と北海道について一斉休校を解除しました。そうして徐々に学校の活動が始まると、様子を見ながら、少しずつ給食が再開するところも出てきました。給食の出される学校に子どもを行かせるという意味が、再認識されたとみて良いでしょう。

給食の歴史が語っているように、慢性的に収入が少なく、経済的に不安定で、子どもに十分な食事を提供できない家庭では、常に学校給食が貴重な栄養源であるわけですが、これが改めて認知されるようになりました。もちろん、子ども食堂の数がコロナ禍で減るのではなく増えたように、せめて弁当の配布によって、大人と子どもとのふれあいを増やそうという試みもあったことを忘れてはなりません。子ども食堂を運営している私の知人は、マスクをして、距離を確保して、子どもや親を並ばせて、一人ずつ弁当を渡したそうです。せめて手渡して気持ちを伝えたかったとその人は言っていました。それだけでも多くの子どもたちや親たちが救われたことでしょう。なかには、コロナ禍がある程度まで落ち着いたあとも、食堂で食べるよりも弁当を好む子どもたちもいるほどでした。

ただ、そもそも毎日の給食は、人びとの（とりわけ女性たちの）善意で支えられるボランティアではなく、制度として、多くの子どもたちを救っていたことをコロナ禍は私たちに教えたのでした。

つまり、全員給食によって学校の構内では良い意味で隠されていた貧困問題が、感染症が蔓延する中で、浮き彫

りになりました。家庭が必ずしも安心できるところではない、というコロナ禍以前から厳然として存在していた事実もまた、久しぶりに家に長く滞在する男性よる、配偶者や子どもに対する家庭内暴力が世界中で増えることで人びとに知られるようになったことも、この時代の遺産と言うべきでしょう。

結果論で言えば、コロナ禍の只中で、幾分の選挙対策を兼ねながら、全国自治体が学校給食の無償化を突然試みるようになりました。私の住む京都は、中学校の全員給食が実施されていない珍しい地方自治体で、いくら署名活動をしても一部の議員を除いて議会は本気で動いてくれませんでしたが、そうした運動があたかもなかったかのように、突如として、京都市は、中学校の給食実施に向けて動き始めました。運動に関わっていた人びとの中には私も含めて、徒労感を感じた人も少なくありませんでした。

皮肉にも、給食から一時離れたことが、合理的かつ即効的な貧困家庭の子どもの成長を助けるものとしての給食の意義を、人びとに知らしめることになったのですから。

災害時に役立つ給食

そもそも、1889年に山形県鶴岡市の私立忠愛小学校から始まる日本の学校給食の歴史は、災害時に大きな役割を果たす存在として、そのたびに見直されてきました（藤原辰史『給食の歴史』岩波新書、2018年）。

1923年9月1日に起こった関東大震災時には、東京にあったさまざまな自校式の給食施設が、炊き出しの拠点になり、家を失った人びとや、親を失った家族の心と体を温めました。それより前に、世界的に名を成していた栄養学者の佐伯矩（さいきただす）が、当時の東京府知事に学校給食が子どもたちの親の栄養学に対するリテラシーを高めるものとして推薦し、給食が設置されていたことが、功を奏したわけです。

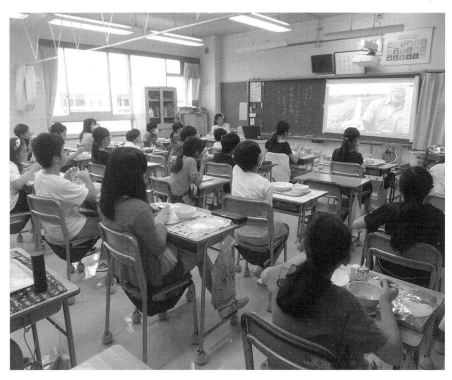

写真1　給食中における黙食の様子

また、1932年の冷害で東北地方の農村で飢餓が蔓延し、前借りで農村の若い女性たちが都会に働きに出たときも、国庫からの支出によりご飯と味噌汁の給食が導入され、もちろんすべてではないのですが、多くの子どもたちを助けたことは間違いありません。

アジア・太平洋戦争の時も、米軍の空襲で焼けた都市で、給食調理室は炊き出しの場所として用いられました。

敗戦後も、都市部を中心に子どもたちの飢饉が広がりましたが、それを救うために連合国軍総司令部（GHQ）が厚生省、農林水産省、文部省と話し合って導入したのが、コッペパンと脱脂粉乳の給食でした。

1952年は西日本が大水害に見舞われたときも、多くの学校給食の調理施設が乳児のためのミルクや被災者の食事を提供しました。これらの歴史と同様に、今回もまた給食の生活援助力が、災害によって広く知られるようになったのでした。歴史を研究していると歴史は繰り返されるとしばしば感じますが、給食の歴史にもそれはあてはまります。

この歴史の流れの中に、コロナ禍の給食も位置付けられるべきだと考えます。

黙食の影響

ただ、新型コロナウイルスの蔓延が給食に与えた影響はその重要性を確認することばかりではありませんでした。

コロナ禍で広がった給食の「黙食」は負の副産物だったと言って良いでしょう。政府が給食の黙食を勧めました。文部科学省のマニュアルにも、「机を向かい合わせにしない」とか「大声での会話を控える」といった表現が使用されました。感染リスクを避けるために給食時に「会話」を禁止し、前を向いて黙々と食べる、という指導です。担任や栄養教諭も子どもと話すことができません。前に設置されたテレビで動画をみんなで見るなどの工夫がされましたが（**写真1**）、およそ、これまでの給食の歴史には存在しなかった「黙って食べる」という信じられない光景が登場したのでした。

2022年10月24日、私は大阪の栄養教諭が集まる「栄養教職員課題別研修」で給食の歴史の講演をしました。私ば

かりがお話するのも面白くないので、事前に参加者に現在の悩みについて質問表に書いてもらい、それを皆さんの前で読みあげて、その人に補足してもらうということを試みて、驚いたことがありました。最も多かった悩みは給与や職場環境も問題ではなく、給食の「黙食」だったからです。

ある栄養教諭はこう語っていました。子どもたちが班ごとに机をつけて前や隣の同級生の顔を見ながら給食を食べることには利点がある、ということです。

第一に、会話をしながらご飯を食べるので、自然と空気が打ち解ける。つまり、給食の時間が楽しくなるということです。

第二に、栄養教諭は、子どもの給食への感想をたくさん聞けることです。ある栄養教諭の話では、コロナ禍でも頑張ってハンドサインで美味しいというメッセージを伝えた子どもたちが多かったそうですが、口に出せないもどかしさは残りました。

そして第三に、机の前の子どもが美味しそうに何かを食べている様子を見ながら箸を動かしていると、「間違って」自分の嫌いなものを口に入れてしまう、ということです。好き嫌いをなくす、という指導が日本の学校給食ではなされてきました。それが教師によっては、食べるまでずっと遊びに行けないなどの体罰にまで発展し、多くの子どもたちがトラウマを抱えてきたのですが、本来、好き嫌いをなくしていく教育というのは、子どもたちの横のつながりでこそなされるべきであると私は思います。その子どもたちとのあいだの合わせ鏡の効果が、給食の重要な点だという栄養教諭の言葉にはハッとさせられました。

コロナ禍以前からの黙食

ただ、ここで注意すべきなのは、実は、黙食指導はコロナ以前から徐々に広まっていたことです。

2019年3月1日付の『AERA.dot』に掲載された「私語禁止の「黙食」で給食が苦痛に……教員も悩む「食育はそれでいいの?」」という石田かおる記者の記事では、黙食が学校で広まりつつあると報じていて驚きました。雑誌『AERA』で黙食問題が取り上げられたのは2018年12月、食べることが大好きな小学一年生が「おいしい」と口に出したり、「これ何?」と質問したりすると、教員にシーッと注意され、「給食の時間が怖い」と児童が泣いてしまったエピソードが紹介されていました。少なくとも社会的に新型コロナウイルスの蔓延が理解されるよりも一年以上も前には社会的な問題として認識されていたことになります。

この記事によると、コロナ禍より前に黙食指導をしていたという小学生教員は次のように悩みを打ち明けています。「あと5分でも食べる時間が余分にあったら……と思いますが、カリキュラムがぎゅうぎゅうで調整の余地がありません」。ましてや、コロナ禍で黙食指導をしなければならない現場の教員たちの苦労は推して知るべしでしょう。感染を恐れる親や、上位下達に偏向しがちな教育委員会からのプレッシャーもあったに違いないと想像されます。

たしかに、飛沫は食事中に最も飛びますから、感染リスクを恐れる気持ちはわからなくもありません。ですが、そこに、子どもたちにできる限りの知識を詰め込みたい、という教育行政の欲望や、子どもたちの自由な食事のあり方を管理したいという大人の発想が、そもそも黙食という発想にあったのではないでしょうか。刑務所は常に黙食です。それは会話があることで、受刑者たちのネットワークができることを防ぐためです。そのような管理の発想があったとしたら、コロナ禍の黙食指導を、単なる感染対策だと位置付けることは、歴史学的に間違っています。

戦後の給食とは、もともと、天皇の絶対的な権威を背負って教えていた教師が、子どもたちと対等な人間である

ことを子どもに伝える重要な機会でした。それゆえに、教師たちは、児童たちと同じ食べものを同じ教室で(場合によっては子どものたちの隣で)食べたのです。1950年に刊行された中村鎮編『学校給食読本』(共同通信社)でも、当時の文部官僚が的確にも給食はコミュニケーション能力を身につける重要な教育機会であると書いていました。もちろん、コミュニケーション能力を企業のようなプレゼンをさせることで、無理やり身につけさせようとする、今日の一部の教育とは異なり、給食は、たとえ給食時間に一言もしゃべらなくても、食べるという誰もが逃れられない行動を媒介にして、同級生の話を聞きながら、その場にいられる貴重な機会でした。

2022年11月、政府の方針から黙食が削除されましたが、先ほども述べたように、学校の行事などが通常運転となった2023年6月現在も、黙食をやめないでいる学校は少なくありません。『神戸新聞』(2023年6月21日付電子版)でも、黙食を廃止した「静かな給食はさみしい。やっぱりこっちの方がいい」という子どもの声がある一方で、黙食が続いている学校の子どもが、「友だちとはしゃべりたいけど、ちょっと戸惑うところもある。にぎやかな給食の時間に戻るのに、1年くらいはかかりそう」というとまどいを見せていました。

新型コロナウイルスは、子どもたちに新しい危機をもたらしただけではありません。これまですでに子どもを襲っていた危機がさらに鋭い牙を剥いた、そしてその危機は今もなお続いているとも言えるのです。

保護

子どもの "やめられない" と向き合う

松本俊彦・国立精神・神経医療研究センター 精神保健研究所 薬物依存研究部

十代の市販薬乱用・依存患者が増えている

我々は、全国のおよそ約1,600カ所の有床精神科医療施設を対象として薬物関連精神疾患の実態調査を行ってきました。この調査は隔年で実施されており、調査年の9〜10月の2カ月間を観測定点として、通院と入院のいずれかの治療を受けたすべての薬物乱用・依存患者に関する臨床的情報を経年的に収集しています。

2014年以降の本調査データベースから十代の患者だけを抽出し、各調査年で十代の薬物乱用・依存患者が用いていた各薬物の比率の変化を示したものが、図1です。この図から明らかなように、十代において最も多く乱用されている薬物は、大麻でも覚醒剤でもなく、市販薬という状況になっています。

決して危険ドラッグ、覚醒剤、大麻といった違法薬物を乱用する子ども・若者が少ない分、市販薬を選択する十代の割合が相対的に増えたわけではありません。絶対数が増えているのです。

というのも、規制強化と薬事法改正によって危険ドラッグ禍が終焉した2016年と比較すると、2022年の調査では十代の薬物乱用・依存患者は約4倍に増加し、危険ドラッグ禍の真っ只中であった2014年と比較しても患者数が2倍近く増加しているからです。

危険ドラッグが入手困難となったから子どもたちが代わりに市販薬を乱用しはじめたわけでもありません。むしろ新たな薬物乱用層が登場したと考えるべきです。というのも、かつて危険ドラッグを乱用していた十代の患者は、男性に多く、早期に学業から離脱し、他にも非行・犯罪歴を持つ者が多かったのに対し、近年市販薬を乱用する十代の患者は、大半が女性、それも学業から離脱せず、非行・犯罪歴も、いわゆる「よい子」が多いからです。そして、かつてと異なるのは、さまざまなメンタルヘルス問題——特にストレスやトラウマに関連するメンタルヘルス問題、それから、自閉スペクトラム症などの広義の発達障害——を併存する者が多い、という特徴もあります。

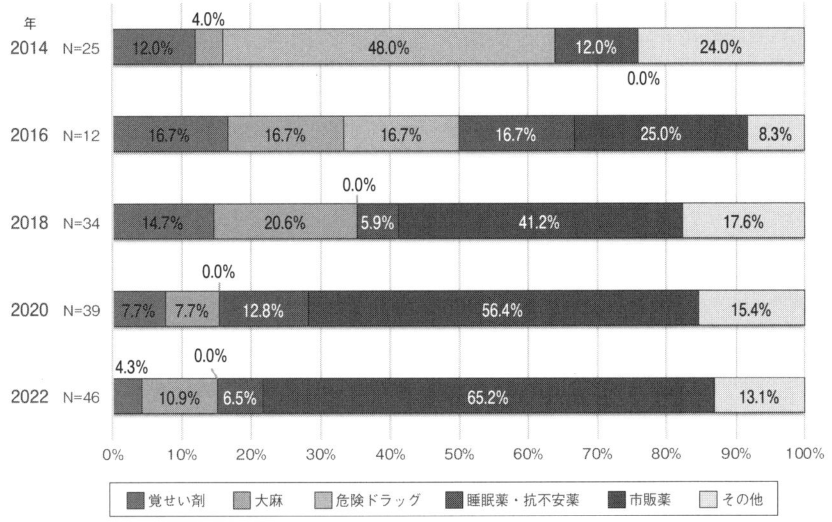

おそらく十代に市販薬乱用・依存患者は、かつての危険ドラッグ乱用・依存患者のように「ハイになる」ためではなく、「つらい気持ちを和らげる」という苦痛緩和の目的から薬物を使用していると考えられます。彼らは、そのつらい気持ちを親や学校の先生などの身近な大人に相談せずに、街のドラッグストアで自分たちの小遣いで市販薬を入手し、こっそりオーバードーズ（以下、OD）して、つらい気持ちを紛らわせているのでしょう。

市販薬ODとリストカットの共通点・相違点

すでに述べたように、市販薬ODもまた、リストカットなどの自傷行為と同様、誰にも助けを求めずに自分ひとりでつらい気持ちを和らげる、という「孤独な対処」として行われる傾向があります。事実、一人の子どもがリストカットと市販薬ODという両方の問題を同時に併せ持っていることはまれではありません。その意味では、両者の間には動機において共通点があります。

しかし、相違点もあります。それは、市販薬ODは、身体への害をコントロールしにくい、という点です。リストカットの場合、健康被害は傷として視覚的に観察でき、傷の大きさや深さをある程度コントロールすることができます。また、「切ればすぐに傷がつくし、やめればそれ以上傷は深くならない」といったように、行為と害との関係は直接的かつ即時性があります。

ところが、ODはそうではない。健康被害は身体内部で潜行し、視覚的に確認することはできないし、相当な回数、ODを繰り返して、ダメージがある程度蓄積した後にならないと自覚できない（しかも、気づいてから慌ててODをやめても内臓障害は容易には回復しない）のです。その意味で、行為と害との関

▲図1：10代における「主たる薬物」の推移
（松本「全国の精神科医療施設における薬物関連精神疾患実態調査」）

係は間接的で、時間的遅延を伴う漸次性があるのです。

以上からわかるのは、ODはリストカットに比べ、行為の結果を予測しにくく、結果をコントロールすることがむずかしい、ということです。ODをくりかえす子ども自身もそのことは漠然と自覚しているのか、しばしば次のように口にします。「それ（市販薬OD）で死ねるとは思ってないけど、万一死んでも、それはそれで構わない」と。

その意味では、ODとは自傷と自殺の中間に位置する行動といえます。事実、自傷患者の追跡調査によれば、治療経過中に深刻な自殺行動におよんだ患者の特徴として、市販薬乱用が合併していたことが明らかにされてもいます。したがって、こう言い換えてもよいのです。「市販薬ODは、生きるための自傷を自殺へと変質させる触媒である」と。

市販薬の依存性と毒性

乱用されている市販薬の多くは、鎮咳薬と感冒薬、なかでもブロン錠®（以下ブロン）とパブロン・ゴールドA錠®（以下パブロン）です。ブロンは咳止め薬で、気管支拡張作用のあるメチルエフェドリン（覚醒剤原料）と、脳の咳中枢を抑えるジヒドロコデイン（オピオイド成分）が含まれています。前者には、意欲を高める作用があり、後者には、不安を和らげる作用があります。

いずれの成分も常用していると、耐

性が生じて当初と同じ効果を得るに必要な量が増え、急な中断で離脱症状が生じるようになります。使用量が増えると、購入費用も馬鹿になりません。それに、2014年の以降、咳止め薬は、国から「ひとり1箱まで」と販売個数制限を受けており、同じ薬局では立て続けに購入できない仕組みとなっています。

その結果、乱用薬剤をパブロンに切り替えるようになる者が出てきます。パブロンにもメチルエフェドリンとジヒドロコデインが含まれていますが、実はこちらのほうがコスト的に得です。しかも、パブロンは感冒薬カテゴリーということで、2023年3月末までは、販売個数制限の対象外となっており、大量購入が可能でした。しかし、パブロンには解熱剤成分アセトアミノフェンが含有されており、連日大量摂取を続けていれば重篤な肝機能障害を引き起こし、致死的な結果ともなり得ます。

ようやく2023年4月以降、このパブロンも店頭での販売個数制限の対象となりましたが、乱用者における流行は別の市販薬へと移っています。それは、コンタック®（感冒薬）、メジコン®（鎮咳薬）、レスタミン®（抗アレルギー薬）といった市販薬です。コンタック®とメジコン®には、鎮咳成分デキストロメトルファンが、そして、レスタミンには抗ヒスタミン作用薬成分ジフェンヒドラミンが含まれています。これらの成分は、他の薬剤、あるいはアルコール飲料や柑橘果汁を含む清涼飲料との相互作用で急激に血中濃度が上昇しやすく、比較的容易に中毒量に達してしまいます。その結果、デキストロメトルファン中毒では呼吸停止が、ジフェンヒドラミン中毒では心停止が生じ得ます。事実、これらを含有する市販薬では、すでに過量摂取による死

亡事故が起きています。

2020年、自殺した小・中・高校生は前年比約3割増となり、特に高校生女子では前年比2倍を示し、それ以降も高止まりです（**図2**）。こうした高校生女子の自殺増加の背景には、市販薬ODが何らかの影響している可能性は否めません。

市販薬ODへの対応

1. 感情的に反応するな、冷静に反応せよ

ではODをくりかえす子どもとどのように向き合ったらよいのでしょうか。

まず、子どもがODの告白をしてきた場合には、「よく話してくれたね」と肯定的な評価を伝える必要があります。忘れてはならないのは、広義の自傷とは、単に「自分の身体を傷つける」行為だけでなく、「傷つけた身体をケアしないこと」「傷つけたことを信頼できる人に伝えないこと」も含む行為である、ということです。その意味で、ODの告白は、「確かに自分を傷つけてしまったけれど、それでも自分を大切にしたい」という気持ちの現れと理解すべきでしょう。

次に、穏やかで冷静な対応を心がける必要があります。怒ったり、叱責したり、拒絶的な態度をとったり、過度に同情したり、悲しげな顔をしたり、あるいは、わざとらしく見て見ぬふりをしたり……といった反応は、いずれも不自然で極端なものです。こうした反応はすべてODを強化し、二次的にアピール的な行為へと変容させてしまいます。

最も不適切な強化が少ない反応は、あたかも医療者のように冷静な態度です。

2. 正直に話せる関係性を保ち、性急な変化を焦らない

「ODダメ。ゼッタイ。」という態度で臨んでは、子どもはODを隠すだけです。確かにODは故意に自分の健康を害する行為であるが、同時に、心の痛みを和

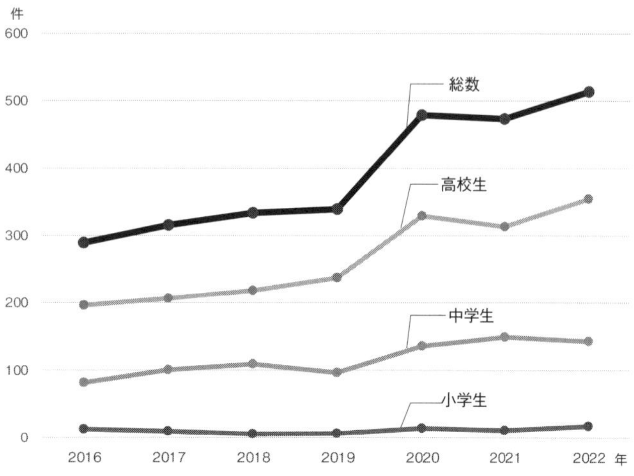

▲図2：増加し続ける児童・生徒の自殺（警察庁統計）

件
600

総数

高校生

中学生

小学生

2016　2017　2018　2019　2020　2021　2022 年

らげ、「死にたいくらいつらい今」を生き延びるための行為でもあります。

したがって、子どもがODを告白した場合には、まずは正直な告白をねぎらう必要があります。そして子どもがODを「やめられない」、あるいは「やめたくない」と主張する場合には、ODの害を減らすための提案してみるとよいでしょう。たとえば、「パブロンではなくブロンにしない?」「ODする薬は一種類だけにしない?」「ODする錠剤の数を少し減らしてみない?」……など、やめるのではなく、「害を減らす」ことの提案です。つまり、性急な変化を求めずに、小さなよき変化を見つけ出して称賛し、強化、支持するのです。

3.「見える傷」の背後には「見えない傷」がある

リストカットやODをくりかえす子どもの多くが、子ども時代に身体的、心理的、あるいは性的虐待、もしくはネグレクトの被害を受けています。さらに、両親間のドメスティックバイオレクス場面をくりかえし目撃していたり、学校で長期にわたっていじめを受けていたり、といった出来事まで含めると、ほぼすべての患者が、こうしたトラウマ体験を持っていると考えてよいでしょう。

しかも、そうした子どもたちの多くは、今はまだその出来事を語る言葉を持っていません。あまりにもつらすぎるからです。当面は、皮膚を切ることで自身の生活史記憶から切り離したり、ODで意識を変容させて心にかたく蓋をしたりして、その出来事を「なかったこと」として生き延びるしかないのです。その意味でも、自傷による「見える傷」の背後には、何かしら「見えない傷」(=心の傷)があると心得ておくべきだです。

4. 加害者とカブらない態度で!

ODをくりかえす子どもに対して、「もう二度とODしないと約束しなさい」といった管理的な態度は禁物です。こうした、頭ごなしに決めつけ、裁くような対応は、子どもの反発を招きます。管理的な大人の態度が、彼らの多くが抱えているトラウマ体験の加害者を思い起こさせます。たとえ「この子を何とか助けたい」という善意からであったとしても、若者の選択権を奪うようなパターナリスティックな過干渉にも注意したいです。これもまた加害者によく見られる態度だからです。

子どものなかの矛盾する2つの考え・気持ち――「ODしたい気持ち/したくない気持ち」――に寄り添い、その矛盾を正直に話し合える雰囲気を作るよう心がけるとよいでしょうか。具体的には、「ODのよい面/悪い面」について話し合いつつ、しかし、あえてODの是非を決めつけずに、「むずかしいねぇ」と次回の予約をとる、といった関係を続けることです。

ODを一気にやめるのを目指すよりも、まずは観察と記録を優先するとよいです。つまり、「OD日記」を作るのです。どんな状況、どんな時間帯、どんなことがあった日、誰と会った後にODが多く、あるいは、少ないのか――それを一緒に考え、小さな目標を立ててみます。たとえば、ODを「やめる」のではなく、「減らす」「程度を軽くする」「ODしたことを信頼できる大人に正直に話す」……などです。

三歩進んで二歩下がるといったゆっくりしたペースで変化させることが肝要です。

5.「死にたい」にマイ人生哲学はいらない

以上のようなかかわりを続けていると、多くの場合、子どもたちは次のような言葉を口にするようになります。「死にたい」です。実は、リストカットやODをする子どもは、「死ぬ」ためにそうした行為におよぶわけではないのですが、そうした行為をしていないときには、頭の中はいつも「消えたい」「死にたい」という考えでいっぱいです。そ の意味で、「死にたい」と口にするということは、やっとこちらを信頼し、本当の気持ちを話せるようになったと理解すべきでしょう。

この告白に対して、絶対にやめてほしい反応があります。それは、自分の人生観や道徳観、生命観、倫理観といった、いわば「マイ人生哲学」を押しつけて、説得や議論、説教をすることです。もちろん、安易な励ましややみくもな前進を唱えるのもいただけません。

「死にたい」という言葉に慌てないことです。誰かに「死にたい」と告白するという行為が意味するのは、「『死にたい』くらいつらいが、もしもそのつらさが少しでも減じるのであれば、本当は生きたい」です。したがって、「死にたい」という気持ちの背景にある現実的な困りごと明らかにし、その困りごとを少しでも減らす方策を考えることが大切です。

ともあれ、市販薬ODをくりかえす子どもは、リストカットのみならず、早くから飲酒・喫煙を経験し、違法薬物の誘惑や乱用者との交遊など、薬物乱用の高いリスクを抱えています。また、拒食や過食・嘔吐といった摂食障害や危険な性行動の経験がある子も少なくありません。要するに、彼らは生き方全体が「自傷的」なのです。

しかし、彼らの自傷的な生き方のなかで最も「自傷的」な行動はといえば、それはリストカットでもなければ市販薬ODでもありません。もちろん、摂食障害でも危険な性行動でもありません。それは、「悩みや苦痛を抱えたときに誰にも相談しないこと、人に助けを求めないこと」です。したがって、周囲の大人がこれらの自己破壊的行動から目を背けることは、彼の「人に助けを求めない」という行動様式を肯定する態度に他ならないのです。

養護教諭が児童生徒の『養護』をするために
—— 養護教諭複数配置と併せて考えた学校のあり方

髙瀬久乃・国立市立国立第三中学校 養護教諭

ある日の保健室の昼休み

　養護教諭の仕事には、計画的に進められることと、突然やってくることがあります（突然の対応を優先すると計画していたことは後回しになります）。子どもの対応はほぼすべて突然です。そして1人ずつ順に来てくれるわけもなく、同時多発的にやってきます。例えば、鼻血で来室した子どもに対応している最中、擦り傷をした子や何か言いたそうで言えなくて突っ立っている子が同時に来ます。「ごめんね、ちょっと待ってね」ととりあえず声をかけながら、さらにもう一方でおもらしをした子の身支度、嘔吐後の処理、お迎えに来た保護者の対応……。このような状況は珍しくないのです。当然、記録を丁寧にとっている時間はなく、落ち着いてから、さっきあの子何で来たんだっけ？と思い返します。何か言いたいことがあったのでは？と教室に行ってみますが、時すでに遅し、「もう大丈夫」と言って話してはくれません。本当に大丈夫なら良いのですが……。さらに、遊びの中で友だちとうまくいかず、顔を真っ赤にし、鬼の形相でやってくる子どもが加わると……。もう、一人ではどうにもなりません。

はじめに

　養護教諭に求められる資質・能力は、子どもを取り巻く社会環境により刻々と変化してきました（表1）。実際は変化というより、増加してきたと言って良いでしょう。

　職務内容の増加と同時に、より丁寧に対応してあげるべき子どもも増えています。多くの学校で、養護教諭は一人で、子どもたちの養護に加え、多方面から次々に求められる役割を担っています。

　このような状況下で、疲弊し病気休暇に入るだけでなく、退職を選ばざるを得なくなった養護教諭もいます。もう一人じゃ無理、どうすればいい？　他の養護教諭はどう考えている？　ということで、2022年度、東京都教職員組合養護教員部でアンケートを実施し聞いてみました（回答数60人、アンケートに答える時間もない人さえいたでしょう）。

今、負担と感じることは何？

　図1の結果を見ると、〈とても負担〉と感じている業務は、多いほうから順に「特別支援教育コーディネーター」、「感染症対策」、「不登校・登校しぶり対応」となっています。

　負担感1位の「特別支援教育コーディネーター」に関しては、後で述べたいと思います。

　2位は感染症対策。新型コロナの対応が本当に大変だったことは多くの方が想像できるのではないでしょうか。正解がわからない中、予算も物もない中、自分たちで対応策を考え、できることをやってきました。本当に全国の養護教諭はよくやったと思います（養護教諭だけではありませんが……）。

　3位は「不登校・登校しぶり対応」です。学校に行きたくない子どもの数は増加の一途をたどり、抱える背景も複雑化してきています。「保健室なら行けそう」と言う子どもの声があれば、力になりたいと思うのが養護教諭です。ただ、子どもに寄り添い、丁寧に対応するには、一人では限界があります。これは、学校の大きな課題の1つです。

　以降は、「アレルギー対応」、「保健事務」、「健診業務」と続きます。「アレルギー対応」は食物アレルギーに関する業務が主です。対応を誤れば命に関わることなので、かなり神経を使います。

　「保健事務」に関しては、日々の記録から多種類の書類作成、報告など保健室来室者が増加している今、事務作業ができるのは勤務時間外だったりします。

　ちなみに、保健室来室者の増加ですが、私の前任校（全校児童約730人）では、1日平均30～40人、運動会の練習など行事の時期や天気によって、70人を超えることもありました。

　次の「健診業務」ですが、これまでずっと養護教諭のメインの仕事の一つとしてやってきたことです。子どもたちの体を見るためにも必要な仕事であると思ってやってきました。その当たり前にしてきた職務すら負担に感じてしまう養護教諭が多いのは驚かれるかもしれませんが、計画立案から、連絡調整や実施後の結果入力・欠席者の対応、保護者へお知らせ、統計作成・報告等、すべき事務処理が多くあります。健診当日や事後に健診補助の方がついてくれる自治体が増えてはきましたが、任せられることは限られています。健診中も養護教諭を必要とする子どもは待ったなしです。保健室登校の児童生徒、けがの手当て、具合の悪い子の対応を、健診をこなしながらやるわけです。負担に感じてしまうのも当然のことなのかもしれません。

▼表1：養護教諭に求められる役割追加の変遷

<＜養護教諭に求められる役割追加の変遷＞>

- 最初は看護師的役割がメイン
- 保健主事（保健主任）
- カウンセラー
- 保健の授業担当
- 特別支援教育にも期待

（出典：富山県教育委員会作成　令和5年度「学校保健・学校安全関係の手引き」P.1～4参照）

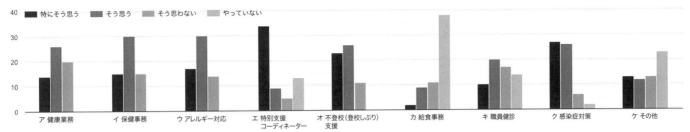

凡例: ■特にそう思う ■そう思う ■そう思わない ■やっていない

▲図1：次の執務について、負担に感じていますか？
（出典：東京都教職員組合　養護教員部　2022年度「仕事をめぐるアンケート」）

(横軸項目: ア 健康業務　イ 保健事務　ウ アレルギー対応　エ 特別支援コーディネーター　オ 不登校（登校しぶり）支援　カ 給食事務　キ 職員健診　ク 感染症対策　ケ その他)

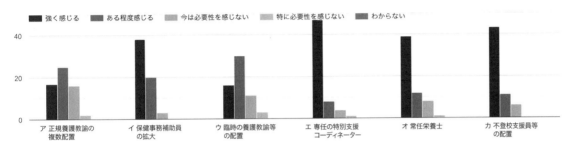

凡例: ■強く感じる ■ある程度感じる ■今は必要性を感じない ■特に必要性を感じない ■わからない

(横軸項目: ア 正規養護教諭の複数配置　イ 保健事務補助員の拡大　ウ 臨時の養護教諭等の配置　エ 専任の特別支援コーディネーター　オ 常任栄養士　カ 不登校支援員等の配置)

▲図2：次の職員配置について必要性を感じますか？
（出典：東京都教職員組合　養護教員部　2022年度「仕事をめぐるアンケート」）

どのような助けがあれば……

次に、負担に感じる業務を少しでも軽減するために、どのような職員配置があれば助かると感じているかを聞きました（図2）。

ここでも、「特別支援教育コーディネーター」が1番という結果です。この特別支援教育コーディネーターは、作成する書類が多すぎます。特別支援教室につなげようとしても、その書類作成を含め、入級までの道のりが複雑でかなり長いという問題もあります。支援教室につなげるだけでなく、本当にしっかりコーディネートをしようとすれば、子どもの観察の時間の確保、関係者会議、書類作成、保護者面談等、保健室から出たところで動かなければなりません。対象の子どもは増えています（前任校では書類作成している対象人数は100人を超えていました。現任校でも320名程度の中学校で30人は超えています）。専任が必要です。養護教諭でなくてもどの職員であっても兼務は無理です。「特別支援教育コーディネーター」の専任は必須だと考えます。

次いで、「不登校支援」。保健室登校が増えると、一人一人への対応時間や、居場所の確保が難しくなります。各校が複数の不登校の子ども抱えている今、保健室だけで対応するのには無理があります。学習指導をしてくれる専門スタッフの配置が必要です。一方で、東京都では支援員のための予算が下りましたが、募集をかけても人が集まらない状況もあります。今、学校で働きたいという人が激減しているのも大きな課題です。

「保健事務補助員」が必要と感じている人も多くいます。複数配置がすぐに実現できないのであれば、せめて事務補助の人だけでも、ということでしょう。養護教諭でなくてもできる仕事を助けてくれる人がいると、子どもの対応に専念できます。

いざ、複数配置へ！

養護教諭本来の職務、『児童生徒を養護する』ことに力を注ぐため、養護を必要とする子どもたちに十分な時間を割くため、複数配置は必然といった状況です。そこで、養護教諭自身が複数配置についてどう考えているかを聞いてみました（図3）。結果を見ると、すべての養護教諭が「すぐに複数配置を！」という結果

ではありませんでした。これまで複数配置を経験した養護教諭からは、精神的につらい思いをしたという意見も出ています。養護に対する考え方の折り合いがつかないと確かに難しい部分もあるとは思います。ただ状況は、もはや一人では立ち行かなくなっているのが現実です。

では、どのようにすれば、複数配置でそれぞれの養護教諭が持てる力を十分に発揮できるのでしょうか。これまで、養護教諭を始め、他の立場の方々と話してきたことから考えました。

まず、複数配置のメリットとしては、
①保健室不在の時間が減る。
②子ども一人にかけられる時間が増える。
③応急処置の判断が複数の専門職でできる。
④仕事の分担ができる。
デメリットとしては
①仕事への向き合い方や考え方の折り合いがつかないと精神的負担が増える。

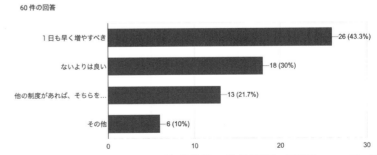

60件の回答

1日も早く増やすべき	26 (43.3%)
ないよりは良い	18 (30%)
他の制度があれば、そちらを…	13 (21.7%)
その他	6 (10%)

▲図3：都教組養護教員部では、養護教諭の複数配置の配置について、改めてどのように考えられますか？
（出典：東京都教職員組合　養護教員部　2022年度「仕事をめぐるアンケート」）

②複数になったからできるでしょ?とまた仕事が増える。

このように考えると、複数配置は子どもたちへのメリットが多いということがわかります。

こんな複数配置なら

筆者の経験から、仕事の分担がはっきりしていると比較的うまくいくのではないかと感じています。小学校なら低学年と高学年をはっきり分けてしまう、さらに言うなら、各校3人いれば、小学校は低・中・高、中学と高校は各学年に1人。これが理想です。

さらに加えて言うと、保健室も複数必要です。感染症予防の観点からも別室があると感染リスクは減ります。先にも示したように、保健室への来室理由はさまざまです。用途に合わせ、部屋を使えれば、保健室に来てまで、我慢しなければならない子どもは減るでしょう。

また、男性養護教諭も増えてきています。生物学的に同性がいると、体のことが相談しやすくなったり、子どもたちは相談相手の選択肢が増えたりとメリットは大きいのではないでしょうか。

複数配置はもちろん必要。でも、そもそも…。丁寧な対応が必要な子どもが増えているのに……。

養護教諭を増やしても、子どもの問題が解決するわけではないのです。不登校が減るわけでも、教室にいられない子が減るわけではありません。

そもそも、養護教諭を複数配置にしなければならないような、学校の体制・あり方にも問題があるのではないでしょうか?

課題の1つは、学校の大規模化です。教員が全校児童生徒を把握できません。名前も顔も知らない子が校内にいるのです。これでは、必要なときに適切な対応ができない可能性が増してしまいます。また、休み時間には外遊びのスペースも十分に確保できません。そして、何かあったときの避難にも時間がかかり、危険

が増えます。

2つめは、35人学級でも多すぎるという課題です。

現状、35人の児童生徒に担任や教科担任が1人では、目も手も足りません。それぞれに必要な支援もできません。個別最適な学び?もできないでしょう。教室を飛び出し、保健室に逃げてくる子がいても仕方ありません。

3つめは、学習(テスト)が子どもの評価の大半を占めてしまっている現状です。特に中学校は、どうしても高校受験が先にあり、あなたにはもっといいところがあると、いくら伝えたところで、落ち込んだ子どもたちには、その言葉は入りません。どれだけ努力をしても、因数分解ができない生徒がいます。絶対評価と言いながら、努力してもテストができない子には容赦なく「1」がつきます。どうやって自己肯定感を保てば良いのでしょう? どうやって学校に来るモチベーションを保てば良いのでしょう? 保健室に休みに来たくなる気持ちもわかります。

学びたいこと、学ぶべきことはそれぞれ違うはずなのに、学校ではみんな同じ内容を、同じスピードで学習することを強いられます。それは本当に平等なことなのでしょうか?

養護教諭だけでなく、この学校現場にもやもや感を抱えている先生たちは大勢いるのではないでしょうか?

4つめは、深刻な教員不足という課題です。これは本当に深刻で、4月からすでに規定数の先生が足りず、さらに年度途中で病気療養に入る先生も…。よくある話です。担任の交代、教室に来る先生がコロコロ変わる、これでは子どもたちが落ち着けるわけもなく、保健室で落ち着きたい気持ちもわかります。

あったらいいな、こんな学校

①全校児童生徒は350人まで、子どもも大人もみんなの顔がよくわかる。
②1学級の人数は25人まで、1人のスペースも多くとれ、机も少し大きくなれ

ば、ノートと教科書を一度に開いて置けるかも。
③教室に、先生や助けてくれる大人が3人ぐらいいて、助けて欲しいとき、聞きたいことがあるときにそばに来てくれたらいいのに。
④自分のペースで、自分のやりたい勉強が選べたらいいのに。因数分解はできなくても、将来、働くときや、生活するときに、役に立つ勉強がたくさんできたらいいな。
⑤いつでも保健室に、保健の先生がいてくれて、助けてくれたり、困ったことがあったら、一緒に考えてくれたりしたら嬉しいな。

理想は高いかもしれませんが、もう小手先でごまかしているときではありません。子どもたちが将来、自分の手で幸せをつかむため、大人が真剣に考えて、学校や教育の体制の改革をすべきときなのではないでしょうか。

子どもの「養護」にこそ全力を!

看護師のような、カウンセラーのような、お母さんやお父さんのような、栄養士のような、先生のような……。いろいろな角度から子どもを見て、受け止められる、それが養護教諭です。学校にたった一人で何役もこなしているのです。本当にすごいと思います。

でも、私たちが疲れて力を出せなくなってはいけません。子どもたちの「養護」に力を注ぐため、任せられるところは任せ、必要でない仕事は思い切ってNOと言いましょう。

さらに、学校づくりや制度づくりにも私たちの意見はきっと必須です。

子どもたちが生涯、自分の健康を守り、幸せな人生を送ることができるよう、私たちは知恵を出し合い、支えあっていくことが、今必要だと感じています。

[参考資料]
1) 富山県教育委員会作成　令和5年度「学校保健・学校安全関係の手引き」P.1～4　参照
2) 平成20年1月17日「中央教育審議会答申」

農の営みが子どもを育む

——福島・喜多方市の大きな挑戦

境野健兒・福島大学 名誉教授

はじめに

昨年（2022年）の「第44回子どものからだと心・全国研究会議」の特別講演で中村桂子先生が講演され、その中で公立小学校における「農業科」の取り組みについて紹介されました。「どこで、どのように実践されているのですか」と思われた方が多いのではないでしょうか。以前から農業協同組合が土日を利用して、「農業小学校」を開き、子どもの農の営みの経験を提供することはよく耳にしてきましたが、公立の小学校の試みですから、驚きです。

喜多方市は米どころの会津盆地の北部に位置し、人口約46,000人を有しています。小学校数は2018年度17校（2006年度は22校で統合によって減少）、そのすべての小学校に、道徳の年間時数と同等以上の時数を設定し、種まきから収穫、収穫祭まで、命を支える農の営みの全過程に子どもが参加する「農業科」が学校の教育活動として行われ、17年間継続しているのです。その過程をたどり、その仕組みと子どもの学びの内容を紹介したいと思います。

なお、以下「農業科」という言葉が出てきますが、それは生業としての農業人育成ではありません。農の営みによって子どもが育つという、人間形成のための農の学びという意味が正確であると思います。

授業科目としての農業科の設置

喜多方市では、国の構造改革特区を利用し、全国初の教科としての農業科が設置されることになりました（2006年11月）。事の発端は、日本経済新聞に掲載された日本生命財団の中村桂子先生の「農業を必修科目に」という趣旨の一文でした。先生は、科学技術の時代であるからこそ、命を育てる経験が人間に必要であることを強い思いで提起されてきました（『科学技術の時代の子どもたち』岩波書店、『科学者が人間であること』岩波新書などを参照）。この一文に当時の市長である白井市長（農林官僚の出身）が共感を覚えたことが契機となりました。

当時、教育委員会はかなり混乱したと聞きました。正式な授業科目でかつ実習が多い科目を農の営みのことが殆どわからない教師がどのように指導すべきか、成績評価はできるはずがない、実習地はどうするのかなど、検討すればするほど、実施上の困難が浮かびあがってきたと当時の教育委員会学校教育課の課長は述べていました。できれば、市長が諦めてくれればと願ったとも言っていました。

しかし、市長は折れず、子どもの農の営みの経験を市内すべての学校で取り入れることにしたのです。詳細は省きますが、教育委員会は市校長会、農協、農業委員会、農業事務所などを構成メンバーとする「喜多方市小学校に係る農業科検討委員会」（2007年4月）を立ち上げ、現場の不安に耳を傾け、カリキュラムの作成、教科書も用意しました。なお、教科書は近隣の農業高校の協力で編まれました。学校はこのカリキュラムを参考に、各学校が地域の実情を踏まえて、35時間から45時間で年間計画を作成することになりました。教師の不安に対しては、各学校に農業科支援員を配置することにしました。支援員は地域の農業経験者が無給のボランティアで参加し、地域と学校の協力よる「農業科」の構想が出来上ったのです。

農業科の設置の進め方は、モデル校を指定し、順次実践校を増やしていくやり方を採用しました。最初の2007年度は、喜多方市立堂島小学校、熊倉小学校、熱塩小学校の3校で始められました。以後、2008年度は6校に拡大、以後2009年度は5校が加わり、2011年度は1校、2013年は3校が加わり、すべての学校で行われることになったのです。学校農園の経験のある学校からない学校へ、農村部から町の中心地へと年次的に広げられていきました。

ところで、前述した特区制度における「農業科」は早くも2008年7月に廃止され、喜多方市教育委員会は、文部科学省の教育課程特例校の認可を受け、継承することにしました。やはり、教科としての「農業科」は、指導・評価が必要で、それが可能なのかという問題を内包していたと思います。そして、2009年度から「総合的学習の時間」を活用し、授業科目とは違った枠組みで、実施することになったのです。その際、「農業科」の名称は残すこと、年間時数は総合的学習時間の半分である35時間以上をお願いすることが決められました。現在でも35時間の時数を確保してほしいと教育委員会は各学校に依頼しているそうです。

農業科の特徴—作物が育つ全過程にかかわる

農業科で最も大切にされたことは、すべての作物の生育過程に子どもが関わることでした。種を蒔き、育て、花が咲き、実がなる全過程に子ども自身が関わることが重視されたのです。

日本では稲や畑をやっている学校が多くありますが、多くが田植えをし、後は人に任せたままで、その後は稲刈り、収穫の集いなどで肝心かなめの生育を通しての自然との関わりを学ぶ経験が抜け落ちしまうことが多いように思います。喜多方市の農業科は、育つとは何か、

実をなすこととは何か、農の営みに込められる価値、すなわち農は命を支えていることを経験を通して掴むことに特徴があります。

農業科の目標は次のようになっています。堂島小学校の例で紹介をします。

「なすことによって学ぶ」ことによって、「自然の関わりの複雑さを理解し、他の生き物と共存する大切さを理解する」、「食べることの意味を理解し、生命の大切さを理解できるようにする」などが目標に掲げられました（2007年度）。

さらに、農業科には、指導のために地域の農業者による農業科支援員が配置され、具体的な実践が展開されています。何を植えるのか、どう育てるのかは支援員と学校の相談で決めることになっています。したがって、内容は学校ごとに相違があり、実に多様です。また、知識よりは経験が重視され、地域と学校の協力による子どもの学びができる仕組みとなっています。内山節が言う、無文字の学問、すなわち経験からの学びなのです。ジョン・デユーイの学びのための経験の組織化とも言えるでしょう。

先駆的な実践があったからできたこと

すべての学校に農業科を設置するという計画は、喜多方市への合併前から農の営みを意識的に学校教育活動に取り入れてきた学校があったから可能であったように思います。先の堂島小学校のある堂島地区では地区総会で、支援者を決め、学校農園の教育活動に送り出すという、長期間にわたり地区活動と深い関係を結んできました。また、熊倉地区でも、農における学びに関する地域と学校の関係形成が豊かに積み重ねられてきたからこそ、農業科の実施も可能であったと思います。

合併前の旧熱塩加納村の加納小学

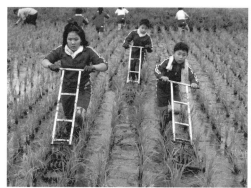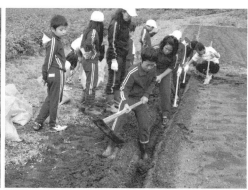

写真　田車や鍬を使いこなす子どもたち（撮影：小林芳正、提供：小林芳行）

校、熱塩小学校における農の営みの学びには、実に長い歩みがあります。この地域の特徴は、JAとの関係が強く、かつJA営農指導員であった故小林芳正氏の農の思想に負うところがありました。特に、地域の中学校でも1年間にわたる農の営みが行われてきました。受験や部活動がある中で、農の営みを学ぶことを地域、父母が支えてきた証と言えるでしょう。受験勉強に不利になる、部活の練習時間がなくなるなどの声はなく、農の営みに教育価値を認める地域の力をここに読むことができます。

農の営みによる子どもの育ち

「農業科における子どもの学び」の内容については、喜多方市教育委員会の学校教育課のホームページにある2009年から15年間にわたる『喜多方市小学校農業作文コンクルール　作品集』（以下、作品集）に見ることができます。農の営みにおける子どもの学びが生き生きと表現されています。私が長く学んできた喜多方市熱塩加納町の事例を中心に子どもの学びの内容について紹介したいと思います。

＜豊富な動詞の世界＞

子どもの農の営みの経験を表現した言葉を拾ってみると実に多様で豊富です。土を「掘る」、「水をくれる」、種を「まく」、苗を「植える」、田車を「押す」、稲を「束ねる」、稲を「刈る」、「間引きをする」、「土を寄せる」、「収穫する」

など、動詞の豊かさに驚きます。農業機械を利用した効率的なやり方では、子どもが体全体を使って取り組むことはないでしょう。

そればかりではありません。鍬、鎌、田車（**写真**）など使いこなすのに、手首をどのように使えば良いのか、腰でどのように支えれば仕事が進むのかなど、農の営みは文化としての体づくりにもなっているように思います。しかも、これを遊びのようにやっているのですから、楽しく学べることも特徴で、興味深いです。さらに、一年間に僅か2度、3度の経験ではなく、週2時間程度をまとめて活用し、これを6年間続けるのですからすごい経験です。農業者も一生で、稲を育てるのは60回程度ですから、生活科と総合学習の時間で小学校では6回、中学校では3回も挑戦する意味は大きいと思います。

この農に学ぶ営みは、人類の歴史1万年以上行われてきたことですので、人間の形成と切り離して考えることはできないでしょう。今の子どもたちはさまざまな機械を使って便利でかつ速く処理することが良いとされ、体全体を動かすことがなくなりました。ですから、喜多方市の農の学びの経験は、人類的な課題に向き合っているように思えるのです。

＜感性を育む＞

学校では枝豆、トウモロコシ、カボチャ、小豆などを育てています。育てた農作物が学校給食に提供されること

もあります。収穫したお米と小豆で赤飯をつくり、地域の年寄りにも届けられています。それ以外に、トウモロコシパーティーを開いて、ゆでたり、焼いたりして食べるとのことです。自分の家に持ち帰り、家族と食することもあります。子どもたちが育てるやり方は、有機無農薬栽培ですが、誰でも掛け値なしに「美味しい」と言うのです。自分で育てたお米、野菜の本当の美味しさを味わう。美味しさの味覚を覚えることになります。本物の味覚を知ることで、人間は守られます。

また、農作業を通して覚えることの一つに自然には匂いの世界があることがわかります。腰を屈めての田の草取りで草の匂いを知ることできます。草、稲、野菜にそれぞれが匂いがあるという経験は、農作業をしてみないとわからないのです。テレビで美しい花に感動しても花の匂いを嗅ぐことはできません。

また、田んぼに入る経験では、多くの子どもがヌルヌルが苦手だと言っています。しかし、実際やってみると「最初はぐにょと気持ちが悪い。でもね、すぐになれてきていい気持ちになってくる」(『お米の学習文集』P.7)というように、変わっていきます。熱塩小学校では田に水を入れてから泥の中で遊ぶ泥んこ祭りをしています。子どもたちは嬉々としています。シロカキと泥遊びの相乗効果と言えるでしょう。

このように、作物を育てることで人間の感性を思う存分豊かにしているのです。

＜稲や野菜はそれ自身で育つことを知る＞

農業科は種蒔きから必ず始めます。それは、一粒の小さな種から多くの実をなすことがわかるためです。そして、その種が人間の命を支えていることを理解するのです。

人参の種は吹けば飛ぶような小さいものですが、それが大きな人参に育つのです。カボチャも一つの種からたくさん大きな実をつけます。稲も一本の苗から分けつし、8月初旬に花が咲き、

自己受粉で実を成すこと、そのために花の観察を取り入れ、多くの米を成すことを知るのです。また、稲の茎の分けつの数を調べたり、一粒の種から収穫したお米の数を調べ、子どもが一つの種が持つ力に感動した話も伝わってきます。

さらに、稲、野菜も人間は作れないことを支援員の方から聞き、作物自身が育つ力を持っていることを具体的に知ることになります。「私は、確かに私だけでは稲は作れない。私たちが一生けんめい稲の成長を手伝わなければいけない。植物も稲だって、人と動物のように生きている。その命を私は頂いている」(作品集平成22年P.13)と。

私が最も感動したことは田植えをする子どもが田植えとは言わずに、「命を植えているんだ」と述べていたことです。農の営みを通して命を頂いている学びの奥の深さに感動しました。

さらに強調しておきたいことは、育つには自然環境が大切であることを知ることになるということです。有機農業を通じて自然と共にある豊かさを知ることができるのです。

＜人と人が協力することを学ぶ＞

農の営みには、子ども同士の共同作業が欠かせません。田植えでは苗を植える人、苗を畔から投げ入れる人、稲刈りも稲を刈る人、稲を束ねる人、束ねた稲を運ぶ人というように、性、学年を超えての作業を行っています。

人との関わりを意識して組織しなくとも、農の営みには共同の作業がたくさん伴うのです。昔で言えば、結を組んで作業をやったように、農の営みは子どもに力を合わせることを教えていると言えましょう。

＜地域支援員から農の営みの知恵を学ぶ＞

伝統的に行ってきたさまざまな知恵を学ぶ機会となっています。トウモロコシが実ったときに、その実を守るために茶封筒をかぶせて鳥から守るとか、蒔

いた種を鳥から守るために、畝の近くに新聞紙を広げて、石で押さえることで、風が吹くたびにパタパタとなり鳥よけにする、また、収穫した小豆を干し、それを袋に入れて揉むことで小豆と鞘を分離させることなどに子どもが感動し、伝統的な知恵を知ることができます。除草剤をまかないで、昔行われた田の除草のために田車押しをやってみることなど、有機農業栽培はこうした伝統の知恵を利用した栽培方法を学ぶことができるのです。こうして、農業者の体に染みついている知恵に感動する機会にもなっています。

おわりに

農業科の実践から、しなやかな体を育むこと、味覚、臭覚などの感性が育つこと、また人は自然に生かされていること、人と協力すること、農業者にある知恵と伝統に学べるなど人格形成に大きな意味と意義があることを知ることができます。これができたのも地域の協力があったからこそと言えましょう。子どもが自然に向き合う世界が狭くなっている中で、人間の持つ本性を獲得する可能性が農の営みにあることを教えられます。「育てることが楽しい」、「みんなでやることも楽しい」、「命が支えられている」、あるいは「自然に生かされている」という言葉が作文集を飾り、素晴らしい言葉を農の営みの経験から聞くことができることを教えられました。

最後に、熱塩小学校の支援員を亡くなるまで続けた小林芳正氏はいつも「あぜ道の花を枯らすような農業はやりたくない」、「農業は自然と作物と人との合作」であると語っていました。「自然と共にある農、自然に生かされる農、だから自然から多くのことを学び、作物の声を聞きながら、成長の手助けをしていけば、これに応えて命を育んでくれるのです」と述べています。農の学びから命が支えられていることを知ることは、大切な学習課題です。今後も深めていきたいと考えています。

子どもたちに聞いてみました！「学校がある意味は何ですか？」

—— 子どもからみた「学校」の存在意義

中森あゆみ・公立小学校 養護教諭、**川又俊則**・鈴鹿大学 教授、
鹿野晶子・日本体育大学 教授、**中島綾子**・文教大学付属小学校 養護教諭、
野井真吾・日本体育大学 教授

子どもの声を聴く

Society 5.0、GIGAスクール、教育DX等々が声高に叫ばれる現在の日本では、「公教育」や「学校」のあり方が問われています。また、そのような議論が昨今の新型コロナウイルス（以下、「コロナ」と略す）禍で一層加速していることも明らかです。ところが、この種の議論には、不思議なくらい子どもの「声」が反映されていません。

一方で、子どもの権利条約第12条には「1. 締約国は、自己の意見を形成する能力のある児童がその児童に影響を及ぼすすべての事項について自由に自己の意見を表明する権利を確保する。（中略）2. このため、児童は、特に、自己に影響を及ぼすあらゆる司法上及び行政上の手続きにおいて、（中略）聴取される機会を与えられる」ことが定められています。だとすると、「公教育」や「学校」のあり方に関する議論においても、子どもたちの意見が聴取されるべきです。2019年3月、国連子どもの権利委員会から示された「日本政府第4・5回統合報告書に関する最終所見」において、「（前略）本委員会は、子どもに影響を与えるすべての事柄において自由に意見を表明する子どもの権利が尊重されていないことを、依然として深く懸念している」との勧告が示されるのもうなずけます。

そもそも、いつの時代も学校は子どものためのものです。また、子どもたちにとって学校に通うことは、毎日の生活の中心であり、当たり前の生活であるとも言えます。ところが、コロナ禍ではその当たり前が当たり前ではなくなってしま

う事態にも陥りました。未曾有の経験をした子どもたちは、「学校」の存在意義をどのように考えているでしょうか。この問いの答えを導くには、子どもたちに直接尋ねるのが何よりです。また、そのような作業は、「学校」の存在意義さえ問われている冒頭の議論の貴重な資料にもなるはずです。

そこで本稿では、子どもを対象に実施された調査の結果に基づいて、子どもからみた「学校」の存在意義を考えてみたいと思います。

調査方法の概要

前述したように、子どもたちからみた「学校」の存在意義を検討するには、子どもたち自身に尋ねるのが何よりです。本調査では、それを無記名式の質問紙調査により行いました。対象は、機縁法により選定された8都府県の小中学校に在籍する子どものうち、質問紙への回答が可能な小学4年生から中学3年生5,827名としました。調査は、コロナ禍真っ只中の2021年1月から3月の期間に実施されました。調査では、学校の所在地、性、学年等といった基本属性、睡眠状況、スクリーンタイム、塾・習い事の利用状況、家庭・学校・地域の満足度、コロナに対する恐怖心のほか、以下のことも尋ねました。

> **Q.** 学校生活に関わる次のものや人（33項目）がなくなったり、いなくなったりしたら、あなたはどの程度困りますか？
>
> **Q.** 上記の項目の中で一番大切なものは何ですか？　その理由も書いてください。

> **Q.** 学校生活に関わる上記の項目以外で、なくなったり、いなくなったりしたら困るものがあれば書いてください。
>
> **Q.** あなたにとって学校がある意味は何ですか？　学校はどのような存在ですか？　自由にたくさん書いてください。

このように、「学校」の存在意義を検討しようとする本調査で、逆説的に「なくなったり、いなくなったりしたら」と尋ねたのは、「学校は大切ですか？　大切でないですか？」と問うても、おとなによる日頃の有言、無言のメッセージにより「大切」と答えてしまうのではないかと考えたからです。

学校でなくなったら困るもの、人

表1は、なくなったら困るもの、人のランキングを小中学校別に示したものです。この分析では、5件法により得られた回答を「とても困る」（3点）、「どちらかといえば困る」（2点）、「どちらともいえない」（1点）、「どちらかといえば困らない」（−2点）、「まったく困らない」（−3点）と、それぞれの選択肢の重みづけの差異を考慮して点数化し、集計しました。また、各項目は、それぞれの内容に応じて、【活動】、【人】、【場所】、【その他】に区分しました。

その結果、**表1**が示すように、小中学生とも、第1位は【場所】の「トイレ」でした。生理現象である排泄を行うトイレは、誰にとってもなくてはならないものです。そのため、子どもたちが本調査に真摯に向き合ってくれていることの表れであるとも思います。

また、第2位も小学生、中学生の別にかかわらず、【人】の「（同じ学年の）ともだち」でした。同項目は、後述の「一番大切なもの」でも断トツの第1位です。そのため、子どもたちにとって学校と友

▼表1：学校で「なくなったら困るもの、人」のランキング

順位	小学生 項目	得点	中学生 項目	得点
1	トイレ【場】	264.2	トイレ【場】	259.7
2	(同じ学年の) ともだち【人】	259.3	(同じ学年の) ともだち【人】	253.9
3	遠足や修学旅行【活】	246.6	教室【場】	232.1
4	教室【場】	239.8	休み時間【活】	230.9
5	校庭 (運動場)【場】	239.7	遠足や修学旅行【活】	228.5
6	マスク【他】	239.7	体育館【場】	218.0
7	保健室【場】	236.0	校庭 (運動場)【場】	214.3
8	保健室の先生【人】	229.2	マスク【他】	213.7
9	体育館【場】	226.9	先生【人】	211.1
10	休み時間【活】	226.2	保健室【場】	205.4
11	先生【人】	222.7	時間割【他】	195.9
12	時間割【他】	203.2	教科書【他】	191.9
13	給食【活】	200.2	保健室の先生【人】	190.3
14	教科書【他】	197.7	授業 (オンライン以外)【活】	181.6
15	健康診断【活】	197.0	給食【活】	165.4
16	図書室【場】	193.0	(違う学年の) ともだち【人】	163.4
17	入学式や卒業式【活】	192.8	健康診断【活】	161.2
18	(違う学年の) ともだち【人】	187.8	運動会や体育祭や球技大会【活】	151.3
19	授業 (オンライン以外)【活】	181.0	入学式や卒業式【活】	149.7
20	タブレットやパソコン【他】	175.7	タブレットやパソコン【他】	144.1
21	通知表や成績表【他】	172.1	部活動【活】	128.0
22	運動会や体育祭や球技大会【活】	158.6	通知表や成績表【他】	124.3
23	校則などのルール【他】	156.0	学習発表会や文化祭【活】	123.9
24	学習発表や文化祭【活】	114.2	図書館【場】	107.6
25	テスト【活】	112.9	委員会や児童会や生徒会【活】	106.1
26	そうじ【活】	111.0	校則などのルール【他】	93.2
27	委員会や児童会や生徒会【活】	108.3	音楽祭・祭や合唱コンクール【活】	88.6
28	部活動【活】	86.6	そうじ【活】	72.6
29	オンライン授業【活】	81.6	制服【他】	64.7
30	スクールカウンセラー【人】	80.2	スクールカウンセラー【人】	59.5
31	音楽会・祭や合唱コンクール【活】	77.1	テスト【活】	54.7
32	制服【他】	64.8	オンライン授業【活】	49.8
33	宿題【活】	48.8	宿題【活】	5.8

注；得点は、「5件法により得られた回答を「とても困る」(3点)、「どちらかといえば困る」(2点)、「どちらともいえない」(1点)、「どちらかといえば困らない」(−2点)、「まったく困らない」(−3点)と、それぞれの選択肢の重みづけの差異を考慮した上で集計したものである。また、【活】は活動要素、【場】は場所的要素、【人】は人的要素、【他】はその他の要素を示す。

だちとは切り離せない関係にある様子を窺うことができます。さらに、【人】に限って続く項目を確認してみると、小学生は「保健室の先生」(8位)、「先生」(11位)、中学生は「先生」(9位)、「保健室の先生」(13位)となります。このように、小学生と中学生とで「保健室の先生」と「先生」が入れ替わっているという結果には、発達段階の違いが反映しているのかもしれません。ただ、その詳細については不明であり、今後の研究課題として提起しておきたいと思います。

他方、【活動】ということでは、「遠足や修学旅行」(小学生：3位、中学生：5位)や「休み時間」(小学生：10位、中学生4位)が上位にランクされています。対して、「宿題」(小学生：33位、中学生：33位)は、小中学生とも最下位という結果です。これらの結果には、自由度が高く、楽しさを享受できる活動を好むという子どもの気持ちが表れているものと推測できるでしょう。

さらに、【その他】では、「マスク」(小学生：6位、中学生：8位)が上位にランクされています。本調査が行われたのは、コロナ流行の第6波の最中で、コロナの新規感染者が連日のように報道されている時期でした。子どもの陽性者も増加し、多くの学校で学級閉鎖等の措置が講じられた時期とも重なります。別の分析では、コロナに対する恐怖心の多寡とマスクがなくなった場合の困り感との関連も確認されています。このような状況の中、学校生活を送る上で、マスクは欠かせないものであったと言えます。そのことを子ども自身が認識していたことを教えてくれている結果であると言えるでしょう。

学校で一番大切なもの

本調査では、学校生活に関わる33項目の中で、「一番大切なもの」とその理由も尋ねました。表2は、「一番大切なもの」のランキングを示したものです。

ご覧のように、第1位は「(同じ学年の) ともだち」(小学生：49.7%、中学生：51.8%)で、第2位以降を大きく引き離していました。理由には、「友だちがいなかったら学校がつまらないから」(小4・性別未回答)、「友だちがいるから学校に行きたくなるから」(小5・女子)、「困った時、助けてくれるから。一緒に遊んでくれるから」(小6・男子)、「朝から友だちと話して元気をもらうので、朝から一人でいると何もやる気が出ず、元気も出ないから」(中1・女子)、「一人で勉強をするなら家でもできるから」(中2・男子)、「同じ学年だからこそ語り合えることがあるから」(中3・性別未回答)等が見受けられました。

このような結果は、子どもたちからみた「学校」の第一の存在意義が、友だちとの交流に尽きることを物語っていると考えます。そもそも、「子どもは群れて育つ」と言われていることの表れなのかもしれません。

また、必ずしも多いとは言えないものの、上位10項目の中には第5位に「授業 (オンライン以外)」(小学生：4.5%、中学生：4.8%)、第10位に「校則などのルール」(小学生：2.5%、中学生：1.2%)もランクされていますし、続く第11位には「通知表や成績表」(小学生：1.2%、中学生：1.3%)もランクされています。このような事実は、自らの将来のためには対面での授業や成績が大切であることや楽しい学校生活を送るためにはある程度のルールが必要であることを子どもたちなりに認識している様子が窺えます。

ところが、同じ授業でも「オンライン授業」(小学生：0.4%、中学生：0.3%)は第24位と大きくランクを下げています。このような差異は、表1に示した学

▼表2：学校で「一番大切なもの」のランキング

順位	項目	全体	小学生	中学生
1	（同じ学年の）ともだち	2,702（50.6）	1,496（49.7）	1,206（51.8）
2	トイレ	387（7.2）	233（7.7）	154（6.6）
3	先生	327（6.1）	219（7.3）	108（4.6）
4	休み時間	312（5.8）	154（5.1）	158（6.8）
5	授業（オンライン以外）	246（4.6）	135（4.5）	111（4.8）
6	給食	179（3.4）	132（4.4）	47（2.0）
7	マスク	161（3.0）	111（3.7）	50（2.1）
8	遠足や修学旅行	135（2.5）	71（2.4）	64（2.7）
9	部活動	125（2.3）	17（0.6）	108（4.6）
10	校則などのルール	103（1.9）	74（2.5）	29（1.2）
11	通知表や成績表	67（1.3）	37（1.2）	30（1.3）
12	教室	62（1.2）	34（1.1）	28（1.2）
13	タブレットやパソコン	60（1.1）	38（1.3）	22（0.9）
14	テスト	57（1.1）	25（0.8）	32（2.4）
15	図書室	55（1.0）	35（1.2）	20（0.9）
16	教科書	46（0.9）	20（0.7）	26（1.1）
17	入学式や卒業式	42（0.8）	21（0.7）	21（0.9）
18	運動会や体育祭や球技大会	33（0.6）	16（0.5）	17（0.7）
19	健康診断	29（0.5）	14（0.5）	15（0.6）
20	保健室	27（0.5）	18（0.6）	9（0.4）
21	保健室の先生	25（0.5）	18（0.6）	7（0.3）
22	スクールカウンセラー	24（0.4）	15（0.5）	9（0.4）
23	校庭（運動場）	21（0.4）	18（0.6）	3（0.1）
24	オンライン授業	20（0.4）	12（0.4）	8（0.3）
25	（違う学年の）ともだち	18（0.3）	13（0.4）	5（0.2）
26	体育館	17（0.3）	9（0.3）	8（0.3）
27	そうじ	15（0.3）	11（0.4）	4（0.2）
28	学習発表会や文化祭	10（0.2）	4（0.1）	6（0.3）
28	音楽会・祭や合唱コンクール	10（0.2）	2（0.1）	8（0.3）
30	時間割	8（0.1）	5（0.2）	3（0.1）
30	委員会や児童会や生徒会	8（0.1）	3（0.1）	5（0.2）
32	制服	5（0.1）	0（0.0）	5（0.2）
33	宿題	4（0.1）	0（0.0）	4（0.2）

注 ： 表中の数値は、人数（％）を示す。

校でなくなったら困るもの、人のランキングでも、同様の傾向を窺うことができます。子どもたちは、対面で群れて学ぶことを望んでいると言えるのかもしれません。

子どもにとっての学校とは？

さらに本調査では、子どもが考える「学校」の存在意義についても自由記述により尋ねました。そして、得られた回答を「嫌い」や「つまらない」といったマイナス要素の表現が含まれていない【肯定的回答】、それらの表現が含まれている【否定的回答】、それらが混在している【肯定否定混在】、【無回答】の4つに分類しました。

その結果、【肯定的回答】89.0％、【否定的回答】4.3％、【肯定否定混在】1.3％、【無回答】5.4％と、圧倒的に【肯定的回答】が多い様子が示されました。実際の自由記述には、「友だちと会ったり、勉強したり楽しく過ごす場所」（小6・

女子）、「将来の自分に向けて成長していくための場所」（中1・男子）、「いろいろな人と出会える場所」（中2・女子）等が確認されました。このような結果は、多くの子どもたちが「学校」の存在を肯定的に捉えていることを教えてくれています。

とはいえ、少ないながらも【否定的回答】が見受けられたことも事実であり、そこには「面倒くさい」（小5・女子）や「最悪な場所」（中1・男子）といった記述が確認できました。現在の日本では、不登校が大きな社会問題になっています。このような状況を勘案すると、少数派とはいえ学校を否定的に捉えている子どもが存在していることは無視できません。今後は、その背景を丁寧に探っていくことが課題と言えるでしょう。

子どもが求めるこれからの「学校」

以上のように、学校生活に関わるもので子どもたちが一番大切であると考えて

いるものは、何といっても「（同じ学年の）ともだち」なのです。また、子どもたちは「学校」の存在を概ね肯定的に捉えてもいるのです。

このような結果は、子どもたちにとって「学校」が大きくて、不可欠な存在であるとともに、そこに友だちがいることが何よりも大切であることを物語ってくれていると思います。これが、子どもたちからみた学校の存在意義と言えるのです。

一方、教育のデジタル化に関する議論の中には、「究極的には通常の知識を教える教師は各教科に全国で一人いればよい」との指摘があります。でも、子どもたちはスクリーンの奥の先生を望んではいないのです。そればかりか、スクリーンで学ぶことも望んではいないのです。

さらに、コロナ禍で前倒しされたGIGAスクール構想により一気に整備された1人1台端末は、令和の時代における学校の「スタンダード」であると言います。しかも、このような「教育の技術革新は、多様な子どもたちを誰一人取り残すことのない公正に個別最適化された学びや創造性を育む学びにも寄与する」とも言います。ただ、これについても、本調査の結果は子どもたちが正反対の学びを望んでいることを示唆していると思うのです。子どもたちは、各々がタブレットを手にして学ぶこと、「個別最適化」されたプログラムにより一人で学ぶことではなく、友だちと顔をつきあわせて、群れながら学ぶことを望んでいるのです。

これが、「学校」の主人公、「教育」の主人公である子どもたちの「声」と言えるのです。

付記

本稿で紹介した調査は、日本教育保健学会における2020～2022年度の共同研究「教育保健学的な視点からみた学校の存在意義に関する研究」の一環として実施されたものであり、本稿はその結果の一部を紹介したものです。

「教育DX」からの転換（トランスフォーメーション）を目指して

谷口 聡・中央学院大学 准教授

社会のデジタル化と子どもの権利

2010年代以降、スマホをはじめとする情報端末が普及し、社会のあらゆる領域で活用されるようになりました。これにより、娯楽（動画、音楽、ゲーム）、コミュニケーション（SNS）、情報収集など、子どもの生活が大きく変容したことは、多くの人が実感している通りです。子どもの生活世界全体を覆ったコロナ禍は、人々の直接的な接触を避けることが最も効果的な感染症対策であったため、オンライン教育、ネットショッピング、フードデリバリーなど、社会のデジタル化を加速させました。コロナ禍を脱しつつある現在も、AI、ビッグデータの利活用など、デジタル化の流れは不可逆的なものに見えます。それゆえ、社会のデジタル化が子どものからだ、心、権利にどのような影響をもたらしているのか、また、今後もたらす可能性があるのかを明らかにすることが、重要な課題になっています。

このような課題は世界共通のものです。そのため、国連の子どもの権利委員会は、次のような見解を表明しています[1]。まず、デジタル化は、「子どもたちの意見を表明するための機会をもたらすこと」、「他者と出会い、交流するための機会を与えてくれること」、「不利な立場や状況に置かれた子どもたちに必要なサービスを提供すること」など、さまざまなメリットをもたらすとしています。しかし同時に、「オンライン上で差別される可能性」、「暴力的・性的コンテンツ」、「自殺や生命を危うくする行為の促進、扇動」、「子どもの権利侵害につながるビジネス、データ処理（例えば、より過激なコンテンツへの誘導、睡眠を妨げる自動通知、ターゲッティングを目的とする個人情報の利用）」など、デジタル化に伴うリスクを指摘しています。社会のデジタル化は、子どもの権利を充足するものにも侵害するものにもなるということです。したがって、子どもの権利委員会は、これを前者のものとするための政策や立法を、子どもの権利条約の締約国（日本を含む）に求めています。

「GIGA スクール構想」から「教育 DX」へ

現在、日本政府が進めようとしている社会のデジタル化は、「デジタルトランスフォーメーション」（DX）と呼ばれるものです。DXは、もともと経産省が企業のビジネスモデルを刷新するために提唱したものですが、現在では、行政官庁、学校など様々な主体・領域に拡張され、その推進が主張されています。DXの特徴は、既存のものやサービスの部分的・一時的な代替・補完としてのデジタル化（ペーパーレス化、リモートワーク、オンライン教育など）に留まらず、トランスフォーメーション（転換）の名の通り、デジタル技術を最大限活用して既存の組織やシステムを抜本的に変革しようとする点にあります。教育の領域では、「教育DX」と呼ばれる政策が推進されています。これに先駆けて実行されたのが「GIGAスクール構想」と呼ばれる政策ですが、近い時期に出てきたこともあり、これら二つの政策の違いは十分に知られていません。そこで、これらを整理した上で、「教育DX」がどのようなものであり、それが子どもの学ぶ権利を充足するものになるのか、あるいは侵害するものになるのかを検討します。

(1)「GIGA スクール構想」の始動

まず、「GIGAスクール構想」は、学校のネットワーク環境の整備と義務教育段階の子どもに1人につき1台の情報端末を配布する政策です。2012年に誕生した第2次安倍政権は、"アベノミクス"なる経済政策を掲げ、その3本柱の一つとして「民間投資を喚起する成長戦略」を重視しました。2017年頃から、その成長戦略に教育のデジタル化が位置付けられます。これ以降、経産省の「未来の教室実証事業」[2]が開始されるなど、教育のデジタル化は、官邸が主導しつつ、さまざまな府省（内閣府、デジタル庁、経産省、総務省、文科省など）が関与して急速に推進されるようになります。このような流れの中で立案された「GIGAスクール構想」は、2019年度から2023年度までの5年間で進められる予定でしたが、コロナ禍によってオンライン教育の必要性が高まり、2020年度末完了に前倒しされました。結果、学校のデジタル環境は急速に整備されました。このこと自体は、子どもの学びにとってメリットにもリスクにもなりえるものです。

そのメリットは、例えば、ネットでの情報収集や遠隔地との交流、情報端末での写真・動画の撮影と活用（書き込みや共有）、クラウドベースのアプリによる共同作業、大型提示装置を用いたリアルタイムの画面共有や発表、アンケート機能を用いた瞬時の意向確認など、従来にはない教育方法を実現します。オンライン教育は、病気療養中や離島・山間部などに居住する子どもの教育機会の拡張をもたらします。また、音声再生機能や拡大表示機能を有するデジタル教科書は、障害の特性から紙の教科書の使用に困難を抱えていた子どもの負担を軽減します。デジタル教科書の音声再送機能は、国語や英語の授業における朗読やリスニングで、その拡大表示機能

は理科や社会科の授業における写真や地図の部分拡大などで活用されています。

他方で、リスクとして挙げられるのは、子どもの視力や姿勢など健康への影響、情報端末・ネット依存やネットいじめの深刻化、教員負担の増加、情報端末・ネット環境の管理・更新に必要な学校・地方自治体の財政負担などです。

(2) 「教育DX」への展開

しかし、現在の教育のデジタル化は、このような新たな教育方法の実現や教育機会の拡張、それに伴う運用上の課題にとどまらないものへと変容しつつあります。上記の通り、「GIGAスクール構想」が前倒しされ、1人1台情報端末の整備が実現した今、政策課題は、それをいかに利活用するかという次元へ移っています。そのことを端的に示した教育政策上のキーワードが、「個別最適な学び」と「データ駆動型教育」[3] です。

「個別最適な学び」とは、子どもがそれぞれに情報端末を持っていることを前提に、従来の一律・一斉の授業に代えて一人ひとりの習熟度に応じた個人学習を重視するものです。既に、大手個別指導塾など全国の学習塾には、AIを用いた学習システムが導入され、このような学習が一般的なものになっています。AIを用いた学習システムの多くは、学習者の習熟度に応じた難易度の問題をAIが出題するものであり、「AI型ドリル」と呼ばれています。例えば、「Qubena」は、AIが一人ひとりの習熟度に応じた問題を出題しつつ、子どもの解答時間、正答率などの学習データを、リアルタイムに収集、分析します。これによって、子どもの学習を授業中から家庭に至るまですべて把握することができ、一人ひとりにきめ細やかな指導や成績評価ができるとされています。「Qubena」は、家庭や学習塾・予備校といった民間での活用に留まらず、全国1,800以上の公立・私立小中学校に導入されています。

このようなAI型ドリルやコンピュータを用いたテスト（CBT）を活用すれば、これまでとは比較にならない精度の習熟度別指導・学習が可能になると考えられています。そのため、一定の年齢の子どもが、共通の教育内容を同じ時間分（標準授業時数）受けて教育課程を修了する（履修主義）のではなく、各自が一定の資質・能力を習得すれば教育課程を修了できる（修得主義）ようにするなど、教育課程のあり方を根本的に転換することも検討されています。さらに、このような考え方に基づき、同じ年齢の子どもが同じ空間で共に学ぶという学級、学年制、就学義務なども、再編の対象になっています。つまり、「教育DX」で目指されているのは、学校のデジタル環境を整備することにとどまらず、子どもの学びのあり方や学校制度を抜本的に転換することだと言えます。

そして、「個別最適な学び」と合わせて計画されているのが「データ駆動型教育」です。ここで言う「データ」とは何で、それを「駆動」させる教育とはどのようなものなのでしょうか。その答えの一端は、デジタル庁・総務省・文科省・経産省が今後の施策計画として合同で作成した「教育データ利活用ロードマップ」（2022年1月7日）に示されています。そこでは、教育データが「主体情報」（子ども、教職員、学校など）、「内容情報」（学習内容など）、「活動情報」（何を行ったか）に分けられています。具体的には、「誰が」（性別、生年月日、学年など）、「どんな環境でどんな人から」（指導計画、学年・クラスなど）、「どんな教材で」（学習分野、塾や社会教育施設の教材情報など）、「どう学んで」（アクセスログ、解答履歴・正答率など）、「何ができるようになったか」（テスト、学習履歴、成果物の記録など）などのデータです。その上で、それぞれに関するデータを随時標準化していくとしています。データの標準化において基軸に位置付けられているのが学習指導要領です。つまり、学習指導要領の内容・単元等に共通のコードを付与し、教育委員会や民間事業者（教材開発会社、学習塾、デジタル関連企業など）などは、その共通コードに教材や学習システムを関連付けるよう求めています。「データ駆動型教育」は、このように教育に関するあらゆるデータをあらゆる時間・場所・主体を包括する形で体系的に集約し、それを分析・活用して教育の実践と政策を変えていこうという構想です。

「教育DX」は何をもたらすか

(1) 学びの新たな画一化

上記の通り、教育のデジタル化と連動して構想・計画されている「個別最適な学び」・「データ駆動型教育」は、子どもの学習を学習指導要領が規定する「資質・能力」という枠組みの中でより精密に分別しつつ、それを能力に応じて習得させるものになると考えられます。なぜなら、AI型ドリル、CBT、学習データなどを活用すれば、時間（授業時間数）や空間（教室・学校）に制約されることなく、これまでとは比較にならない精度の習熟度別指導・学習が可能になるからです。したがって、「個別最適な学び」とは、その言葉から連想されるような子どもの個性や個々の必要性に応じた学びを促すものとは言えません。

むしろ、このような教育が実現された場合、授業や指導が、情報端末やデジタル教材、それらによって収集されるデータに依存することになり、教職員の創意工夫や教職員同士の協同の機会が減ると予想できます。「個別最適な学び」は、これまでの画一的な教育を解消するものとして喧伝されていますが、実際には、情報端末・データに依存した習熟度別指導・学習に過ぎないものとなり、学びの新たな画一化を招くと考えられます。

(2) 子ども－教職員関係の破壊

また、子どもと教職員の信頼関係を壊すことも懸念されます。現在、文科省が推奨・推進している取り組みに「心の健康観察」というものがあります。これは、1人1台端末を活用して子どもの心や体

調の変化の早期発見を図ろうというものです。例えば、ある学校では、子どもが毎朝毎夕、自分の気持ちを4つの天気予報のマークで情報端末に記録することが行われています。学校は、日々蓄積されていくデータを分析、共有することで、教職員が一人ひとりの子どもの気持ちの変化を捉えられるようになり、有効な指導・支援ができると謳われています。

しかし、仮にある子どもの気持ちが「雨」だとして、その子が「雨」だと伝えたいタイミングや場所、あるいは、伝えたい人と伝えたくない人などの要望があるはずです。そのような子どもの繊細な要望を軽視したままに、彼らの内面に関するデータを収集、共有、活用しようとする取り組みは、人間関係作りにおいて非常に乱暴なことをしていると言えます。実際、このような取り組みを子どもが面倒なものと捉え、自身の気持ちとは無関係に「晴れ」を記録しているという実態もあるようです。

通常、子どもは教職員との信頼関係ができて初めて自分の内面を明かします。そのような関係性を前提としないまま、学校が日常的に内面に関するデータを収集するようになれば、子どもの同意を得た上であっても、大きなストレスになります。さらに、子どもが、教職員のことをデータで自分を分析している人間だと意識することになれば、データの収集・活用は、子どもの隠れた気持ちを「可視化」するように見えながら、実は子どもと教職員の関係性を壊すだけのものになるでしょう。

(3) 学校における「余白」の縮小

さらに、教職員にもデータにも捉えることができない「余白」が、学校において縮小してしまう恐れがあります[4]。ここで言う「余白」とは何か。授業中における内緒話から説明します。ある授業中、子どもが内緒話をし、教職員にはその内容が聞こえないとします。授業に刺激を受けた会話かもしれないし、授業と全く関係のないマンガの話かもしれません。

後者であった場合、教職員から見れば、授業に集中していないことになります。しかし、子どもにとっては、その時間にマンガの話をすることによってリフレッシュされ、授業に再び集中できることもあります。このような教職員からつかめない「余白」が教育にはあり、それが子どもの生活や学びにとって実はとても意味のあるものだったりします。

しかし、「データ駆動型教育」の発想からデータ収集・活用の考え方を突き詰めれば、できるだけ多くのデータをあらゆる方法を駆使して集める方向に進む可能性があります。データが多ければ多いほど、その精度や利用価値が上がると考えられているためです。実際、教室にカメラ、集音マイクなどを取り付けて授業中の子どもの視線、挙手、発言を記録・分析する学校や、子どもの手首に着けたリストバンド型の端末で脈拍を計測し、授業中の「集中度」を測る学校も現れています[5]。あらゆるデータが際限なく集められていく「余白」がない学校は、子どもにとって間違いなく息苦しい場所になるでしょう。

「教育DX」からの転換を目指して

繰り返しになりますが、学校教育のデジタル環境が整備されることにはさまざまなメリットがあります。しかし、現在進められている「教育DX」は、「個別最適な学び」という言葉から連想されるような子どもの個性や個々の必要性に応じた学びを保障するものにはならないと考えられます。むしろそれは、学びの新たな画一化、子ども−教職員関係の破壊、学校における「余白」の縮小をもたらし、子どもの学ぶ権利を侵害するものになりかねません。

本当に子どもの個性や個々の必要性に応じた学びを保障する学校教育への転換（トランスフォーメーション）を目指すのであれば、子ども自身の経験や生活の中から生まれる興味・関心・疑問が十分に尊重され、迷い、間違い、遠回りする余裕や機会が保障されなければな

りません。そのためには、第一に、子どもを目標設定、競争、評価に追い立てることを止めること、第二に、子どもの個性や個々の必要性に応じた学びに応えられる余裕と自由を教職員に保障すること、第三に、子どもの個性や教職員の専門性が十分に発揮されるのに必要な施策（学習指導要領の軽量化・法的拘束性の撤廃、少人数学級、教職員の労働環境の改善など）を教育行政が実施すること、が最低条件になると考えられます。教育のデジタル化は、これらの最低条件が充たされてはじめて、子どもの学ぶ権利を保障するための手段の一つになるのではないでしょうか。

[注]
1) ジェネラルコメント第25号「デジタル環境との関連における子どもの権利」（2021年3月2日採択）。
2) 学校などが民間事業者によって提供されるEdTech（デジタル技術を活用した教材や教育システム）を導入し、教育のあり方を転換することを促進する事業。
3) 「デジタル社会の実現に向けた重点計画」（2023年6月9日閣議決定）など。
4) 「余白」と言う表現は、筆者の見解に対する武田緑氏（教育ファシリテーター）のコメントから着想を得ています。「授業中に内緒話ができなくなる？」『朝日新聞デジタル版』（2023年9月28日）
5) 「子どもの挙手、視線…AIが可視化」『朝日新聞デジタル版』（2023年9月4日）、「集中度や感情、脈拍や血流データで「見える化」」『朝日新聞デジタル版』（2023年9月19日）。

[参考文献]
中西新太郎・谷口聡・世取山洋介著、福祉国家構想研究会編『教育DXは何をもたらすか「個別最適化」社会のゆくえ』大月書店、2023年

睡眠問題のSOSは仮眠欲求にも表れている!?

——「不十分な睡眠時間」と「不規則な生活リズム」の高校生

田邊弘祐 · 帝京平成大学 助教、**野井真吾** · 日本体育大学 教授

寝足りない高校生

私的な話ですが、中学卒業まで寝不足を感じたことは、ほぼありませんでした。しかしながら、お恥ずかしいことに高校生の頃は、多くの授業で寝てしまいました。眠気覚ましのガムを噛むなどの努力はしていたので、「授業中、起きていられなかった」という表現のほうが正しいかもしれません。部活動に加え、通学にも往復で約2時間半かかりましたので、朝は早起き、夜は遅寝となり、十分な睡眠時間を確保できませんでした。でも、私以外の方はどうなのでしょうか？　Fukuda and Ishihara（2001）の報告では、年齢とともに睡眠時間が減少し、日中における居眠りの頻度は高校生でピークになることが明らかにされています。つまり、「授業中に起きていら

れない」のは私だけの話ではなく、多くの人に当てはまっていると予想されます。

先程の研究は20年ほど前のものです。現在の状況はどうなっているのでしょうか？　なお、高校生（14～17歳）においては「8～10時間」の睡眠が推奨されています（Hirshkowitz et al., 2015）。8時間も毎日寝ている生徒はほとんどいない……と、多くの方が感じていると思います。このトピックでは、その実感を調査した研究を紹介します。多くの先生方のご協力のもと、野井研究室が中心となり2022年2～3月にかけて、高校生を対象とした睡眠に関する大規模調査を実施することができました。なお、本研究は日本体育大学と株式会社オカムラの共同研究「子どもの睡眠状況と仮眠に対する意識の実態」の一部として実施されました。分析対象は、1都1府5県（埼玉・千葉・神奈川・福井・岐阜）の高等学校8校に在籍する高校1・2年生の生徒4,833名（男子2,733名、女子2,100名）でした。**表1**に平日および休日における就床・起床時刻を男女別に示しました。そして、この就床・起床時刻の記録から、夜間の睡眠時間を算出しました（**図1**）。休日の睡眠時間は、男女ともに高校生で推奨されている睡眠時間の最低ライン（8時間）にギリギリ到達していますが、平日は明らかに足りていません。白書2018のトピックス『子どもの「睡眠負債」』（P.35）にもあるとおり、睡眠不足

は借金のように溜まりますので、平日の間に「約1時間半×5日間＝約7時間半」の借金ができたことになります。さらに、本研究では高校生が感じる「睡眠不足感」と「眠気が授業中の集中力に及ぼす影響」も尋ねました。それぞれの問いに対して、5件法（いつもある／よくある／ときどきある／あまりない／ぜんぜんない）での回答を求めました。その結果、「寝足りないと思うことは、ありますか？」の設問に対し、「いつもある」または「よくある」の回答を合算した割合は男子61.7%・女子70.0%、「授業中、眠気によって集中できないことは、ありますか？」の設問に対して、「いつもある」または「よくある」を合算した割合は男子39.7%・女子39.4%と、約4割に達していることも明らかになりました。では、いまの高校生は寝足りない場合、どのようにやり過ごしているのでしょうか？　これについては、**表2**に示す10項目の選択肢の中から対処法として当てはまるものをすべて選択してもらいました。男女で多少の違いはありますが、寝足りない場合はやはり寝るしかないという当たり前とも言えるべき結果となりました。

規則正しい生活リズムの境界線

私のように通学で時間がかかり、物理的に睡眠時間を確保できない場合はどうしたらよいのでしょうか？　この場合は、眠る時間帯をできる限り規則的にしてみてください。就床・起床時刻が不規則だと、学業成績の悪化と就床・起床時刻の遅れに繋がる（Phillips et al., 2017）ことからも規則的な生活を送ることの重要性が窺えます。でも、どこまでが規則正しくて、どこからが不規則なのかを説明できる人は少ないと思います。ここでキーワードとなるのが、「社会的時差ボケ（ソーシャル・ジェットラグ）」です。平日と休日の就床・起床時

▼表1：男女別にみた平日および休日における就床・起床時刻

	男子 (n=2682)	女子 (n=2080)
就床時刻［平日］	23:48 ± 64.5	23:52 ± 59.9
就床時刻［休日］	24:10 ± 84.8	24:04 ± 76.3
起床時刻［平日］	6:30 ± 41.3	6:14 ± 39.8
起床時刻［休日］	8:20 ± 102.6	8:17 ± 95.5

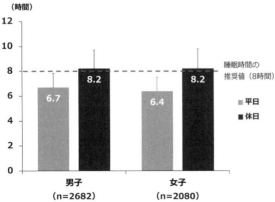

▲図1：男女別にみた平日および休日における夜間の睡眠時間

▼表2：寝足りない場合は、どのようにしていますか？
（※複数回答可）

	男子 (n=2700)	女子 (n=2093)
車やバス等の通学途中に寝る	851 (31.5%) ③	965 (46.1%) ①
学校の休み時間に寝る	888 (32.9%) ②	683 (32.6%)
授業中に寝る	779 (28.9%)	459 (21.9%)
家に帰った後、仮眠をする	1068 (39.6%) ①	962 (46.0%) ②
就床時刻をいつもより早くする	519 (19.2%)	554 (26.5%)
休日にお昼寝をする	817 (30.3%)	789 (37.7%) ③
休日に二度寝・三度寝をして、お昼頃まで寝る	633 (23.4%)	695 (33.2%)
コーヒーやエナジードリンクを飲む （カフェインを摂取する）	531 (19.7%)	367 (17.5%)
なにもしない	404 (15.0%)	207 (9.9%)
その他（※自由記述）	35 (1.3%)	32 (1.5%)

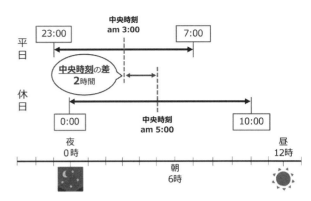

▲図2：中央時刻の差を求める方法（※求め方の一例）

刻が大きくズレてしまい、国内にいながらも時差ボケのような症状をきたす状態のことを指します。生活リズムのズレは、**図2**のように平日と休日における中央時刻の差を見ます。中央時刻とは、就床時刻と起床時刻の中間時刻のことを指します。この差が平日と休日で1時間以上ある場合は黄色信号（注意）、2時間以上は赤信号（要注意）という目安です。Komada et al.（2016）の報告では、睡眠時間が全体の平均以上とれていても、中央時刻の差が1時間以上だと日中の眠気が強くなることが明らかにされています。十分な睡眠時間を確保することに加え、平日と休日における中央時刻の差が大きくならないように意識してください。

高校生における生活リズムの乱れ

先に紹介した大規模調査でも平日と休日の中央時刻の差を求め、規則的な生活を送っている生徒の割合を確認しました。残念ながら、平日と休日の中央時刻の差が1時間未満（青信号）の生徒は、男女ともに50％にも達していませんでした（**表3**）。したがって、「最近の高校生は規則正しい生活リズムで過ごしているのか？」の問いに対しては、「男女ともに半数以上が生活リズムは不規則であり、日中は時差ボケに似た症状と闘っていることが予想される」との回答になります。

学校現場における仮眠実践の効果

このような睡眠問題に対し、学校現場ではさまざまな取り組みが行われていますが、抜本的な解決には至っておりません。その理由の1つとして、これまでの取り組みは睡眠に対して直接アプローチしていない（正確にはできない）ことにあると思います。もちろん、「睡眠の重要性」や「よく眠れるようになる方法」といった睡眠教育なども大切だと思いますが、実際にそれを行動に移しているかどうか、学校現場の先生方は見届けることができません。

ただ、学校で睡眠に対して直接アプローチできる方法が1つだけあります。それが「仮眠」です。実はすでに現場で実践した成功例があります。福岡県M高校の生徒は平均の睡眠時間が5時間45分であり、約90％が午後の授業中に我慢できない強い眠気を感じている深刻な状況でした。この問題を解決すべく、昼休みの時間を活用して13:15から15分間の仮眠を6カ月間実施しました（内村，

2011）。その結果、「午前・午後の強い眠気の改善」、「就床・起床時刻が一定になった」、「大学入試センター試験の成績向上」、「保健室利用者数および1人あたりの平均利用回数の減少」といった効果が認められました。ここでの注目ポイントは、昼休みの仮眠を習慣的に行うと、午前中の眠気減少にも繋がっているところです。

そもそも高校生は仮眠をどう思っている？

しかし、当事者の高校生が仮眠をすることに対し、どのような意識を持っているか、を示すデータはほとんどありません。結果として、他の学校では仮眠の取り組みに踏み出せない、または途中で断念してしまう事例も確認されています。そこで、おそらく日本では初となる「高校生における仮眠の意識」に関する大規模調査を実施しました。こちらも先程のデータ（4,833名）を使用しました。

▼表3：男女別にみた平日と休日における中央時刻の差

	男子 (n=2682)	女子 (n=2080)
中央時刻［平日］	3:10 ± 52.4	3:03 ± 47.4
中央時刻［休日］	4:16 ± 86.2	4:11 ± 76.2
平日と休日の中央時刻の差	1:08 ± 59.0	1:10 ± 53.7
中央時刻の差 1時間未満【青信号】	1280 (47.7%)	926 (44.5%)
中央時刻の差 1時間以上、2時間未満【黄信号】	912 (34.0%)	759 (36.5%)
中央時刻の差 2時間以上【赤信号】	490 (18.3%)	395 (19.0%)

▼表4：なぜ、仮眠したいと思いましたか？（※複数回答可）

	男子 (n=1963)	女子 (n=1584)
午後の授業で眠くなるから	🥇1002（51.0%）	🥇968（61.1%）
お昼ごはんを食べると眠くなるから	🥉753（38.4%）	🥉793（50.1%）
睡眠不足でいつも眠たいから	667（34.0%）	622（39.3%）
午前中の疲れが取れるから	714（36.4%）	608（38.4%）
脳がリセットされて、スッキリするから	🥈998（50.8%）	🥈834（52.7%）
午後の授業に集中することができ、学習効率が上がるから	747（38.1%）	727（45.9%）
休み時間に教室で寝たくても、周りがうるさいから	207（10.5%）	176（11.1%）
その他（※自由記述）	43（2.2%）	18（1.1%）

▼表5：なぜ、仮眠したくないと思いましたか？（※複数回答可）

	男子 (n=746)	女子 (n=505)
友達とお話したい（もしくは、遊びたい）から	🥇337（50.5%）	🥇263（52.1%）
寝ている姿（寝顔）を見られたくないから	29（3.9%）	90（17.8%）
勉強したいから	58（7.8%）	42（8.3%）
時間がない（時間をムダにしたくない）から	🥉192（25.7%）	101（20.0%）
仮眠をするぐらいなら、その分早く家に帰りたいから	🥈254（34.0%）	🥈221（43.8%）
机などで寝るとからだが痛くなるから	127（17.0%）	121（24.0%）
普段の寝ている環境と違うから	162（21.7%）	🥉132（26.1%）
1度寝てしまうと、目が覚めるまでに時間がかかる（寝ぼけた状態が長く続く）から	113（15.1%）	123（24.4%）
その他（※自由記述）	63（8.4%）	28（5.5%）

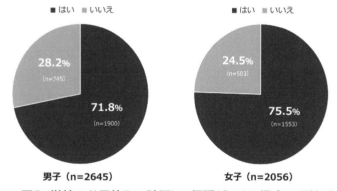

▲図3：学校のお昼休みの時間に、仮眠ができる機会や環境があったら、仮眠したいと思いますか？

仮眠に対する意識は「学校のお昼休みの時間に、仮眠ができる機会や環境があったら、仮眠したいと思いますか？」の設問に対し、「はい／いいえ」での回答を求めました。その後、「なぜ、仮眠したい（または、したくない）と思いましたか？」の理由についても尋ね、表4および表5に示す8項目（または、9項目）の中から、当てはまるものすべてを選択してもらいました。その結果、仮眠したいと思った生徒は、男子1,900名（71.8%）、女子1,553名（75.5%）となり

ました（図3）。続いて、仮眠したいと思った理由を尋ねたところ、最も多かった回答は、男女ともに「午後の授業で眠くなるから」であり（表4）、仮眠したくないと思った理由で最も多かった回答は、男女ともに「友達とお話したい（もしくは、遊びたい）から」となりました（表5）。以上の結果から、「午後の授業で眠くなる」ことを未然に防ぐため、高校生の仮眠欲求は高いことが明らかになりました。したがって、トピックのタイトルにもある「睡眠問題のSOSは仮眠欲求にも表れている！？」については「表れている可能性は高い」と結論づけます。一方で、この調査がコロナ禍で実施されたことと関係しているかもしれませんが、「休み時間に友達とコミュニケ

ーションをとりたい」と考える生徒に対しては、仮眠する・しないを自由に選択できるような配慮も必要だと思います。

学校で仮眠することの意義とは？

ところで、わざわざ昼休みの時間に学校で仮眠をするメリットとは、なんでしょうか？　私たちは2点あると考えています。1点目は、家に帰宅した後（夕方から夜の時間帯）の仮眠が減る可能性です。夜間睡眠とは異なり、仮眠は「時間の長さ」と「時間帯」に注意する必要があります。良くないのが夕方から夜の時間帯に長め[深い睡眠（徐波睡眠）が出現する30分以上の長さ]の仮眠をとってしまうことです。実際、夕方の仮眠が就床時刻の後退を引き起こす（Fukuda and Ishihara, 2002）ことも確認されています。しかし、12～13時ごろの仮眠であれば、時間帯としては問題ありません。むしろ、この時間帯にとった仮眠がその後の眠気を減少させ、夕方から夜の時間帯に「眠くて仮眠をしてしまう」状況を避けることに繋がると考えられます。それが内村（2011）でも報告されていた仮眠の改善効果「就床時刻が一定になる（生活リズムが規則的になる）」→「午前の眠気改善」の循環を生み出している可能性があります。2点目は、仮眠をした高校生が「仮眠すると午後の調子が良い！」と感じること、それ自体が野井（2017）も指摘する「からだの学習」に繋がる可能性があることです。だからこそ、この学習を学校で行う教育的意義は大いにあると思います。

さいごに

これまでに仮眠の研究をいくつか行ってきましたが、いつも言っていることがあります。それは「仮眠するからといって、夜間睡眠を疎かにして良いわけではない」です。仮眠は諸刃の剣のような側面はありますが、正しく活用することで日中の活動をより良いものにしてくれることは間違いないと思います。

部活動の地域移行と子どもの権利

神谷 拓・関西大学 教授

脆弱な子どもの文化政策

これまで部活動は、学校の教育活動として行われてきましたが、近年、地域に移行する政策が打ち出されています。その背景には、これまで部活動に関わってきた、教師の長時間労働の問題があります。この問題を改善するには、教師の定数や、教師をサポートできる人材を増やしながら、負担を軽減していくことが不可欠です。しかし日本は、そのような教育環境の整備にお金をかけてきませんでした。近年のOECDの調査でも、日本政府の教育に関する支出は、OECD加盟国の平均値よりも低い実態が明らかにされています（**図1**）。そして、今日における部活動の地域移行も、学校教育に関わるコストカットを前提に進められています。

では、地域において部活動を実施で
きるような環境は整備されているのでしょうか。**表1**はヨーロッパ諸国の人口とクラブの数を整理したものです。それらの国では人口・百人単位で1つのクラブがつくられていることがわかります。日本におけるクラブの実数を示したデータはありませんので正確な比較はできませんが、国が推進している総合型地域スポーツクラブの数で計算すると、人口・3万5千人に1つです。

次に、施設がなければクラブは育たないので、スポーツ施設の数も見ておきましょう（**表2**）。先ほどと同様に、諸外国では人口・百人単位で施設がつくられていますが、日本は千人単位ですから桁が異なります。

このように日本は、学校教育だけでなく、社会教育（地域の文化活動）にも充分なお金をかけてきませんでした。そのこともあり、1970年代と2000年代

にかけて部活動の地域移行を試みたものの、充分な成果を挙げずに今日に至っています。

部活動と子どもの権利・福祉

部活動の条件整備に関わって、教師の権利を守ることも大切ですが、部活動の主体は子どもですから、子どもの権利も無視することはできません。日本は、子どもの権利条約を1994年に批准しており、また、2023年4月からは、こども基本法が施行されています。こども基本法の第3条の3においては、「全てのこどもについて、その年齢及び発達の程度に応じて、自己に直接関係する全ての事項に関して意見を表明する機会及び多様な社会的活動に参画する機会が確保されること」と記され、4において「全てのこどもについて、その年齢及び発達の程度に応じて、その意見が尊重され、その最善の利益が優先して考慮されること」とされています。また、第11条では「国及び地方公共団

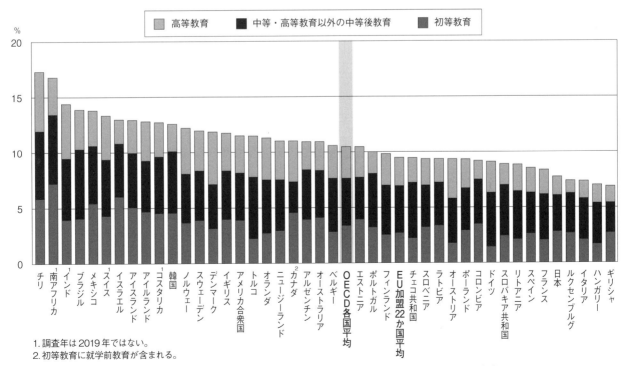

1. 調査年は2019年ではない。
2. 初等教育に就学前教育が含まれる。

▲図1：一般政府総支出に占める公財政教育支出の構成（2019年）
（出典：『図表で見る教育OECDインディケータ』[2022年版] 明石書店より）

▼表1：ヨーロッパ諸国のクラブ

国	ドイツ	イギリス	フランス	デンマーク	フィンランド	ベルギー
人口（千人）	82,357	56,352	56,634	5,295	5,181	9,979
クラブ数	87,717	100,000	172,653	14,000	8,000	19,000
人口／クラブ	939	564	328	378	648	525

※川西正志「ヨーロッパ諸国のスポーツクラブ」（川西正志・野川春夫編『生涯スポーツ実践論 改訂第4版』市村出版、2018年、30頁）のデータを元に筆者が作成した。

▼表2：スポーツ施設数の比較

国	日本	イギリス	ドイツ	フランス
人口	1億2,710万人（2015年）	6,413万人（2013年）	8,065万人（2013年）	6,672万人（2016年）
施設数	47,536（2015年）	82,558（2013年）	231,441（2013年）	269,497（2016年）
人口／施設数	2673.8人	776.8人	348.5人	247.6人

※笹川スポーツ財団「諸外国のスポーツ振興施策の比較表」（2017）のデータを用いて作成した。

体は、こども施策を策定し、実施し、及び評価するに当たっては、当該こども施策の対象となるこども又はこどもを養育する者その他の関係者の意見を反映させるために必要な措置を講ずるものとする」とされています。これらをふまえれば、部活動のあり方を考えるうえでも、子どもの意見を尊重することが不可欠だと言えるでしょう。

そもそも、クラブの語源をたどると「自治」や「社交」といった意味が含まれています。みんなで集まって、自分たちで課題を解決していく場がクラブ・部活動なのです。子どもが課題に取り組むと、失敗をすることもあるでしょう。しかし、子どもはそのような未熟な意見表明の経験や失敗を含めて成長していくのであり、大人が先回りをして正解をあたえることが、必ずしも「子どもの最善の利益」になるのではありません。子どもが、子どもらしい判断をする時間や空間が、部活動に必要なのです。そのような経験の積み重ねによって、部活動が子どもの居場所になると同時に、自分たちの意見や意思を表明する力が身につくようになるのでしょう。

このような部活動における子どもの権利の保障と、教師の労働条件の改善に見られる大人の権利の保障は、とも

に学校の福祉を整備・充実させる意義があります。そのため、本来は関連づけて議論する必要があるのですが、現状の人員や予算は変えられない（増やせない）という前提に立ったり、それらの削減を前提にしたりすると、大人と子どもの権利を総合的に議論できなくなってしまいます。現状の部活動の地域移行の議論も、そのような前提で始まっており、教師の労働条件の改善や、子どもの文化活動の充実にはつながっていません。学校の教育活動は、生活や福祉を基盤にして営まれるのですから、あらためて部活動も、予算措置の伴った教師と子どもの福祉政策の観点から考える必要があるのです。

部活動の教育的意義

部活動は、福祉としての意味を持つと同時に、教育的な意義も有しています。

まず、教育課程における学習や経験を深める意義があります。例えば、保健体育の授業ではトレーニングの方法や、安全確保の方法を学んでいるので、それらの学習と関連づけて部活動のトレーニングメニューを考えたり、安全な環境づくりに活かしたりすることが可能です。このようにして、教育課程の学

びが部活動で活かされるのです。

また、部活動の取り組みが、教育課程の学びに活かされることもあります。例えば、現在、体育の授業で学習しているスポーツは、そもそも課外活動・部活動において取り組まれていました。一部の生徒が参加する課外の部活動で、スポーツのもつ教育的な意義が確認され、後にすべての生徒が学ぶ体育授業の内容として組み込まれていったのです。このように課外活動の内容が教育課程に組み込まれていくことを、教育課程化（カリキュラリゼーション）と言います。今日においても、部活動の自治集団活動の原理や考え方が、授業、行事、総合的な学習・探究の時間などに活かされており、教育課程化（カリキュラリゼーション）は現在も進行中の教育運動でもあります。そのため、課外活動や部活動がなくなってしまうと、新しい教育内容を取り入れる入口を失ってしまい、教育課程化（カリキュラリゼーション）の歴史や運動も途絶えてしまうことになりかねません。

このような実態や歴史をふまえれば、部活動は学校に不可欠な活動だと言えるでしょう。教育課程があっての課外活動・部活動ですから、「おまけ」や「あそび」のように捉えられがちですが、「おまけ」や「あそび」があるからこそ、教育課程の学びが十全に機能するのです。車のハンドルやブレーキが「あそび」によって有効に機能するのと同じです。ですから、教師と子どもに課外活動・部活動に関われるような「ゆとり」と「時間」を設けることが大切であり、お金をかけてそのような環境を整備していく必要があるのです。

部活動の国際的な評価

部活動は、国際的にはどのように評価されているのでしょうか。以下では、OECDの報告書『Reviews of National Policies for Education Education Policy in Japan BUILDING BRIDGES TOWARDS 2030』を読み解いてい

ましょう。この報告書では、日本の教育・教師が以下のように注目されています。

「教師の役割が常に教室の枠内や指導の提供のみに留まらないという意味において、日本は他の国々よりも大きな利点がある。日本の生徒が概して恵まれている点は、教師であると同時に生徒の生活や将来を親身に気にかけ、自らが何者であるか理解する手助けをし、情熱を向ける対象と自身の強みを発揮できる場を見出してくれる、師といえる人物に出会えることにある」（9頁）

この記述にあるように、「教室内の指導に止まらない」点に日本の教育の特徴が見出されています。ここに、部活動や特別活動などが含まれるのは言うまでもないでしょう。実際に以下のようにも述べられています。

「OECDの視察団は、日本の学校教育が学問的な内容に限定されない、全人的アプローチをとっており、子どもが幅広い活動に参加している様子を確認した。これを可能ならしめているのが、生徒による給食配膳や協働での校内清掃など、他のOECD加盟国には見られない実践活動に従事している点である。こうした活動は生徒の間に、学校の質や教育全体に対する責任の共有を培っている。加えて、学校では学業、スポーツ、音楽など、様々な課外活動が行われている。こうした課外活動は、生徒にとっては学校で過ごす日数が長くなることにつながるが、これら課外活動への参加は、従来の学問以上に得るものがあるだけでなく、２１世紀型スキルの育成にとってますます必要とされてくる価値観やコンピテンシーを培う場としての学校づくりへと通じている。」（111頁）

この記述を見れば、OECDが部活動などを含めた課外活動を「日本の強み」として理解していることがわかるでしょう。さらに、それらの場で取り組まれている、子どもたちの自主的・自治的な活動に注目しています。

「他国の教育システムが、子どもの発育側面の二点ないし三点しか注力できていないところ、日本の教育モデルは『全人的な教育』のコンセプト（認知的、社会的、情緒的、かつ身体的発育）を中心に据えている。これを可能ならしめているのが、日本のカリキュラムに取り入れられている『特活』という概念であり、感情知性を育むことをめざした教育の非認知の側面を包含している。特に、特活は学校と教室を『社会』として捉える教育活動である。集団活動を通じて、子どもたちの自主性と実践力を養い、より良い集団生活を築き個性を育むことを目的としている。特活の鍵となる原則は、子どもの自発的な活動や自主性、他の子どもとの協働学習、そして実践による学びである。」（53頁）

この記述にあるように、日本の特別活動で重視されてきた「子どもの自発的な活動や自主性、他の子どもとの協働学習、そして実践による学び」を評価しています。

そのため、このような「日本の強み」をふまえて、教師の労働環境を整備することを求めています。

「その代償はこれまで、教師たちの非常識なまでに長い勤務時間と重い責任で賄われていた。学校組織改変の目的は、教師の負担を軽減するとともに、生徒たちへ、さらなる利益をもたらすことにある。しかし、よりテイラーイズム（工場管理）的色彩のつよい業務組織へと移行するなかにあって、日本の伝統的な強みを損なうことのないよう配慮が必要である。」（9頁）

このような国際的な評価をふまえれば、私たちに求められているのは部活動という「日本の強み」を継承・発展させることであり、そのために教師の労働環境の整備と子どもの権利保障を、両立させることにあると言えるでしょう。

部活動の語り方

最後に、これまで指摘してきたことをふまえて、部活動の環境整備に向けた課題を述べておきたいと思います。

まず、①教師（大人）の権利と子どもの権利を切り離さないことです。教師の劣悪な労働環境も、子どもの脆弱な文化活動の環境も、問題の根は同じであり、これまで学校の福祉が軽視され、お金をかけてこなかった点にあります。

そのため、②「子どもの文化活動や学校福祉の整備・保障にはお金がかかる」という前提で議論をすることが大切です。当然のことながら、この条件整備には教師の定数や手当、サポートスタッフを増やすことも含まれます。

次に、③「学校か地域か」という二項対立的な議論をしないことです。文化・スポーツ活動は、スポーツ基本法や文化芸術基本法でも示されているように、私たちに与えられた権利であり、条件整備の責任は国にあります。そのため「学校か地域か」ではなく「学校でも地域でも」子どもが文化活動に取り組めるようにすることが大切なのです。

そして、そのような条件整備を進める際に、④子どもを議論に加える必要があります。このことは、単に子どもにアンケートを実施するということに止まりません。日頃の部活動の運営から、子どもの意見表明や自治を尊重し、部活動に関わる思いや願いを育んでおくことが大切です。

最後に、⑤未来志向で議論することも忘れてはいけません。近年、部活動は「ヤミ部活」や「ブラック部活」のように、「問題」として語られることが多くなりました。そのような議論は、当事者の子どもにどのように映っているでしょうか。子どもは社会の「宝」であり、社会を切り開いていく可能性の「塊」です。そのため、部活動のあり方を考えることは、これからの社会のあり方を展望することと密接に関係します。私たちは、子どもの部活動を通して、これからの社会や福祉について、豊かに語る必要があるのではないでしょうか。

子どもの "からだと心" が教えてくれている気候変動問題
——「経済発展神話」を克服し、真の "豊かさ"、"しあわせ" の実現を！

野井真吾・日本体育大学 教授

生態学的システム理論に学ぶ

そもそも、人の健康にはそれぞれの時代や社会情勢が反映します。もちろん、時代背景や社会情勢がもたらす健康被害は子どもに限ったことではありません。ただ、その影響を大きく受けるのが子ども、障がい者、高齢者等といった生理的弱者というのも事実です。実際、子どもの健康が子どもを取り巻く社会に影響されていることは、古くから指摘されてきました。

例えば、Bronfenbrenner（1979）による生態学的システム理論によると、人間の発達は個人と環境との相互作用によって形成されます。具体的には、個人（Individual）の発達は、その子どもを取り巻く親や教師や友人等といった人々（Microsystem）の影響を受けるとともに、それらの人々は地域の環境や資源、ルール等（Exsosystem）、さらには文化や法律、イデオロギー等（Macrosystem）の影響を受けます。

また、国連子どもの権利委員会（Committee on the Rights of the Child：以下、「CRC」と略す）による「到達可能な最高水準の健康を享受する子どもの権利（第24条）についての一般所見No.15」（CRC、2013）においても、「委員会は、子どもの健康権を実現するためには、個人的要因（年齢、性別、学業成績、社会経済的地位および居住地等）、家族、同世代の子ども、教師およびサービス提供者からなる直近の環境で作用している決定要因（とくに、直近の環境の一環として子どもの生命および生存を脅かす暴力）ならびに構造的決定要因（政策、行政機構および行政制度、社会的・文化的価値観および規範を含む）を含む、多くの決定要因を考慮しなければ

ならないことを認識する」とされています。

戦後日本における子どもの健康課題

これらの指摘が単なる空論でないことは、歴史がそれを物語っています。

戦後日本における子どもの健康課題は、劣悪な衛生状態による感染症や寄生虫病、あるいは食糧難の栄養不足による虚弱児や脚気等といった問題にはじまりました。その後は、1960年代の高度経済成長期に国民生活がみるみる便利で快適なものに変貌していきました。テレビ、洗濯機、冷蔵庫が家電製品の「三種の神器」と呼ばれていた時代です。また、1964年の東京オリンピック開催も追い風となって、大規模なインフラ整備も一気に進みました。そのような中、子どもの健康課題という点では「公害病」が噴出しはじめます。加えて、「むし歯」、「視力不良」、「アレルギー」等といった問題、あるいは保育・教育現場からは「背中ぐにゃ」や「朝からあくび」、「すぐ"疲れた"という」、「朝礼でバタン」等々、いわゆる「からだのおかしさ」も指摘されはじめました。「からだのおかしさ散見期」です。

さらに、高度経済成長期が終焉を迎え、安定経済成長期に移行した1970年代を経て、その低成長期を脱却、バブル期の到来を迎えた1980年代後半頃になると、多くの国民が一層便利で快適な生活を手に入れました。すると、保育・教育現場といった一部の専門家だけでなく、誰もが子どもの「からだのおかしさ」を実感するようになっていきました。「からだのおかしさ顕在期、拡大期」です。

以降1990年代には、バブル期が崩壊し、経済の停滞期が続きました。いわゆ

る「失われた10年」と称される時期です。すると、多くの国民の間に不安や悩みが国民に広がり、子どもにおいてもいわゆる「心」の身体的基盤とも言える前頭葉機能の異変で確認される「人間的危機」の様相が確認されはじめます。さらに、2000年代になると、アメリカでの同時多発テロやリーマンショック後の世界同時不況の発生が世界中に伝播しました。すると、日本でも深刻な不況に陥って、貧困問題が顕在化しはじめ、生命維持やからだの調子と関連が深い自律神経機能、体温調節機能、睡眠・覚醒機能等の異変で確認できる「動物（ヒト）的危機」の様相を呈することになります。そして、2010年代以降の現在は気候変動による地球の温暖化、沸騰化が社会問題となり、人類の進化を演出してきた惑星そのものの危機、すなわち「地球的危機」という事態にまで達してしまっているようにさえ思うのです。

このような事態は、紛れもなく人類史上初の危機であるとともに、特に、近年の健康課題は気候変動問題が色濃く反映した結果であることを自覚せざるを得ない様相を呈しています。今年（2023年）8月、CRCが「子どもの権利と環境に関する一般所見No.26：特に気候変動に焦点を当てて」（CRC、2023）の公表に至ったのもそのためと言えます。また、人、家畜、野生動物の別を問わず、すべての動物の健康と環境は、生態系システムの中で相互に、しかも密接につながっているという「ワン・ヘルス」や人間による地球環境の破壊行為が人間の健康だけでなく、地球上のすべての生命に影響するという「プラネタリー・ヘルス」の考え方が叫ばれている所以でもあります。

気候変動によるわかりやすい健康被害

ところで、気候変動による子どもの健康へのわかりやすい問題に、「熱中症」や「新型コロナウイルス感染症（以下、「コロナ」と略す）」があります。

例えば、日本における平均気温偏差の変化は、日本の平均気温が年々上昇している様子を確認させます（P.149）。つまり、日本においても、例外なく温暖化の傾向が窺えるというわけです。当然といえば当然です。そうなると「熱中症」が心配になりますが、夏期期間中の熱中症による子どもの救急搬送件数は、年々増加傾向にある様子を確認することもできます（P.112）。これらの事実は、子どもの体温調節機能の低下とともに、温暖化、沸騰化による影響と解釈することができるでしょう。

さらに、「コロナ」ということでも、WHOは動物起源と断定し、コウモリ由来のウイルスがセンザンコウやジャコウネコ等といった野生動物を介して人に感染したと推測しています。つまり、野生動物からの感染拡大というわけです。

ただ、そういったウイルスの誕生の背景をさらに遡ってみると、当然、気候変動の原因である自然破壊によって生息域を追いやられた野生動物が餌を求めて人間の生息域に近づいたり、食料として利用することで、人間と動物が接触したりすることにより、新たな「人獣共通感染症」が生まれたことがあります。また、そもそも自然破壊による大きなストレスを抱える動物は感染しやすい状態になっているとも言います。

加えて最近では、新型インフルエンザ等といった新興感染症の発生だったり、豪雨、竜巻、山火事等々が毎年のようにいのちを脅かしたり、旧来の感染症が季節を問わず一年中発生していたりといった問題も発生しています。これらも、人間による自然環境破壊やそれに伴う気候変動の問題と無関係とは言えませんし、異常気象と地震との関連さえ指摘されて

います。

気候変動による気づかれにくい健康被害

さらに、気候変動や自然環境破壊による子どもの健康への影響は、わかりやすいそれらの問題だけに止まりません。

例えば、感染症の発生は、子どもを取り巻く現場での手洗い、うがい、手指消毒、マスク着用、アルコール消毒等といった対応を余儀なくさせます。熱中症の発生も同じです。水分補給や冷房完備といった対応を余儀なくさせます。もちろん、それらの対応は必要です。それらを否定するつもりはありません。

ただ本来は、それらの対応と同じくらい十分な睡眠をとったり、しっかり遊び込んだり、心の底から笑ったり、しっかりと太陽の光を浴びたりというように、自律神経機能、ホルモン機能、免疫機能の調子を整え、それらの身体機能の育ちを保障するような対応も必要なはずです。つまり、「生存」、「保護」とともに、「発達」も保障するような取り組みです。

ところが日本では、それが難しい状況があります。例えば、塾や習いごとで多忙な毎日を送っている子どもたちの姿、格差と貧困の中でインスタント食品を手にゲームをする子どもの姿は、そのことをわかりやすく教えてくれています。また、眠りたくても眠れない、遊びたくても遊べない新自由主義の潮流の中では、それらが許されない状況もあります。そればかりか、幼い頃から友だちと競争することを強いられ、失敗をすれば自己責任が問われ、将来さえ見通せない現状さえあります。CRCから示された「日本政府第4・5回統合報告書に関する最終所見」（Committee on the Rights of the Child、2019）において、「20.本委員会は、（中略）以下のことを要請する。(a) 社会の競争的な性格により子ども時代と発達が害されることなく、子どもがその子ども時代を享受することを確保するための措置を取ること」が勧告される根拠です。また、このような勧告が指摘され

ている締約国は、世界広しといえども、日本だけであることさえ確認されています（野井、2021）。これが国際社会の常識です。私たちの社会が国際社会から突きつけられた課題です。

このような中、昨今は子どもたちの健康権、発達権が一層侵害されています。2023年度は、歴史的な猛暑となりました。そのため、熱中症アラートの発令により、多くの学校で休み時間の外遊びが自粛されました。水中での熱中症も心配されて水泳の授業も自粛されました。このような活動自粛は、リスク管理という点では大切です。ただ、そのような日が続くことは子どもたちの発達権を侵害しているという認識がどれくらい浸透しているでしょうか。

例えば、都内のある小学校では、暑さ指数（WBGT）が31℃以上のとき、あるいはWBGTが30℃台であっても、熱中症アラートが発出されていたり、気温が35℃以上に達していたりする場合は、熱中症予防のために外遊びを中止しています。この小学校における6月29日〜9月29日の期間の保健日誌を見てみると、雨天や午前授業日を除く59回の中休み、昼休みの内、17回（28.8％）の休み時間で外遊びが中止されていました。なかでも、夏休み前後の期間（7月10日〜9月8日）は、そのような規制が頻繁に行われている様子も確認できました（25回中14回：56.0％）。もちろん、先生方も外で遊ばせてあげたいと思っています。ただ、子どもたちを確実に守り、育てるためにはそれができない状況があるというわけです。

周知のとおり、コロナ禍による自粛生活はずいぶん落ち着きました。でも、このような状況を見る限り、子どもたちの自粛生活は依然として続いているのです。正に、一難去ってまた一難です。

つまり、従来から「子ども時代の喪失」という言葉で指摘されてきた問題がいつまでも改善されず、未だに残存している日本では、気候変動の問題が子どもの「からだのおかしさ」の問題を一層増幅させ

45

ているとともに、生来の身体機能を十分に発達させることがこれまで以上に困難な時代になっているとも言えるのです。

このように、気候変動問題は子どもの健康権と発達権を脅かしています。正に、「待ったなし」の状況と言えるでしょう。グレタ・トゥーンベリさん（スウェーデン・環境活動家）が、私たちおとなたちに「あたかも家が燃えているかのように振舞ってほしい」と訴えるのもうなずけます。

私たちおとなや社会は、子どもたちの未来を奪ってしまっているとも言えるのです。

気候変動と「経済発展神話」

地球は46億年前に誕生しました。そして、その岩石層に残された生物の化石等に基づいて、それぞれの地質時代が区分されてきました。

近年、この地質時代が新しい時代に突入していたのではないか、との議論が盛んに行われています。人類の活動の痕跡が地表を覆い尽くしたということで「人新世（Anthropocene）」と呼ばれる新しい地質時代に突入したのではないか、という議論です。確かに、都市部はビルや建物、道路や線路、山間部もダム、鉄塔、送電線で覆われていますし、海底に目を転じても、コンクリートやプラスチックゴミ等を確認することができます。地球の表面に新しい時代の痕跡が認められているというのも納得です。

このような地球への無秩序で際限のない攻撃は、地球の地質や生態系に変化を及ぼし、人類の健康にも影響を及ぼします。前述の自然災害やコロナ等は、地球からの逆襲といえるでしょう。それらが、地球温暖化どころか「沸騰化」を招いていることに疑う余地はありません。

一方で、私たちは「経済発展の先に"豊かさ"や"しあわせ"がみえてくる」と何の疑いもなく思い込んでいました。信じてもきました。その結果、確かに便利で快適な生活を手中に収めることができました。でも、"豊かさ"や"しあわせ"はどうでしょうか。

むしろ、子どもの"からだと心"の危機、"地球"の危機を招いたのは、"豊かさ"や"しあわせ"をもたらすと信じて疑わなかった経済活動そのものだったとも言えないでしょうか。つまり、経済発展の先の"豊かさ"、"しあわせ"は神話だったのです。「経済発展神話」です。

そのうえ、それぞれの時代の経済活動は、子どもが推し進めてきたわけではありません。時々のおとなが推し進めてきたものばかりです。このことからも、子どもの"からだと心"や"地球"そのものの危機といった問題の原因は、子どもたちではなく私たちおとなにあったと言えるのです。

にもかかわらず、コロナ禍では、学校が休校になっても、修学旅行に行けなくても、運動会が中止になっても、黙食を求められても、部活動ができなくても、子どもたちは口をつぐみ、文句も言わずに、3密を避け、マスクをつけ、手洗い、うがいを続けてきました。自粛生活に耐えてきました。

おとなや社会に不信感を抱く子どもたちがいるのも当然です。「いい加減にしろ」というのが、子どもたちの言い分なのかもしれません。

いまこそ、「ホモ・サピエンス」であれ！

「ホモ・サピエンス（Homo sapiens）」というラテン語は、「賢い人」という意味を持つそうです。いまこそ、その真価が問われています。いまこそ、子どもたちが自らの"からだと心"を犠牲にして発してくれているSOSをこれまで以上に直視する必要があります。その際、子どもの"からだと心"がその時々に教えてくれている危機に目を向け、間違った方向への歩みを止めて、真摯に反省するとともに、正しい方向に舵を切るべきです。

その意味でも、CRCにより示された「子ども時代」の確実な保障が勧告されたことの意義は小さくありません。私たちの社会は、国際社会から突きつけられたこ

の課題に真正面から向き合い、いつの時代のどの地域の子どもたちも当たり前のように保障されてきた「子ども時代」を、コロナ時代を生きる子どもたちにプレゼントする必要があると思うのです。

一方で、「子どもは社会を映す鏡」とも言います。考えてみれば、自殺も、いじめも、暴力も、不登校も、子ども社会に限った問題ではありません。おとな社会にも存在する問題ばかりです。だとすると、その原因も共通している可能性が否定できません。

つまり、気候変動問題が提示してくれている新自由主義による果てしない「経済発展神話」を克服することは、子どもの"からだと心"の問題解決だけに止まらず、おとなも含めた人類全体の真の"豊かさ"や"しあわせ"を保障することにつながる可能性を秘めているとも思うのです。

［文献］
1) Bronfenbrenner U (1977) Toward an experimental ecology of human development. American Psychologist, 32, 513–531.
2) Committee on the Rights of the Child (2013) General comment No.15 (2013) on the right of the child to the enjoyment of the highest attainable standard of health (art.24), https://www.refworld.org/docid/51ef9e134.html（2023年9月30日アクセス）.
3) Committee on the Rights of the Child (2019) Concluding observations on the combined fourth and fifth periodic reports of Japan、https://tbinternet.ohchr.org/_layouts/15/treatybodyexternal/Download.aspx?symbolno=CRC%2fC%2fJPN%2fCO%2f4-5&Lang=en（2023年9月30日アクセス）.
4) Committee on the Rights of the Child (2023) General comment No.26 (2023) on children's rights and the environment, with a special focus on climate change, https://www.unicef.or.jp/jcu-cms/media-contents/2023/08/G2311760.pdf（2023年9月30日アクセス）.
5) 野井真吾（2021）国連子どもの権利委員会の「最終所見」にみる日本の子どもの健康課題の特徴－"競争的な社会"における子どもの状況に着目して－, 日本教育保健学会年報、28、3-15.

“気候危機の時代”を“希望の時代”に変える子どもたちの声

川口真実・公益社団法人セーブ・ザ・チルドレン・ジャパン　アドボカシー部

気候危機に対する子どもたちの切実な声

「僕は今、自動車や火力発電、その他の工業などによる、化石燃料の燃焼などによる二酸化炭素の排出によって加速してしまう地球温暖化の問題について不安を抱いています。僕たちの年代が大人になった時には、より悪化しているかもしれないとよく考えます」（東京都、13歳、男性）（**図1**）

「気候変動により（中略）平均気温が上がると自殺率もアップすると聞いてとてもおそろしいなと思いました。毎年35℃以上の猛暑日が続き、熱中症など暑さによる体調不良が心配です。土砂災害台風の強度の増加による高潮、災害などが起きやすくなってしまうかもなのでとても不安です」（長野県、14歳、女性）

これらは、国内外の気候の変化や自然災害を目の当たりにし、未来の世界に不安を感じ、早急な対策を求める子どもたちの切実な声です。2023年７月、世界各地で異常な熱波が発生し、国連事務総長は「地球が沸騰する時代」と危機感をあらわにしました。観測史上最も暑い日となり[1]、南極の海氷が記録的な低水準となったこの月[2]、世界では約1,120万人の子どもたちが新しく誕生しています[3]。しかし、今を生きる子どもや若者は、「汚れた環境と汚染のせいで、幸せに暮らせない」、「私たちの自由、生活の自由、健康を要求します。私たちは、みなさん〔大人〕が小さかったころのようには〔生活を〕楽しめないんです」、「大人たち！環境破壊の本当の被害者は、私たち子どもです」[4]と、感じています。行動を加速化しなければ、今を生きる子どもたちにとっての日常は、彼らの両親や祖父母が慣れ親しんできた日常とは、大きく異なるものになり、子どもたちの権利やニーズ、健康、安全が満たされる未来は、ますます遠のいてしまいます。

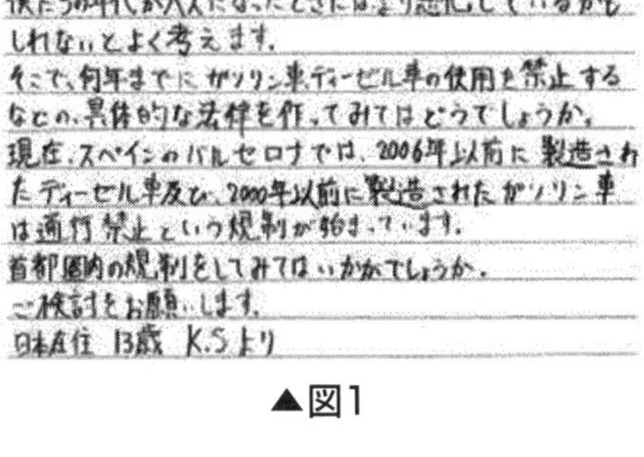
僕は今、自動車や火力発電、その他の工業などによる、化石燃料の燃焼などによる二酸化炭素の排出によって加速してしまう地球温暖化の問題について不安を抱いています。
僕たちの年代が大人になったときにはより悪化しているかもしれないとよく考えます。
そこで、何年までにガソリン車、ディーゼル車の使用を禁止するなどの、具体的な法律を作ってみてはどうでしょうか。
現在、スペインのバルセロナでは、2006年以前に製造されたディーゼル車及び、2000年以前に製造されたガソリン車は通行禁止という規制が始まっています。
首都圏内の規制をしてみてはいかがでしょうか。
ご検討をお願いします。
日本在住　13歳　K.Sより

▲図1

日本の総人口に対する15歳未満の割合は、2022年に11.6％と過去最低となり[5]、子どもたちはますますマイノリティとなっています。今、気候変動の要因を生み出した大人たちに求められていることは、彼らの声を聴くこと、そしてそれらを社会の仕組みや政策や施策に反映し、子どもたちが未来への希望を持てる社会を形づくることだと考えます。しかし、彼らの声の社会の仕組みへの反映には、未ださまざまな課題が残ります。

子どもや若者の声は、社会に届いているのか

子どもの権利条約12条では、聴かれる権利（意見表明権）が定められており、「すべての子どもは、自分に影響を与えることについて、自分の意見を表し、その意見が重視される権利がある」とされています。これは、自分に関わるあらゆることについて情報を得て、子ども自身がきちんと自分の意見を言うことができ、またその意見が正当に重視されることを指します[6]。

世界では、グレタ・トゥーンベリ氏をはじめとし、多くの子どもたちが気候変動対策を求めるアクションを起こし、化石燃料の使用などに関する政策変化につながっています。また、2022年に、「清潔で健康的かつ持続可能な環境」が国連総会決議で普遍的人権として認められたこと[7]を受け、2023年７月米国モンタナ州で16人の５歳から22歳の子どもたちが原告となり石炭火力発電の推進に対し訴訟を起こした結果、勝訴するにいたりました[8]。

日本でも、これまで、日本若者協議会、持続可能な社会に向けたジャパンユースプラットフォーム（JYPS）、Climate Youth Japanなどのユース団体が、気候変動に対するアクションを起こし、国際会議の場、また国内の国会議員や省庁関係者に向けたアドボカシー（政策提言）活動を行い、自分たちの未来を守るためのアクションを起こしてきました[9]。

一方、セーブ・ザ・チルドレンがブリュッセル大学と共に、2022年に発表した報告書[10]では、特に国際社会において、気候危機の影響を最も受けるとされる障害のある子どもや、人種・性別・出自などを理由に差別を受ける子どもたち、また貧困や紛争などから逃れるために移動を強いられる子どもたちの声が、社会的に聴かれることはほとんどないとしています。国内においても、2019年に実施された世界９カ国の若者（17～19歳）を対象とした意識調査[11]で、「自分で国や社会を変えられると思う」と回答した日本の若者が18.3％、「自分は責任がある社会の一員だと思う」と回答した若者が44.8％で、それぞれ９カ国中最下位の結果となりました。このような状況から、「すべての子どもたち」が、自分たちの声や行動が社会に変化を及ぼすことを認識しているわけではなく、特に困難な状況にある子どもたちは、声をあげることもできない環境があることが見えてきます。

「世代を超えた希望」をテーマとした、セーブ・ザ・チルドレンの取り組み

セーブ・ザ・チルドレンは、2022年より、気候変動と不平等をテーマとしたキャンペーン「ジェネレーション・ホープ」をグローバルに展開しています[12]。このキャンペーンは、気候危機が、格差や子どもの基本的権利の侵害という幅広

い問題と密接に関連し、悪化する気候変動の影響を最も受けるのは、低・中所得国の子どもたちや、紛争影響下の子どもや移動を強いられている子ども、また性別や障害、出自によって差別されている子どもたちであることを課題として、それらに対し子どもたちが声をあげ、彼らと共に解決していくことを目的としています。

困難な状況にある子どもたちが最も気候変動や不平等の影響を受けるという点については、国外のみに当てはまるものではなく、日本国内でも貧困問題に直面している子どもたちが、物価や電気代の高騰などを理由に、健康被害を含め今後ますます困難な状況に直面していくことが考えられます。

セーブ・ザ・チルドレン・ジャパンは、キャンペーン活動の一環として、気候変動と不平等の問題がひと続きのものであること、またそれらによる子どもたちへの影響、一方でそれらの問題には解決策があることを、中学生を中心とした日本の子どもたちに伝えてきました。さらに、2023年7月から8月にかけて、世界や日本のリーダーに向け、気候変動と不平等に関して取り組んでほしいことや、自分の気持ちを手紙やイラストで表現するという活動を行いました。これらの手紙やイラストは、セーブ・ザ・チルドレンが、他の国の子どもたちのメッセージと共に、国連SDGサミットや、第28回気候変動枠組条約締約国会議（COP28）の機会に、日本を含む世界のリーダーたちに届けられ、子どもたちの声による社会的影響を大きくすることにつながっています。

日本の子どもや若者にあった声のあげ方とは

冒頭で紹介した子どもたちのメッセージは、今回のキャンペーンを通して集められた子どもたちの声です。

現在、小中学校の新学習指導要領には、持続可能な社会の創り手となることが期待される児童（生徒）に対し、各課程における教育活動の充実を図ることが示され、SDGs（持続可能な開発目標）についての学習がさまざまな形で実施されています[13]。生徒全員に共通する課題

として、環境に関する課題（SDGsの目標13・14・15）に取り組む学校も多く、今回のキャンペーンへの参加を求めたところ、学校での学習も通して考えてきた気候変動を解決する方法や、世界のリーダーたちに訴えたいことなど、さまざまなメッセージが寄せられました。

「こういった問題をうけ世界の国々は環境問題を改善しようと動いています。その中で、日本は世界的にあまり環境問題改善に積極的でないと評価されています。しかし日本は先進国という立場の国でもあるので今後このような様々な問題に対して、世界の中心として活動する責任が僕はあると思います。ぜひ環境問題改善に力を尽くしてください」（東京都、中学3年生、男性）（図2）

「問題解決のための資金を増やす方法としては、国際的な援助や寄付の増加、国内の予算配分の見直し、私部門（*民間セクター）の関与などが挙げられます。また、その使い道として、教育の充実、医療の普及、持続可能なエネルギーへの転換、貧困層支援、地域開発などがあります。重要な点としては、資金の増やし方やその使い道において、透明性の確保、地域のニーズに応じて柔軟に対応することなどがあります」（東京都、14歳、女性）（*部分筆者補足）

2022年に、セーブ・ザ・チルドレンが、15〜18歳の子どもを対象に行ったアンケート調査[14]では、「気候危機や経済的不平等の課題について、あなたはすでに何か行動していますか？」という質問に対して、「はい（すでに行動をしている）」と回答した子どもは15％と決して多くはありませんでした。しかし、「いいえ、でも始めてみたいです」と回答した子どもが約4割（38％）にのぼり、何かしらの行動を起こしたいと考える子どもが一定数いることがわかっています。

日本の子どもたちは、諸外国の子どもたちと比べ、いわゆるアクティビストと言われる目に見える形でのアクションを起こすケースは少ないかもしれません。しかし、事前に意見の伝え方やテーマに関する学習のプロセスがあり、匿名性が

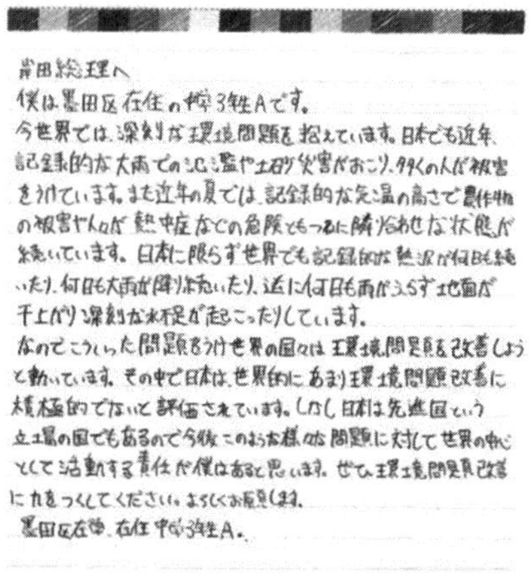

▲図2

担保された状態であれば、意見を言いやすいということが明らかになっています[15]（図3）。

今後、学校や学外の活動で学んだことを、自分の顔や名前が特定されない形でも意見を表明できる機会を増やし、意見を聴く側が彼らの声をどのように活かしていくのか、またそれによってどのような変化が起きたのかを子どもたちにわかりやすい形で説明していくことで、より多くの子どもたちの率直な意見を聴き取れる可能性が見えてきます。

子どもたちの声に関連する国内外のポジティブな動き

2023年4月より、こども家庭庁は「こども若者★いけんぷらす」[16]の取り組みを推進し、政策を決定するプロセスに子どもや若者が主体的に参画する機会や場を創出することや、政府が、子ども・若者の意見を踏まえ、制度や政策をより良くすることなどを目指しています。同じく2023年4月より施行されている「子ども基本法」[17]の第3条（基本理念）において、子どもの意見表明や社会活動への参画の機会の確保などが示されました。また、第11条には、「こども施策に対するこども等の意見の反映」についてまとめられています。今後、日本国内で、子どもや若者の意見を積極的に聴き、自治体レベル、または国政レベルで彼らの声が取り入れられていくことが期待されます。

また、国際的な気候変動への取り組みについても、大きな前進がありました。2023年8月に、国連・子どもの権利委員会が一般的意見26号「とくに気候変動

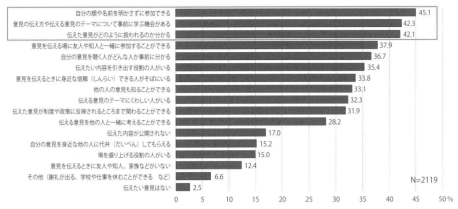

項目	%
自分の顔や名前を明かさずに参加できる	45.1
意見の伝え方や伝える意見のテーマについて事前に学ぶ機会がある	42.3
伝えた意見がどのように扱われるのか分かる	42.1
意見を伝える場に友人や知人と一緒に参加することができる	37.9
自分の意見を聴く人がどんな人か事前に分かる	36.7
伝えたい内容を引き出す役割の人がいる	35.4
意見を伝えるときに身近な信頼（しんらい）できる人がそばにいる	33.8
他の人の意見も知ることができる	33.1
伝える意見のテーマにくわしい人がいる	32.3
伝えた意見が制度や政策に反映されるところまで関わることができる	31.9
伝える意見を他の人と一緒に考えることができる	28.2
伝えた内容が公開されない	17.0
自分の意見を身近な他の人に代弁（だいべん）してもらえる	15.2
場を盛り上げる役割の人がいる	15.0
意見を伝えるときに友人や知人、家族などがいない	12.4
その他（謝礼が出る、学校や仕事を休むことができる　など）	6.6
伝えたい意見はない	2.5

N=2119

▲図3：子ども・若者の意見：国や自治体に対して意見を伝えやすくなるための工夫やルール[15]

に焦点を当てた子どもの権利と環境」を公開しました[18]。この背景には、2016年に開催された一般的討議や、そのほかのヒアリング、協議プロセスがあり、121ヶ国の子どもたちの、16,331件にのぼる声がこの動きを主導したとされています。「清潔で健康的かつ持続可能な環境」で生きていくことは、今の、そして未来の子どもたちの権利であり、子どもたちの、生きる権利、成長・発達する権利、教育を受ける権利、遊びや余暇を享受する権利、暴力から守られる権利など、さまざまな権利を保障する際の礎になっていくと考えられます。

セーブ・ザ・チルドレンは、このようなポジティブな変化が起きていることを子どもたちに届け、彼らが積極的に意見を発信していけるような環境づくり、またそれらを政策に届ける活動に引き続き取り組みます。

子どもたちの声を社会の仕組みに反映させるために

最後に、気候変動に関連し、どのように子どもたちの声を社会の仕組みに反映していけるとよいかをご紹介いたします。

子どもたちの「声」や提言内容を、実際の政策や施策、仕組みに反映するために、国レベル、または地域レベルで政策決定に関わる大人たちは、短期的な国益のみならず長期的な地球益を重視する必要があり、特に子どもを含む脆弱性の高い国・地域や人々を優先した政策を考えていくことが必要です。

また、子どもや若者を、社会を構成する重要なステークホルダーだと認識し、意義ある形で社会の活動に参加できるようにするためには、彼らの生活に関連することについて、学齢や特別なニーズなどに対応した形で情報提供をすることが必要です。意見形成にあたっては、事前に説明会やワークショップを行ったり、安心安全だと思える環境の中で自分の気持ちを言語化していくといったプロセスも、彼らの率直な「声」を引き出すために重要な役割を果たします。実際の「声」の収集においては、匿名性の担保や、子どもや若者がアクセスしやすいツールを使用するなど、子どもや若者の視点に立った意見聴取の仕組みや方法の検討が求められています。さらに、聴き取った声をどのように使用するかの事前説明や結果としてそれらの「声」がどのようなインパクトをもたらしたのかについて説明を行っていくことも「声」を聴く側に求められています。意味のある、倫理的な子どもの参加のための要件については、セーブ・ザ・チルドレンによる『子ども参加のための9つの基本的要件』[19] もご参照ください。

今後、気候変動や深刻化する貧困などの経済的不平等に対して、国際社会、行政や自治体、国会議員・地方議員などの政策決定者などの大人、また民間企業や個人一人ひとりの大人は早急な取り組みをしていかなければなりません。現状、多くの子どもたちが、日本政府や国会議員といった大人たちの「行動は不十分で、もっと行動をとるべき」だと考えています[14]。

バングラデシュのディーヤさん（16歳、女性）は、こう言います。「どうか私たちの声を聴き、私たちの声にいっそう重きをおいてください。私たちは、問題解決の一助となることを約束します。」[10] この言葉を具現化していくための大人たちの行動が、今問われています。

[引用・参考文献]
1) Copernicus Climate Change Service/ World Meteorological Organisation July 2023 is set to be the hottest month on record ¦ World Meteorological Organization (wmo.int)
2) Arctic Sea Ice News and Analysis ¦ Sea ice data updated daily with one-day lag (nsidc.org)
3) Calculation made using UN data on projected annual global birth rates (133.99 million) and dividing by 12 Births per year (ourworldindata.org)
4) 平野裕二, 国連・子どもの権利委員会・一般的意見26号：とくに気候変動に焦点を当てた子どもの権利と環境, 2022 https://w.atwiki.jp/childrights/pages/337.html
5) https://www.stat.go.jp/data/jinsui/new.htm、総務省統計局人口推計（令和4年10月確定値,令和5年3月概算値）（2023年3月20日公表）
6) セーブ・ザ・チルドレン, 「おやこのミカタ」, 2023 https://www.savechildren.or.jp/oyakonomikata/kodomo-no-kenri/crc.html
7) 国際連合広報センター, クリーンで健康な環境へのアクセスは普遍的人権である、と国連総会が宣言, 2022年 https://www.unic.or.jp/news_press/features_backgrounders/46057/
8) 気候ネットワーク,【プレスリリース】8月14日、米国・モンタナ州：16人の若者気候訴訟で米国初の勝訴判決-モンタナ州の石炭政策は子どもたちの憲法上の権利を侵害！, 2023年 https://www.kikonet.org/press-release/2023-8-17/montana-climate-case
9) 日本版気候若者会議, 2023, https://youthclimateconference.jp/
10) セーブ・ザ・チルドレン,【気候危機】子どもたちが直面する気候変動問題－森林火災・洪水・干ばつ－報告書『気候危機の中に生まれて』発表, 2021 https://www.savechildren.or.jp/scjcms/sc_activity.php?d=3690
11) 日本財団, 第20回テーマ「国や社会に対する意識」（9カ国調査）, 2019 https://www.nippon-foundation.or.jp/what/projects/eighteen_survey
12) セーブ・ザ・チルドレン, ジェネレーション・ホープ キャンペーン, 2023 https://www.savechildren.or.jp/lp/2023generationhope/
13) 文部科学省, 持続可能な開発のための教育（ESD：Education for Sustainable Development）, 2023 https://www.mext.go.jp/unesco/004/1339970.htm
14) セーブ・ザ・チルドレン,【調査結果】気候変動と経済的不平等に関する子どもアンケートを実施, 2022 https://www.savechildren.or.jp/scjcms/sc_activity.php?d=3995
15) こども家庭庁, こども政策決定過程におけるこどもの意見反映プロセスの在り方に関する調査研究報告書（概要版）, 2023 https://www.cfa.go.jp/councils/ikenhanei_process/report/
16) こども家庭庁, 「こども若者★いけんぷらす」について, 2023 https://www.cfa.go.jp/policies/iken-plus/
17) こども家庭庁, こども基本法, 2023 https://www.cfa.go.jp/policies/kodomo-kihon/
18) United Nations, General comment No. 26 (2023) on children's rights and the environment with a special focus on climate change, 2023 https://www.ohchr.org/en/documents/general-comments-and-recommendations/general-comment-no-26-2023-childrens-rights-and
19) セーブ・ザ・チルドレン, 『子ども参加のための9つの基本的要件』, 2022 https://www.savechildren.or.jp/news/publications/download/nine-basic-requirements-Japanese.pdf

震災から12年、今伝えたいこと、願うこと

佐藤 渚・宮城県加美町立中新田小学校 教諭

はじめに

　私は宮城県加美町立中新田小学校で4年生を担任している教員です。現在初任3年目で、中新田小学校は初任校です。今まで2年生、4年生を2回担任してきました。

　12年前の2011年3月11日、東日本大震災発生当時は小学校卒業を直前に控えた小学6年生でした。出身校は現在震災遺構になっている仙台市立荒浜小学校です（**写真1、2**）。自宅も海から徒歩1分ほどだったため、津波の被害を受けて自宅跡がどこかもわからないような状況になっていました。生まれ育った町が壊滅状態になり、見慣れた風景や当たり前だと思っていた日常が失われたこと、毎日の新聞で知人が津波の犠牲になったことを知ること、受け入れられない事実を次々と突き付けられ、どこか遠い場所で起きている災害の話を聞いているような、目の前で起きていることなのにどこか現実味のないような感じでした。今思うと普通の精神状態ではなかったと思います。

　あれから12年が経ち、現在の小学6年生は震災当時0歳、1〜5年生はまだ生まれてもいません。そんな子どもたちにどのように震災について考えてもらうか、また私自身がどのように伝えていけばよいのか考えています。またこれからの未来を担う子どもたちに、震災の被害を受けた私だからできること、伝えられることはないだろうかと思いながら子どもたちと接しています。

中学校・高校での出来事

　小学校を卒業してすぐに「教員になりたい」や「震災で自分が体験したこと、学んだことを伝えていきたい」と思っていたわけではありませんでした。逆に中学生・高校生の頃の私は震災の話題になるのを避けていました。1番の理由は、気をつかわれたくなかったからです。

　中学校に入学した直後は、学校が終わると荒浜小の同級生で集まり、友だちが生活している避難所に遊びに行きました。新しく友だちはできましたが、あの経験を一緒に乗り越えた仲間意識みたいなものがより強くなり、小学校の同級生の存在が支えでした。同時に、大切な家族を亡くした同級生のことが気になり、自分たちに何かできることはないかとも思っていました。

　中学校の頃は震災直後であること、荒浜小出身であるということもあり、違う小学校から入学してきた同級生たちは震災関連のことを一切聞いてきませんでした。今思うと周りの友だちも先生方もとても気をつかってくれていたのだと思います。

　1番苦痛だったのは高校入学直後でした。宮城県内のさまざまな中学校から入学してきた同級生からは何気ない会話の中で、「どこ小学校だったの？」と聞かれます。初めてその話題になったときは何も考えずに「仙台の荒浜小学校出身だよ」と答えてしまいました。そのときの友だちの顔が今でも忘れられません。「聞いてはいけないことを聞いてしまった」「なんと言ったらいいんだろう」

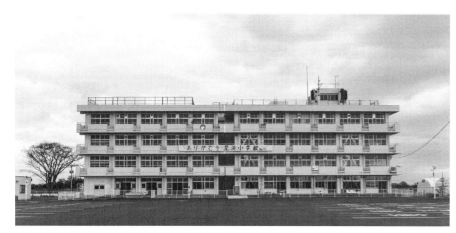

写真1　現在震災遺構になっている仙台市立荒浜小学校

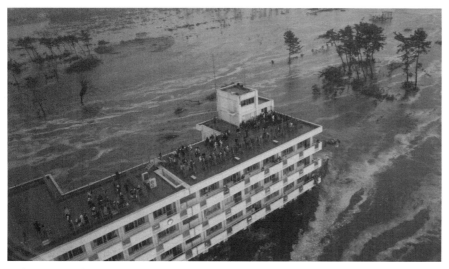

写真2　2011年3月11日、東日本大震災発生当時の仙台市立荒浜小学校

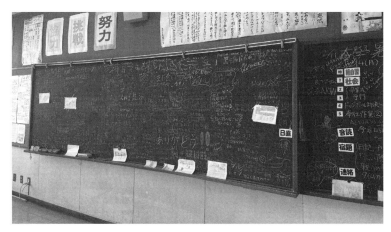

写真3　被災した荒浜小の6年生の教室の黒板メッセージ

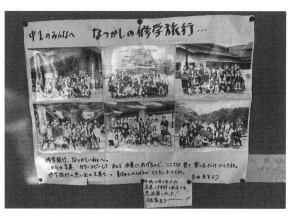

写真4　被災した当時の担任の先生が中学生になった
みんなに残してくれた写真とメッセージ

というような、とても困惑した顔をしていました。そこで「この話をすると周りの人に気をつかわせてしまう。かわいそうって思われてしまう」と感じ、同じ質問をされても「仙台市の田舎の学校」などと濁すようになりました。そのため高校時代は、身内や小学校の同級生以外と震災の話をすることはほとんどありませんでした。

大学生の時の経験

大学3年生になって、仙台市のとある小学校でボランティア・アルバイトをするようになりました。その小学校には震災当時、荒浜小で勤めていた先生がいらっしゃったため、その先生にお願いして学習支援員としての役割を与えてもらいました。

大学3年生のときは、小学1年生の教室に入って学習面の支援をしたり、休み時間に一緒に遊んだりしました。1年生はこんなに幼くて、純粋で一生懸命なのかと驚きました。その年の3月にお世話になった先生に「1年生に防災教育として、震災の話をしてほしい」と言われました。正直、震災当時生まれていない子どもたちに話をして伝わるのだろうか、興味を持って話を聞いてもらえるのだろうか、と不安な気持ちしかありませんでした。しかし実際に話をしてみると、私の目を見ながら真剣に話を聞いてくれたり、質問タイムでたくさんの子どもが手を挙げてくれたりしました。

大学4年生になってからは、総合の防

災についての学習の中で、震災当時のことをインタビューに来てくれる学年もありました。インタビューで答えたことをメモしたり、土日に実際に荒浜小に見学に行った話を聞かせてくれたりしてうれしくなったのを覚えています。

高校と大学の経験を踏まえて

高校生になるまでは、自分の周りの人たち（同級生や近所に住んでいた人、荒浜地区に住むすべての人）も同じように津波の被害を受けて被災していたため、自分だけが特別とか大変な思いをしたという意識が全くありませんでした。むしろ大切な家族を失った同級生がいる中で、家族が全員無事だった私がつらいなんて思ってはいけないとまで思っていました。しかし、高校生の時の周りの友だちの反応を見て、「自分がした経験は意外と特別で大変だったのではないか」と思いました。

その後大学生になり、小学校の先生たちから震災当時の話をしてほしいという依頼を受けたり、実際に話をした時の小学生たちの反応を見たりして、「震災に関係する話をできる人もあまりいないのではないか」とも思いました。

これらを踏まえて、自分が経験した震災での出来事を伝えることで誰かの役に立ちたいと思うようになりました。

教員を目指した理由

小学校で被災した私は、震災当日の先生方の姿を間近で見ていました。先

生方は自分の家族や家のことも心配でしょうがない中でも、私たちの安全を1番に考えてくれたり、泣きじゃくり落ち着かない私たちのフォローをしてくれたりしました。その姿を見て、「先生ってすごい」と思いました。震災後も当時の担任の先生が、被災した荒浜小の6年生の教室にみんなが見られるように黒板メッセージを残してくれたり、定期的に学級通信（それぞれの中学校生活編）などを発行してくれたり、とても気にかけてくれていました（**写真3、4**）。それを受けて、先生になりたいというよりは、こんな人間になりたいと思ったのが教員を目指したきっかけの1つだったと思います。

教員になってから

初任時は2年生を担任しました。毎日わからないことだらけで子どもたちに助けてもらってばかりの教員1年目でした。とても素直で一生懸命な子どもたちで毎日が楽しかったです。

水災害避難訓練の時に川の氾濫を想定して、2階から3階に垂直避難をする途中で数名の男子児童がふざけていました。理由を聞くと「つまらなくてふざけてしまった」「どうせ2階まで水なんてこない」と話してくれました。避難訓練の意義や大切さを理解するのも難しい年齢ですし、まさか自分の住んでいる地域が災害の被害にあうなんて思ってもいないのだと感じました。そこで「伝わるかどうかはわからないけど、自分の被

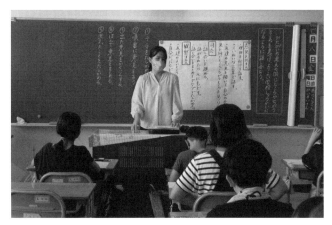
写真5　現在の筆者が担任をするクラスの様子

災した経験を話し、子どもたちに避難訓練の大切さに気づいてほしい」と思い、自分の経験を子どもたちに話しました。私の生まれた町は震災の被害を受けてもう住めないこと、小学校に避難した住民は全員が無事であることを写真を見せながら伝え、避難訓練の大切さを話しました。

その時間の最後に振り返りの時間を取り、わかったことや感想などを書いてもらいました。普段は「何を書いたらいいかわからない」となかなか振り返りを書けない子どもたちでしたが、その日は多くの子どもたちが感想用紙いっぱいに自分の思いや考えを書いてくれました。「津波などの災害はとても怖いものだとわかりました」「避難訓練をちゃんとしていたから避難した人が助かったことがわかりました」などの感想が書かれていました。そして3名の児童が「避難訓練の大切さがわかりました」と書いてくれたのを見て、私が伝えたかったことがほんの少しでも子どもたちに伝わったのではないかと達成感を感じました。それ以来、避難訓練の事前・事後指導の際にはなぜ避難訓練をするのか自分の経験を踏まえながら話すようにしています。

教員2年目は4年生を担任しました。とても元気で活発な子どもたちに毎日元気をもらっていました。

4年生の社会では「自然災害からくらしを守る」という災害についての学習があります。その授業を進める中で、子どもたちの意識が「自分たちが生まれる前にどこか遠い場所で起きた災害の話だ」と他人事である感じがしていました。その意識を変えるために、子どもたちに震災当日のことを詳しく伝え、また震災後の生活についても考えてもらいました。災害で家がなくなったらどこに避難するか、自分だったらどんなものを避難所に持っていきたいかなどを考えさせました。最初は「ゲームを持っていきたい」などと発言する児童もいましたが、「食料や水を持っていきたい」という意見が多くありました。また狭い体育館にたくさんの人が密集して避難している写真を見せると、「自分の部屋もなくなるのか」というつぶやきが出て、「パーテーションのようなものがあったら嬉しい」という意見が多くあがりました。そこで、「大きな災害が起きたら、自分の部屋がなくなるかもしれない」と思うくらい災害を自分事として考えている子どもたちの姿を見ることができました。

災害の学習を始めたばかりの頃、私が被災したということを知らない児童の1人がふざけながら「津波が来ても泳げば逃げられるよ」と言いました。その言葉を聞いたときにとても複雑な気持ちになりました。震災を経験していない、まだたった10歳の子どもだからしょうがないという気持ちもありましたが、震災で身近な人が亡くなっている自分にとってはとても悲しい言葉でした。どう伝えたらいいか考えがまとまらない中でしたが、正直に「私の身近な人が津波の被害を受けて亡くなりました。その人たちだって泳いで助かりたかったはずです。それでも助かりませんでした」と伝えました。そして津波で家族や大切な人を亡くした人はたくさんいること、そんな人たちの気持ちも考えられる人になってほしいということを伝えました。そこから同じような発言をする児童はいませんでした。あのときのことが子どもたちの記憶の片隅にでも残っていればいいなと思っています。

災害の学習の最後の時間には単元の振り返りをしました。そのときに感想用紙に「先生は自分が住んでいた町のこと、もう好きじゃなくなった？」と質問がありました。それを見て、それまで私は津波の被害状況などの悲しいことや悲惨なことばかりを子どもたちに伝えていたことに気づきました。私の住んでいた場所にも、地域の文化や伝統などの魅力がたくさんあることを思い出し、それを子どもたちに伝えていきたいと思うようになりました。それからは震災の話をする中で、私の地元の魅力についても話すようになりました。私にとって故郷である荒浜はそれだけ大切な場所であることを子どもたちにも伝えていきたいですし、子どもたちにも今自分が住んでいる故郷を大切にしてほしいと思っています（写真5）。

子どもたちにつけてほしい力、伝えたいこと

今までの経験を踏まえて子どもたちには、「災害を自分事として考え、命を守るためにはどのように行動すればよいか考えられる人」「人の気持ちを考えられる想像力のある人」になってほしいです。私が経験したことをありのままに話すことで、災害は子どもたちに身近なもので、自分にも起こりうるものだと感じてもらいたいです。そして誰にでも起こりうるものだからこそ、意外と近くに災害で心に傷を負っている人がいるかもしれないと想像できる人にもなってほしいです。そうすることで普段の生活の中でも人の気持ちやつらさに共感し、気づかえるような人になっていってほしいです。

これから出会う子どもたちにも私ができること、私にしかできないことは何かを考えながら自分の命を大切に、人の気持ちを思いやることのできる子どもたちを育てていけるように努めます。

2

子どものからだと心の基本統計

子どもの世紀へ

The chronological table to children's century

世界の動向		日本の動向
フランス「人権宣言」	1789年	
	第一次世界大戦	
「子どもの権利に関するジュネーブ宣言」	1924年	
	第二次世界大戦	
ユネスコ発足（11月） ユニセフ発足（12月）	1946年	日本国憲法公布（11月3日）、施行（翌年5月3日）
	1947年	教育基本法公布・施行（3月31日） 児童教育福祉法公布（12月12日）、施行（翌年1月1日）
「世界人権宣言」／WHO発足（4月）	1948年	
	1951年	児童憲章制定（5月）
	1954年	学校給食法公布・施行（6月3日）
	1958年	学校保健法公布（4月1日）、施行（4月10日）
国連「児童の権利宣言」採択（11月20日）	1959年	日本学校安全会法公布（12月17日）、施行（翌年2月29日）
	1960年	「子どものからだ元年」
	1961年	スポーツ振興法公布（6月16日）、施行（9月15日）
	1964年	文部省「体力・運動能力調査（スポーツテスト）」開始
国際人権規約	1966年	
	1969年	「公害元年」（救済法制定）
第13回WHO総会 「Health for All by the Year 2000」の目標決定	1977年	
第28回WHO総会「アルマ・アタ宣言」（"プライマリ・ヘルスケア〈PHC〉" 上記目標を達成するための重要な理念）	1978年	「子どものからだの調査 '78」 NHK特集「警告!!こどものからだは蝕まれている！」（10月）
国際児童年	1979年	子どものからだと心・連絡会議発足（3月） 第1回子どものからだと心・全国研究会議（10月）
国際歯科連盟・口腔保健の世界目標提案	1981年	岩手県沢内村乳児死亡連続ゼロの開始
	1983年	乳幼児死亡率世界最低に！
	1984年	「子どものからだの調査 '84」
「少年司法の運営に関する国連最低基準規則」（北京ルール）	1985年	日本体育・学校健康センター法公布・施行（12月6日）
「オタワ憲章」（ヘルスプロモーション）	1986年	

・・・・・・・・・・・・・・・・・・ 「子どもの世紀」 へ ・・・・・・・・・・・・・・・・・

世界の動向		日本の動向
国連「子どもの権利条約」採択（11月20日）	1989年	
「子どもの権利条約」発効（9月） 「子どものための世界サミット」（9月） 「子どもの生存・保護および発達に関する世界宣言」 ならびに「実施の行動計画」採択 「自由を奪われた少年の保護に関する国連規則」 「少年非行の防止のための国連指針」（リヤド・ガイドライン）	1990年	「子どものからだの調査 '90」
第14回健康教育世界会議（6月，フィンランド）	1991年	
環境と開発に関する国際会議（地球サミット） 　　　　　　　　　　（6月，ブラジル） 「リオ宣言」／「アジェンダ21」採択	1992年	西暦2000年に向けての国内行動計画（12月）
世界人権会議（6月） 「ウィーン宣言および行動計画」	1993年	
	1994年	子どもの権利条約発効（5月22日）
第15回健康教育世界会議（8月，日本）	1995年	
子どもの商業的性的搾取に反対する世界会議 「宣言」ならびに「行動のための課題」採択 　　　　　　　　（8月，スウェーデン）	1996年	「子どものからだの調査 '95」 国連・子どもの権利委員会へ日本政府から 「児童の権利に関する条約初回報告書」提出（5月30日）

「環境サミット宣言」（5月） 国連・環境開発特別総会「地球サミット＋5」（6月） 「アジェンダ21実施計画」採択	1997年	国連・子どもの権利委員会への市民・NGO報告書提出（7月）
国連・子どもの権利委員会で日本政府初回報告書審査（5月）／「最終所見」採択（6月） 第16回健康教育世界会議（6月, プエルト・リコ）	1998年	児童福祉法改正施行（4月1日） 文部科学省「体力・運動能力調査（新体力テスト）」変更
世界体育サミット（11月, ベルリン） 「ベルリン・アジェンダ」採択 体育・スポーツ担当大臣等国際会議（12月, ウルグアイ）	1999年	「日・中子どものからだ共同学術調査」（4〜5月, 北京）
「平和の文化」国際年	2000年	「子どものからだの調査2000」
2001〜2010年「世界の子どもたちのための平和の文化と非暴力の文化国際10年」 第17回健康教育世界会議（7月, フランス） 第2回子どもの商業的性的搾取に反対する世界会議 （12月, 日本）	2001年	児童虐待の防止等に関する法律施行（11月20日） 日本政府から国連・子どもの権利委員会への「児童の権利に関する条約第2回報告書」提出（11月）
第27回国連特別総会（国連子ども特別総会）（5月10日）	2002年	「学校環境衛生の基準」改訂（4月1日から適用） 中央教育審議会「子どもの体力向上のための総合的な方策（答申）」（9月30日）
国連・子どもの権利委員会で「一般所見・第4号」（思春期の子どもの健康と発達）採択（6月） 中日子どものからだと心の健康に関する学術論壇 （10月, 北京）	2003年	建築基準法等の一部改正施行（7月12日） 国連・子どもの権利委員会への市民・NGO第2回報告書提出（7月31日）
国連・子どもの権利委員会で日本政府第2回報告書審査（1月）／「最終所見」採択（2月） 第18回健康教育世界会議（4月, オーストラリア）	2004年	
第2回中日子どものからだと心の健康に関する学術論壇 （5月, 北京） 国連・子どもの権利委員会で「一般所見・第7号」（乳幼児期における子どもの権利の実践）採択（9月）	2005年	「子どものからだの調査2005」 発達障害者支援法施行（4月1日） 食育基本法公布（6月17日）、施行（7月15日）
第3回中日子どものからだと心の健康に関する学術論壇 （10月, 北京） 国連「障害者の権利に関する条約」採択（12月13日）	2006年	教育基本法「改正」施行（12月22日）
第19回健康教育世界会議（6月, カナダ） 世界保健機関「環境保健基準超低周波電磁界」勧告（6月）	2007年	
第4回中日子どものからだと心の健康に関する学術論壇 （5月, 陝西省）	2008年	日本政府から国連・子どもの権利委員会への「児童の権利に関する条約第3回報告書」提出（4月）
第1回アジア太平洋ヘルスプロモーション・健康教育学会 （7月, 日本）	2009年	青少年が安全に安心してインターネットを利用できる環境の整備等に関する法律施行（4月1日） 学校保健安全法改正（6月18日） 国連・子どもの権利委員会への市民・NGO第3回報告書提出（11月）
国連・子どもの権利委員会で日本政府第3回報告書審査（5月）／「最終所見」採択（6月） 第20回健康教育世界会議（7月, スイス）	2010年	「子どものからだの調査2010」
	2011年	東日本大震災（3月11日） スポーツ基本法公布（6月24日）、施行（8月24日）
	2012年	原発事故子ども・被災者支援法公布・施行（6月27日） 障害者の日常生活および社会生活を総合的に支援するための法律（障害者総合支援法）公布（6月27日）、施行（翌年4月1日）
国連・子どもの権利委員会で「一般所見・第15号」（到達可能な最高水準の健康享受に対する子どもの権利（第24条））、「一般所見・第17号」（休息、余暇、遊び、レクリエーション活動、文化的生活、芸術についての子どもの権利（第31条））採択（4月）	2013年	いじめ防止対策推進法公布（6月28日）、施行（9月28日）
第21回健康教育世界会議（8月, タイ）	2014年	子どもの貧困対策の推進に関する法律施行（1月17日） 障害者の権利に関する条約発効（2月19日）

「子どものからだの調査2015」（中国）	2015年	「子どものからだの調査2015」（日本）
第22回健康教育世界会議（5月，ブラジル）	2016年	障害を理由とする差別の解消の推進に関する法律（障害者差別解消法）施行（4月1日） 発達障害者支援法の一部改正施行（8月1日）
	2017年	児童福祉法等の一部改正施行（4月1日） 日本政府から国連・子どもの権利委員会への「児童の権利に関する条約第4・5回報告書」提出（6月） 国連・子どもの権利委員会への市民・NGO第4・5回報告書提出（11月）
	2018年	成育基本法公布（12月14日）、施行（翌年12月1日）
国連・子どもの権利委員会で日本政府第4・5回報告書 審査（1月）／「最終所見」採択（2月） 第23回健康教育世界会議（4月，ニュージーランド）	2019年	
国連・子どもの権利委員会「新型コロナウィルス感染症（COVID-19）に関する声明」4月8日	2020年	「新型コロナ緊急調査」（休校中：5月，休校明け：6〜7月、1年後：2021年5〜7月） 「子どものからだの調査2020」
国連・子どもの権利委員会で「一般所見・第25号」 （デジタル環境に関連する子どもの権利）採択（3月）	2021年	
第24回健康教育世界会議（5月・カナダ）	2022年	こども家庭庁設置法公布（6月22日） こども基本法公布（6月22日）
国連・子どもの権利委員会で「一般所見・第26号」 （気候変動に焦点をあてた子どもの権利と環境）採択（8月）	2023年	

子どもの「からだのおかしさ」

The chronological table of "Physical Disorders" among the children

1960年	「遠足で最後まで歩けない子がいる」（東北教育科学研究会大会にてチダ・ヨシアキさん発言。体力の低下か、根性がなくなったのか、土踏まずの形成が遅くなったのか？）
1973年	「子どもの手が不器用になってきた」（中日新聞。実は1972年に気づいていたが、「問題」は"脳"に関わることなので、慎重に報道）
1975年	「背すじが妙だ」（全国養護教諭サークル協議会・高知集会にて吉永富美子さん発言） 「青少年の体力の中で、男女ともに低下しているのは"背筋力"だけ」（日本教育学会大会にて正木健雄さん報告）
1976年	「"運動（機）能"の中で、「閉眼接指」の合格率が低下している」（日本体育学会で神戸大学・岸本肇さんら報告、その後『体育学研究』第23巻第2号（1978年）に論文） 「体温低く、眠りたい子」（読売新聞、3月1日）
1977年	「子どもの疲労の自覚症状は、航空管制官の疲労状態に似ている」（岐阜県恵那郡上矢作町教育研究会・川上康一さんらの「子どもの心とからだ調査」結果から）
1978年	「最近目立つからだの"おかしさ"の実感は、"朝からあくび"や"背中ぐにゃ"」（NHKと日本体育大学体育研究所による「子どものからだの調査'78」＜43項目＞、これらの結果を基にNHK特集「警告!!こどものからだは蝕まれている！」が制作されて10月9日に放映）
1979年	「子どものからだと心・連絡会議」（3月）発足、「第1回子どものからだと心・全国研究会議」（10月）開催 全国保育協議会「乳幼児のからだの調査」実施（「すぐに"疲れた"という」項目入る） 岐阜県中津川市・学力充実推進委員会による「子どものからだと心調査」で、"大脳・前頭葉の活動の強さ""筋肉感覚""覚醒水準"と"土踏まずの形成"の低下が注目。
1984年	全国保育協議会「乳幼児のからだの調査」で、"最近増えている"実感のワースト1が、東京で"アレルギー"となった。 「自律神経系が自然に育たなくなってきている」（正木健雄さんらによる"血圧調節機能"の調査から。「朝礼でバタン」は"自律神経系"の不調？）
1986年	「"アレルギー"と医師から診断されている子は12%」（全国保母会が「アレルギー」について初めて全国調査）
1990年	「子どものからだ調査'90」（日本体育大学）でどの学校段階でも"最近増えている"と実感されているワースト1が「アレルギー」になった。 「学齢期の子どもに病気とは言えないが、"おかしい"事象（学齢期シンドローム）が見られる」という医師の実感が85.6%（全国保険医団体連合会による全国調査）

1991年	厚生省が「日常生活とアレルギー様症状」についての全国的な実態調査を実施（医師から何らかの「アレルギー様症状あり」と診断された5〜9歳の子は30.3%） 「"低体温傾向"の子が起床時に2割くらいいるが、"高体温傾向"の子は放課後に5割もいる」（澤田<現姓・大川>佳代子さんの卒論調査）
1996年	「東京都の子どもの視力不良に地域差がみられる」ことに注目（上野純子さんら、『臨床環境医学』第4巻第2号（1996年）、ならびに『同左』第6巻第2号（1997年）に論文）
1998年	国連・子どもの権利委員会が『子どものからだと心白書'96』（英訳）に注目し、日本政府への「最終所見」に活用。（「血圧調節良好群の出現率とその加齢的推移」と「学校長期欠席児童・生徒の割合の推移」） 「出生性比」「死産性比」の推移に注目（『子どものからだと心白書』に記載）
1999年	阪神・淡路大震災から約4年後に実施された調査でも、子どもの体力低下、肥満、過食、食欲不振、PTSDが保健体育教師により実感されていた。（日本体育学会第50回記念大会にて、岸本肇さん報告）
2002年	「子どもの"行動体力"と"運動能力"の推移は学校指導要領の特徴が反映している」（野井真吾さんら、『Health Promotion International』第17巻第2号（2002年）に論文）
2003年	中国で2002年に「子どものからだの"おかしさ"」実感調査が行われ、日本の1980年代中頃と同じ程度の実感状況であることが確認された。
2005年	保育所で、初めて4歳児が"熱中症"により死亡した。（8月10日） 「子どものからだの調査2005」（日本体育大学 他）で"最近増えている"と多く実感されている項目はほぼ同じ。ワースト5に幼稚園で「床にすぐ寝転がる」（保育園ではワースト6）が入ってきたことが注目された。
2006年	中国・北京市で5月に小学生・中学生を対象に「自律神経」に関する日中共同学術調査が行われ、1984年に、日本で行われた調査結果と同じ水準であり、自律神経系が自然に発達できないでいることが再確認された。
2007年	保育所で、再度2歳児が"熱中症"により死亡した。（8月5日） 日本は自分を孤独だと感じている15歳が29.8%で、24カ国中トップ（ユニセフ・イノチェンティ研究所『Report Card 7』研究報告書）
2008年	川崎市の中学校で、中学1年生の男子が授業中に鬼ごっこをしていて4階の教室の窓から転落、死亡した。（11月4日）
2010年	「子どものからだの調査2010」（日本体育大学 他）でも、すべての学校段階で「アレルギー」と「すぐ"疲れた"と言う」が"最近増えている"という実感・ワースト5にランクされた。また、同ランクに、中学校で「夜、眠れない」、高校で「首、肩のこり」「うつ的傾向」「夜、眠れない」が入ってきたことも注目された。
2011年	日本の子どもに多くみられる交感神経の過覚醒状態、睡眠問題、「よい子」、不定愁訴等といった症状が虐待を受けている子どもの症状と酷似。（野井真吾さん、『子ども白書2011』等で指摘）
2012年	調布市の小学校で、給食を食べた5年生の女子児童がアナフィラキシーショックにより死亡した。（12月20日）
2013年	「ネット依存の中高生、国内に51万人　厚労省推計」（日本経済新聞、8月1日）
2014年	「全国学力・学習状況調査がはじまった7〜8年くらい前から学校が変わり、子どもがイライラし、トラブルも多発しはじめた」（子どものからだと心・連絡会議in北海道にて國保いずみさん発言）
2015年	「女子高生のスマホ利用、1日7時間　2割がトラブル経験」（朝日新聞、2月10日） 川崎市で中学1年生の男子が17〜18歳の少年3名に殺害された。（2月20日） 「子どものからだの調査2015」（日本体育大学 他）でも引き続き、「アレルギー」と「すぐ"疲れた"と言う」がすべての学校段階の"最近増えている"という実感・ワースト5にランクされた。このような結果は、1990年調査以降、一貫して示され続けている結果であり、"根強い実感"であることが注目された。
2016年	いじめによる死亡が続く（青森県・中2女子の自殺、埼玉県・無職16歳の暴行による死亡） 「"めんどくさい"と言って、何もやりたがらない子がいる」（第38回子どものからだと心・全国研究会議にて桐井尚江さん発言）
2018年	WHOにより約30年ぶりに改訂された国際疾病分類（ICD-11）では、新たな章として「睡眠・覚醒障害」等が追加された。また、従来の「精神および行動の障害」の章には「ゲーム障害」も追加された（その後、2019年5月に開催された年次総会で承認された）。 「ネット依存、中高生93万人　厚労省調査　スマホ普及、5年で倍増」（日本経済新聞、9月1日） 「学校の統廃合によりバス通学になったことで、歩くことが少なくなった。その後、足首、膝、腰のケガが増えた」（第40回子どものからだと心・全国研究会議にて小鹿和男さん発言）
2020年	「新型コロナ緊急調査」（子どものからだと心・連絡会議，日本体育大学体育研究所）で子どもたちが休校中に困っていたことの上位5位に「（思うように）外に出られないこと」、「友だちに会えないこと」、「運動不足になってしまうこと」、「感染症が不安なこと」、「勉強を教えてもらえないこと」がランクされた。
2021年	「子どものからだの調査2020」（日本体育大学 他、2020年12月〜2021年3月実施）では、"最近増えている"という実感・ワースト1に保育所、幼稚園で「保育中、じっとしていない」、小学校、中学校、高等学校で「ネット・ゲーム依存傾向」がランクされた。
2022年	「子どものからだと心の全国的共同調査」（2017〜18年実施）の結果、「就床時刻が遅く、スクリーンタイムが長い子どもは、抑制型に特徴的なgo 課題で反応しない間違いが多く、適度な身体活動が確保されている子どもはそれが少ない様子」が確認された（鹿野晶子さんら、『Frontiers in Public Health』（2022年）に論文）。

子どものからだの調査 2020（"実感" 調査）

Questionnaire on the teachers' or the yogo teachers' feeling according to the "Abnormalities" in physical function on the Japanese children in 2020

▼保育所：「最近増えている」という"からだのおかしさ"の"実感"ワースト5（ただし、1979年は「年々増えてきている」） (%)

年	第1位		第2位		第3位		第4位		第5位	
1979 (n=195)	むし歯	24.2	背中ぐにゃ	11.3	すぐ「疲れた」と言う	10.5	朝からあくび	8.1	指吸い	7.2
1990 (n=223)	アレルギー	79.9	皮膚がカサカサ	76.4	背中ぐにゃ	67.7	すぐ「疲れた」と言う	63.3	そしゃく力が弱い	59.4
1995 (n=64)	アレルギー	87.5	皮膚がカサカサ	81.3	すぐ「疲れた」と言う	76.6	そしゃく力が弱い	71.9	背中ぐにゃ	70.3
2000 (n=154)	すぐ「疲れた」と言う	76.6	アレルギー	76.0	皮膚がカサカサ	73.4	背中ぐにゃ	72.7	そしゃく力が弱い	64.3
2005 (n=201)	皮膚がカサカサ	77.6	アレルギー	74.6	背中ぐにゃ	72.1	すぐ「疲れた」と言う	68.7	保育中、じっとしていない	68.2
2010 (n=90)	皮膚がカサカサ	65.6	すぐ「疲れた」と言う	63.3	保育中、じっとしていない／背中ぐにゃ／アレルギー					60.0
2015 (n=199)	アレルギー	75.4	背中ぐにゃ	72.4	皮膚がカサカサ	71.9	保育中、じっとしていない	70.9	すぐ「疲れた」と言う	67.3
2020 (n=125)	保育中、じっとしていない	76.8	AD/HD傾向	64.0	背中ぐにゃ	62.4	夜、眠れない	60.0	絶えず何かをいじっている	59.2

▼幼稚園：「最近増えている」という"からだのおかしさ"の"実感"ワースト5 (%)

年	第1位		第2位		第3位		第4位		第5位	
1990 (n=193)	アレルギー	72.3	皮膚がカサカサ	68.0	すぐ「疲れた」と言う	57.8	ぜんそく	54.9	背中ぐにゃ	53.4
1995 (n=115)	アレルギー	74.8	すぐ「疲れた」と言う	73.9	皮膚がカサカサ	68.7	背中ぐにゃ	56.5	ぜんそく	53.0
2000 (n=162)	アレルギー	82.7	すぐ「疲れた」と言う	76.5	皮膚がカサカサ	69.1	ぜんそく	67.3	背中ぐにゃ	66.0
2005 (n=188)	アレルギー	77.1	すぐ「疲れた」と言う	72.9	皮膚がカサカサ	66.0	背中ぐにゃ	64.9	床にすぐ寝転がる	60.1
2010 (n=105)	アレルギー	72.4	すぐ「疲れた」と言う	65.7	背中ぐにゃ	63.8	ぜんそく	62.9	自閉傾向	61.9
2015 (n=104)	アレルギー	75.0	背中ぐにゃ	73.1	すぐ「疲れた」と言う	71.2	オムツがとれない／自閉傾向			69.2
2020 (n=75)	保育中、じっとしていない	70.7	背中ぐにゃ／発音が気になる／アレルギー			60.0	オムツがとれない	58.7		

▼小学校：「最近増えている」という"からだのおかしさ"の"実感"ワースト5（ただし、1978年は「最近目立つ」） (%)

年	第1位		第2位		第3位		第4位		第5位	
1978 (n=569)	背中ぐにゃ	44	朝からあくび	31	アレルギー	26	背筋がおかしい	23	朝礼でバタン	22
1990 (n=363)	アレルギー	87.3	皮膚がカサカサ	72.6	すぐ「疲れた」と言う	71.6	歯ならびが悪い	69.9	視力が低い	68.9
1995 (n=192)	アレルギー	88.0	すぐ「疲れた」と言う	77.6	視力が低い	76.6	皮膚がカサカサ	71.4	歯ならびが悪い	70.8
2000 (n=601)	アレルギー	82.2	すぐ「疲れた」と言う	79.4	授業中、じっとしていない	77.5	背中ぐにゃ	74.5	歯ならびが悪い	73.2
2005 (n=306)	アレルギー	82.4	背中ぐにゃ	74.5	授業中、じっとしていない	72.5	すぐ「疲れた」と言う	69.9	皮膚がカサカサ	65.7
2010 (n=329)	アレルギー	76.6	授業中、じっとしていない	72.3	背中ぐにゃ	69.3	視力が低い	67.2	すぐ「疲れた」と言う	63.5
2015 養護教諭(n=518)	アレルギー	80.3	視力が低い	65.6	授業中、じっとしていない	65.4	背中ぐにゃ	63.9	すぐ「疲れた」と言う	62.9
2015 教諭(n=917)	アレルギー	66.0	背中ぐにゃ	65.6	体が硬い	60.4	すぐ「疲れた」と言う	59.0	絶えず何かをいじっている	58.1
2015 教諭・中国(n=395)	視力が低い	37.0	朝からあくび	21.8	朝、起きられない	18.2	背中ぐにゃ／授業中、目がトロン／視力がアンバランス			18.0
2020 (n=445)	ネット・ゲーム依存傾向	78.4	視力が低い	76.4	アレルギー	67.0	AD/HD傾向	61.6	授業中、じっとしていない	57.5

▼中学校：「最近増えている」という"からだのおかしさ"の"実感"ワースト5（ただし、1978年は「最近目立つ」） (%)

年	第1位		第2位		第3位		第4位		第5位	
1978 (n=224)	朝礼でバタン	43	背中ぐにゃ	37	朝からあくび／アレルギー			30	首、肩のこり	27
1990 (n=216)	アレルギー	90.8	すぐ「疲れた」と言う	83.8	視力が低い	78.1	腹痛・頭痛を訴える	75.9	不登校	74.6
1995 (n=121)	アレルギー	87.6	視力が低い	84.3	すぐ「疲れた」と言う	71.9	腹痛・頭痛を訴える	71.1	平熱36度未満	70.2
2000 (n=274)	すぐ「疲れた」と言う／アレルギー			82.8	首、肩のこり／不登校			77.0	腰痛	76.6
2005 (n=151)	アレルギー	76.8	すぐ「疲れた」と言う	73.5	平熱36度未満	68.9	視力が低い	67.5	首、肩のこり	66.2
2010 (n=210)	アレルギー	78.1	平熱36度未満	71.0	すぐ「疲れた」と言う	70.0	夜、眠れない	69.0	不登校	68.1
2015 養護教諭(n=256)	アレルギー	81.2	平熱36度未満	70.7	首、肩のこり	68.0	夜、眠れない	67.2	すぐ「疲れた」と言う	66.4
2015 教諭(n=392)	アレルギー／すぐ「疲れた」と言う			63.0	体が硬い	61.0	腹痛・頭痛を訴える	60.2	不登校	54.8
2015 教諭・中国(n=212)	視力が低い	49.1	朝、起きられない	26.9	授業中、居眠り	25.9	朝からあくび	25.5	授業中、目がトロン	22.2
2020 (n=260)	ネット・ゲーム依存傾向	78.5	不登校	74.6	視力が低い	72.7	頭痛を訴える	68.1	アレルギー	66.9

▼高等学校：「最近増えている」という"からだのおかしさ"の"実感"ワースト5（ただし、1978年は「最近目立つ」）　(%)

年	第1位		第2位		第3位		第4位		第5位	
1978 (n=85)	腰痛	40	背中ぐにゃ／朝礼でバタン		31	首、肩のこり／貧血		28		
1990 (n=206)	アレルギー	83.0	すぐ「疲れた」と言う	75.9	腹痛・頭痛を訴える	75.0	視力が低い	67.0	腰痛	66.5
1995 (n=107)	アレルギー	88.8	腰痛	80.4	腹痛・頭痛を訴える	76.6	すぐ「疲れた」と言う	74.8	首、肩のこり	73.8
2000 (n=167)	アレルギー	89.2	すぐ「疲れた」と言う	82.0	腹痛・頭痛を訴える	80.2	腰痛	79.0	不登校	75.4
2005 (n=105)	アレルギー	86.7	腰痛	71.4	平熱36度未満／腹痛・頭痛を訴える		69.5	すぐ「疲れた」と言う	67.6	
2010 (n=55)	首、肩のこり	74.5	うつ傾向	72.7	アレルギー	69.1	夜、眠れない	67.3	腰痛／すぐ「疲れた」と言う	65.5
2015 (n=164)	アレルギー	78.7	夜、眠れない	68.9	すぐ「疲れた」と言う／首、肩のこり		62.8	平熱36度未満	61.6	
2020 (n=188)	ネット・ゲーム依存傾向	77.1	アレルギー	69.1	頭痛を訴える	68.6	うつ傾向	61.2	夜、眠れない	59.0

注：1978年調査はNHK、日本体育大学体育研究所による。1979年調査は全国保育協議会、日本体育大学体育研究所による。1990年調査、1995年調査は日本体育大学学校体育研究室による。2000年調査、2005年調査、2010年調査は日本体育大学学校体育研究室他による。2015年調査は日本体育大学学校保健学研究室他による。2020年調査は日本体育大学野井研究室他による。

▼子どもの"からだのおかしさ"の事象とその事象から予想される問題（実体）ならびに関連するからだの機能

保育所	幼稚園	小学校	中学校	高等学校	事象[a]	問題（実体）	前頭葉機能	感覚機能	防御反射機能	自律神経機能	睡眠・覚醒機能	体温調節機能	ホルモン機能	免疫機能	視機能	運動神経機能	口腔機能	筋・関節・骨
1	1	5	32	42	保育・授業中、じっとしていない	集中力の欠如、感覚過敏、睡眠問題	○	○			○							
5	15	20	41	52	絶えず何かをいじっている	不安・緊張傾向、集中力の欠如、感覚過敏	○	○										
6	13	10	13	16	周りの刺激に敏感	感覚過敏、睡眠問題		○			○							
10	16	7	9	10	すぐ「疲れた」と言う	意欲・関心の低下、疲労・体調不良、睡眠問題	○			○	○							
8	18	50	68	64	床にすぐ寝転がる	意欲・関心の低下、疲労・体調不良、睡眠問題、抗重力筋の緊張不足、体幹筋力の低下	○			○	○					○		○
4	26	11	7	5	夜、眠れない	不安・緊張傾向、疲労・体調不良、睡眠問題	○			○	○							
19	33	23	9	14	朝、起きられない	意欲・関心の低下、疲労・体調不良、睡眠問題	○			○	○							
3	2	6	51	55	背中ぐにゃ	意欲・関心の低下、疲労・体調不良、抗重力筋の緊張不足、体幹筋力の低下	○			○						○		○
54	50	25	12	9	平熱36度未満	体温調節不良、睡眠問題					○	○	○	○				
17	5	—	—	—	オムツがとれない	不快感の経験不足			○									
13	10	28	36	29	便が出なくて困ってる	疲労・体調不良、睡眠問題				○	○							
60	52	15	4	3	頭痛を訴える	不安・緊張傾向、疲労・体調不良、睡眠問題	○			○	○							
9	45	66	68	68	発音が気になる	口腔の発育・発達問題											○	○
12	2	3	5	2	アレルギー	免疫異常								○				
7	9	12	30	31	皮膚がカサカサ	免疫異常								○				
2	8	4	8	6	AD/HD傾向	大脳新皮質の機能不全、睡眠問題	○				○							
15	2	7	14	12	自閉傾向	大脳新皮質の機能不全	○											
11	6	1	1	1	ネット・ゲーム依存傾向	大脳新皮質の機能不全	○											
—	—	48	15	4	うつ傾向	大脳新皮質の機能不全、睡眠問題	○				○							
—	—	41	6	7	OD傾向	疲労・体調不良、睡眠問題				○	○							
26	12	2	3	8	視力が低い	視機能の低下・発達問題									○			
—	—	9	2	13	不登校	不安・緊張傾向、意欲・関心の低下、疲労・体調不良	○			○	○							

[a]：いずれかの施設・学校段階において「最近増えている」のワースト10内にランクされた事象を示す。

　例年、このページでは、「子どものからだと心・連絡会議」の設立のきっかけになった「子どものからだの調査」、通称「実感調査」の結果の一部を紹介しています。1978（昭和53）年調査以来、ほぼ5年に1度のペースで行われてきたこの調査では、子どもの"からだ"に関する保育・教育現場の先生方の"実感"を全国的に収集しています。ご覧のように、直近の2020（令和2）年調査では、保育所、幼稚園における"最近増えている"の実感・ワースト1に「保育中、じっとしていない」がランクされました。ただ、低年齢の子どもはそもそも落ち着きがないことを考えると、少々意外な結果です。これには、近年話題の「幼児期の終わりまでに育ってほしい姿」（いわゆる「10の姿」）が影響しているのかもしれません。他方、小学校、中学校、高等学校のワースト1は「ネット・ゲーム依存傾向」でした。2018（平成30）年6月、WHOは国際疾病分類（ICD-11）を30年ぶりに改訂し、「ゲーム障害」を「精神および行動の障害」として新たに分類しました。このような動向が子どもや若者のネット・ゲーム依存への心配を一気に高めていったことは想像に難くありません。加えて、2020（令和2）年調査は、新型コロナウイルス感染症パンデミック下に実施されました。コロナ禍では子どものスクリーンタイムの増加も心配されています。そのため、「視力が低い」（小学校：2位、中学校：3位、高等学校：8位）の実感とも相まって、昨今のコロナ禍の影響も否定できないと考えます。

▼1-2：周産期・新生児・乳児死亡率の年次推移 （出生千人対）

年度		1899	1900	10	20	30	40	50	55	60	65	70	75	80	85	90	91	92	93	94	95
周産期死亡率	22週													20.2	15.4	11.1	8.5	8.1	7.7	7.5	7.0
	28週							46.6	43.9	41.4	30.1	21.7	16.0	11.7	8.0	5.7	5.3	5.2	5.0	5.0	4.7
新生児死亡率		77.9	79.0	74.1	69.0	49.9	38.7	27.4	22.3	17.0	11.7	8.7	6.8	4.9	3.4	2.6	2.4	2.4	2.3	2.3	2.2
乳児死亡率		153.8	155.0	161.2	165.7	124.1	90.0	60.1	39.8	30.7	18.5	13.1	10.0	7.5	5.5	4.6	4.4	4.5	4.3	4.2	4.3

96	97	98	99	2000	01	02	03	04	05	06	07	08	09	10	11	12	13	14	15	16	17	18	19	20	21	22
6.7	6.4	6.2	6.0	5.8	5.5	5.5	5.3	5.0	4.8	4.7	4.5	4.3	4.2	4.2	4.1	4.0	3.7	3.7	3.7	3.6	3.5	3.3	3.4	3.2	3.4	3.3
4.4	4.2	4.1	4.0	3.8	3.6	3.7	3.6	3.3	3.3	3.1	3.0	2.7	2.9	2.9	2.8	2.7	2.6	2.5	2.5	2.4	2.4	2.2	2.3	2.1	2.2	2.2
2.0	1.9	2.0	1.8	1.8	1.6	1.7	1.7	1.5	1.4	1.3	1.3	1.0	1.2	1.1	1.1	1.0	1.0	0.9	0.9	0.9	0.9	0.9	0.9	0.8	0.8	0.8
3.8	3.7	3.6	3.4	3.2	3.1	3.0	3.0	2.8	2.8	2.6	2.6	2.6	2.4	2.3	2.3	2.2	2.1	2.1	1.9	2.0	1.9	1.9	1.9	1.8	1.7	1.8

この100年間に日本の周産期死亡率、新生児死亡率、乳児死亡率は劇的に下がりました。近年はいずれの死亡率も横ばい傾向にありましたが、2020（令和2）年はすべてが前年より下がり、過去最も低い死亡率となりました。2022（令和4）年は22週の周産期死亡率が下がり乳児死亡率が上がりましたが、日本は世界の中でこれらの死亡率が最も低い国のひとつとなっています。

死亡率が下がった要因として衛生環境の改善、医療の進歩、良好な栄養状態などがあげられており、1960（昭和35）年には1万人以上の乳児が命を落としていた肺炎や腸炎などの感染症疾患が激減したことが、これらの死亡率の低下に大きく影響しています。

【用語解説】

周産期死亡率
＝（1年間の妊娠満22週以後の死産数＋生後7日未満の死亡数）÷1年間の出生数×1,000

1年間に生まれた子どもの数1,000人に対して、その年の出産のなかから妊娠満22週以後の死産と出生時のうち生後7日未満に死亡した新生児数（早期新生児死亡数）を合算したものの数

新生児死亡率
＝1年間の生後28日未満の死亡数÷1年間の出生数×1,000

1年間に生まれた子どもの数1,000人に対して、その年に死亡した生後28日未満の新生児の数

乳児死亡率
＝1年間の1歳未満の死亡数÷1年間の出生数×1,000

1年間に生まれた子どもの数1,000人に対して、その年に死亡した1歳未満の乳児の数

▲1-1：周産期・新生児・乳児死亡率の年次推移

（1-1、1-2：厚生労働省『人口動態統計』、『国民衛生の動向』を基に作成）

2 子どもの死亡率
Mortality rate

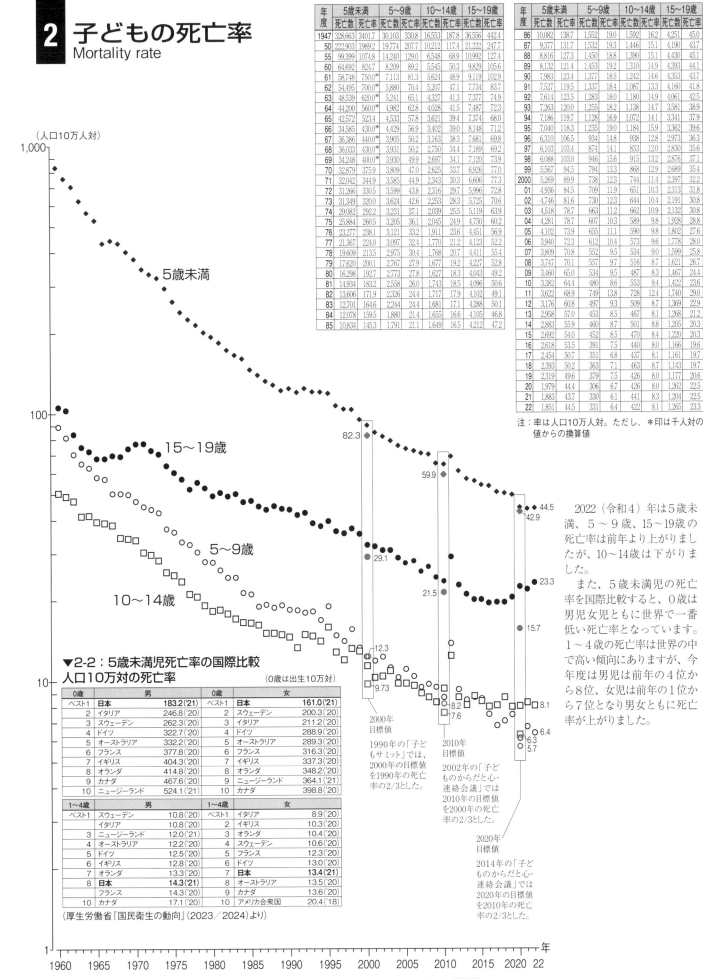

▼2-3：子どもの死亡数・死亡率の年次推移

年度	5歳未満 死亡数	死亡率	5～9歳 死亡数	死亡率	10～14歳 死亡数	死亡率	15～19歳 死亡数	死亡率
1947	328,663	3401.7	30,103	330.8	16,553	187.8	36,556	442.4
50	222,903	1989.2	19,774	207.7	10,212	117.4	21,222	247.7
55	99,399	1074.8	14,240	129.0	6,548	68.9	10,992	127.4
60	64,692	824.7	8,209	89.2	5,545	50.3	9,829	105.6
61	58,748	750.0*	7,113	81.3	5,624	49.9	9,119	102.9
62	54,495	700.0*	5,880	70.4	5,207	47.1	7,734	83.7
63	48,539	620.0*	5,241	65.1	4,327	41.3	7,377	74.9
64	44,200	560.0*	4,982	62.8	4,028	41.5	7,487	72.3
65	42,572	523.4	4,533	57.8	3,621	39.4	7,374	68.7
66	34,585	430.0*	4,429	56.9	3,402	39.0	8,148	71.2
67	36,386	440.0*	3,905	50.2	3,163	38.3	7,681	69.8
68	36,033	430.0*	3,931	50.2	2,750	34.4	7,189	69.7
69	34,248	400.0*	3,930	49.9	2,697	34.1	7,120	73.9
70	32,879	375.9	3,809	47.0	2,625	33.7	6,926	77.0
71	32,042	344.9	3,585	44.9	2,343	30.3	6,606	77.3
72	31,266	330.5	3,599	43.8	2,316	29.7	5,996	72.8
73	31,349	320.0	3,624	42.6	2,253	28.8	5,725	70.6
74	29,082	292.2	3,231	37.1	2,039	25.5	5,119	63.9
75	25,884	260.5	3,205	36.1	2,045	24.9	4,750	60.2
76	23,277	238.1	3,121	33.2	1,911	23.6	4,451	56.9
77	21,367	224.0	3,097	32.4	1,770	21.2	4,123	52.2
78	19,609	213.5	2,975	30.4	1,768	20.7	4,411	55.4
79	17,620	200.1	2,767	27.9	1,677	19.2	4,227	52.8
80	16,298	192.7	2,773	27.8	1,627	18.3	4,043	49.2
81	14,934	183.2	2,558	26.0	1,743	18.5	4,096	50.6
82	13,606	171.9	2,326	24.4	1,717	17.9	4,102	49.1
83	12,701	164.6	2,244	24.4	1,681	17.1	4,288	50.1
84	12,078	159.5	1,880	21.4	1,655	16.6	4,105	46.8
85	10,834	145.3	1,791	21.1	1,649	16.5	4,212	47.2

年度	5歳未満 死亡数	死亡率	5～9歳 死亡数	死亡率	10～14歳 死亡数	死亡率	15～19歳 死亡数	死亡率
86	10,082	138.7	1,552	19.0	1,592	16.2	4,251	45.0
87	9,377	131.7	1,532	19.3	1,446	15.1	4,190	43.7
88	8,816	127.3	1,450	18.8	1,390	15.1	4,430	45.1
89	8,132	121.4	1,453	19.2	1,310	14.9	4,393	44.1
90	7,983	123.4	1,277	18.5	1,242	14.6	4,333	43.7
91	7,527	119.5	1,337	18.4	1,087	13.3	4,160	41.8
92	7,614	123.5	1,283	18.0	1,180	14.9	4,061	42.5
93	7,263	120.0	1,255	18.2	1,138	14.7	3,581	38.9
94	7,186	119.7	1,128	16.9	1,072	14.1	3,341	37.9
95	7,040	118.3	1,235	19.0	1,184	15.9	3,362	39.6
96	6,310	106.5	934	14.8	938	12.8	2,973	36.3
97	6,103	103.4	874	14.1	853	12.0	2,833	35.6
98	6,088	103.0	946	15.6	915	13.2	2,876	37.1
99	5,567	94.5	794	13.3	868	12.9	2,689	35.4
2000	5,269	89.9	738	12.3	744	11.4	2,397	32.2
01	4,936	84.5	709	11.9	651	10.3	2,313	31.8
02	4,746	81.6	730	12.3	644	10.4	2,191	30.8
03	4,518	78.7	663	11.2	662	10.9	2,132	30.8
04	4,281	78.7	607	10.3	589	9.8	1,928	28.8
05	4,102	73.9	655	11.1	590	9.8	1,802	27.6
06	3,940	72.3	612	10.4	573	9.6	1,778	28.0
07	3,809	70.8	552	9.5	534	9.0	1,599	25.8
08	3,747	70.1	557	9.7	516	8.7	1,621	26.7
09	3,460	65.0	534	9.5	487	8.3	1,467	24.4
10	3,382	64.4	480	8.6	553	8.8	1,422	23.6
11	3,622	68.9	749	13.8	728	12.4	1,740	29.0
12	3,176	60.8	497	9.3	509	8.7	1,369	22.9
13	2,958	57.0	453	8.5	467	8.1	1,268	21.2
14	2,883	55.9	460	8.7	501	8.8	1,205	20.3
15	2,692	54.0	452	8.5	470	8.4	1,220	20.3
16	2,618	53.5	391	7.5	440	8.0	1,186	19.6
17	2,454	50.7	351	6.8	437	8.1	1,161	19.7
18	2,393	50.2	363	7.1	463	8.7	1,143	19.7
19	2,319	49.6	379	7.5	426	8.0	1,177	20.6
20	1,979	44.4	306	6.7	426	8.0	1,202	22.5
21	1,883	43.7	330	6.1	441	8.3	1,204	22.5
22	1,851	44.5	331	6.4	422	8.1	1,265	23.3

注：率は人口10万人対。ただし、＊印は千人対の値からの換算値

（人口10万人対）

5歳未満
15～19歳
5～9歳
10～14歳

82.3
59.9
44.5
42.9
29.1
23.3
21.5
15.7
12.3
9.73
8.2
7.6
8.1
6.4
6.3
5.7

2000年目標値
1990年の「子どもサミット」では、2000年の目標値を1990年の死亡率の2/3とした。

2010年目標値
2002年の「子どものからだと心・連絡会議」では2010年の目標値を2000年の死亡率の2/3とした。

2020年目標値
2014年の「子どものからだと心・連絡会議」では2020年の目標値を2010年の死亡率の2/3とした。

▼2-2：5歳未満児死亡率の国際比較
人口10万対の死亡率　（0歳は出生10万対）

0歳	男		0歳	女	
ベスト1	日本	183.2('21)	ベスト1	日本	161.0('21)
2	イタリア	246.8('20)	2	スウェーデン	200.3('20)
3	スウェーデン	262.3('20)	3	イタリア	211.2('20)
4	ドイツ	322.7('20)	4	ドイツ	288.9('20)
5	オーストラリア	332.2('20)	5	オーストラリア	289.3('20)
6	フランス	377.8('20)	6	フランス	316.3('20)
7	イギリス	404.3('20)	7	イギリス	337.3('20)
8	オランダ	414.8('20)	8	オランダ	348.2('20)
9	カナダ	467.6('20)	9	ニュージーランド	364.1('21)
10	ニュージーランド	524.1('21)	10	カナダ	398.8('20)

1～4歳	男		1～4歳	女	
ベスト1	スウェーデン	10.8('20)	ベスト1	イタリア	8.9('20)
	イタリア	10.8('20)	2	イギリス	10.3('20)
3	ニュージーランド	12.0('21)	3	ニュージーランド	10.4('20)
4	オーストラリア	12.2('20)	4	スウェーデン	10.6('20)
5	ドイツ	12.5('20)	5	フランス	12.3('20)
6	イギリス	12.8('20)	6	ドイツ	13.0('20)
7	オランダ	13.3('20)	7	日本	13.4('21)
8	日本	14.3('21)	8	オーストラリア	13.5('20)
	フランス	14.3('20)	9	カナダ	13.6('20)
10	カナダ	17.1('20)	10	アメリカ合衆国	20.4('18)

（厚生労働省『国民衛生の動向』(2023／2024)より）

2022（令和4）年は5歳未満、5～9歳、15～19歳の死亡率は前年より上がりましたが、10～14歳は下がりました。
また、5歳未満児の死亡率を国際比較すると、0歳は男児女児ともに世界で一番低い死亡率となっています。1～4歳の死亡率は世界の中で高い傾向にありますが、今年度は男児は前年の4位から8位、女児は前年の1位から7位となり男女ともに死亡率が上がりました。

▲2-1：子どもの死亡率の年次推移
（2-1、2-3：厚生労働省『人口動態統計』を基に作成）

3 死因別子どもの死亡順位
Children's death ranking classified by cause

▼3-1：0歳の年次推移——第5位までの死亡数および死亡率(出生10万人対)

年	第1位	第2位	第3位	第4位	第5位
1980	出生時外傷等 3,885人(246.4)	先天異常 3,131人(198.6)	不慮の事故 659人(41.8)	詳細不明の未熟児 658人(41.7)	肺炎・気管支炎 583人(37.3)
1990	先天異常 2,028人(166.0)	出産時外傷等 1,185人(97.0)	不慮の事故 346人(28.3)	心疾患 180人(14.7)	敗血症 169人(13.8)
2000	先天奇形・変形および染色体異常 1,385人(116.3)	周産期に特異的な呼吸障害等 603人(50.6)	乳幼児突然死症候群 317人(26.6)	不慮の事故 217人(18.2)	胎児および新生児の出血性障害等 207人(17.4)
2010	先天奇形・変形および染色体異常 916人(85.5)	周産期に特異的な呼吸障害等 341人(31.8)	乳幼児突然死症候群 140人(13.1)	不慮の事故 113人(10.5)	胎児および新生児の出血性障害等 85人(7.9)
2020	先天奇形・変形および染色体異常 544人(64.7)	周産期に特異的な呼吸障害等 232人(27.6)	乳幼児突然死症候群 92人(10.9)	胎児および新生児の出血性障害等 62人(7.4)	不慮の事故 58人(6.9)
2022	先天奇形・変形および染色体異常 483人(62.7)	周産期に特異的な呼吸障害等 202人(26.2)	不慮の事故 60人(7.8)	乳幼児突然死症候群 44人(5.7)	妊娠期間等に関連する障害 42人(5.4)

▼3-2：1～4歳の年次推移——第5位までの死亡数および死亡率(人口10万人対)

年	第1位	第2位	第3位	第4位	第5位
1980	不慮の事故 1,686人(24.3)	先天異常 703人(10.1)	悪性新生物<腫瘍> 411人(5.9)	肺炎・気管支炎 305人(4.4)	心疾患 185人(2.7)
1990	不慮の事故 725人(13.8)	先天異常 451人(8.6)	悪性新生物<腫瘍> 174人(3.3)	心疾患 157人(3.0)	中枢神経系の非炎症性疾患 149人(2.8)
2000	不慮の事故 308人(6.6)	先天奇形・変形および染色体異常 247人(5.3)	悪性新生物<腫瘍> 117人(2.5)	肺炎 89人(1.9)	心疾患 79人(1.5)
2010	先天奇形・変形および染色体異常 162人(3.8)	不慮の事故 151人(3.6)	悪性新生物<腫瘍> 86人(2.0)	肺炎 71人(1.7)	心疾患 57人(1.4)
2020	先天奇形・変形および染色体異常 86人(2.4)	悪性新生物<腫瘍> 61人(1.7)	不慮の事故 57人(1.6)	心疾患 22人(0.6)	インフルエンザ 19人(0.5)
2022	先天奇形・変形および染色体異常 114人(3.4)	不慮の事故 59人(1.7)	悪性新生物<腫瘍> 46人(1.4)	心疾患 26人(0.8)	肺炎 17人(0.5)

▼3-3：5～9歳の年次推移——第5位までの死亡数および死亡率(人口10万人対)

年	第1位	第2位	第3位	第4位	第5位
1980	不慮の事故 1,138人(11.4)	悪性新生物<腫瘍> 473人(4.7)	先天異常 181人(1.8)	心疾患 127人(1.3)	中枢神経系の非炎症性疾患 123人(1.2)
1990	不慮の事故 523人(7.0)	悪性新生物<腫瘍> 225人(3.0)	先天異常 103人(1.4)	中枢神経系の非炎症性疾患 79人(1.1)	心疾患 69人(0.9)
2000	不慮の事故 242人(4.0)	悪性新生物<腫瘍> 137人(2.8)	先天奇形・変形および染色体異常 60人(1.0)	その他の新生物 38人(0.6)	心疾患 31人(0.5)
2010	不慮の事故 125人(2.3)	悪性新生物<腫瘍> 107人(1.9)	心疾患・先天奇形・変形および染色体異常 26人(0.5)	その他の新生物 24人(0.4)	
2020	悪性新生物<腫瘍> 77人(1.5)	不慮の事故 49人(1.0)	先天奇形・変形および染色体異常 31人(0.6)	心疾患 19人(0.4)	インフルエンザ 11人(0.2)
2022	悪性新生物<腫瘍> 89人(1.8)	先天奇形・変形および染色体異常 29人(0.6)	不慮の事故 28人(0.6)	その他の新生物<腫瘍> 14人(0.3)	心疾患 13人(0.3)

▼3-4：10～14歳の年次推移——第5位までの死亡数および死亡率(人口10万人対)

年	第1位	第2位	第3位	第4位	第5位
1980	悪性新生物 390人(4.4)	不慮の事故 370人(4.2)	心疾患 130人(1.5)	中枢神経系の非炎症性疾患 98人(1.1)	先天異常 93人(1.0)
1990	不慮の事故 320人(3.8)	悪性新生物<腫瘍> 280人(3.3)	心疾患 113人(1.3)	先天異常 77人(0.9)	良性等の新生物 49人(0.6)
2000	不慮の事故 166人(2.6)	悪性新生物<腫瘍> 131人(2.0)	自殺 74人(1.1)	心疾患 57人(0.9)	先天奇形・変形および染色体異常 40人(0.6)
2010	不慮の事故 121人(2.1)	悪性新生物<腫瘍> 116人(2.0)	自殺 63人(1.1)	心疾患 42人(0.7)	先天奇形・変形および染色体異常 23人(0.4)
2020	自殺 122人(2.3)	悪性新生物<腫瘍> 82人(1.5)	不慮の事故 53人(1.0)	心疾患 27人(0.5)	先天奇形・変形および染色体異常 22人(0.4)
2022	自殺 119人(2.3)	悪性新生物<腫瘍> 84人(1.6)	不慮の事故 34人(0.6)	先天奇形・変形および染色体異常 25人(0.5)	心疾患 19人(0.4)

▼3-5：15～19歳の年次推移——第5位までの死亡数および死亡率(人口10万人対)

年	第1位	第2位	第3位	第4位	第5位
1980	不慮の事故 1,884人(23.1)	自殺 599人(7.3)	悪性新生物<腫瘍> 459人(5.6)	心疾患 244人(3.0)	中枢神経系の非炎症性疾患 103人(1.3)
1990	不慮の事故 2,493人(25.0)	自殺 419人(4.2)	悪性新生物<腫瘍> 381人(3.8)	心疾患 250人(2.5)	先天異常 95人(1.0)
2000	不慮の事故 1,052人(14.2)	自殺 473人(6.4)	悪性新生物<腫瘍> 237人(3.2)	心疾患 125人(1.7)	先天奇形・変形および染色体異常 52人(0.7)
2010	自殺 451人(7.5)	不慮の事故 424人(7.0)	悪性新生物<腫瘍> 150人(2.5)	心疾患 62人(1.0)	先天奇形・変形および染色体異常 30人(0.5)
2020	自殺 641人(11.4)	不慮の事故 230人(4.1)	悪性新生物<腫瘍> 110人(2.0)	心疾患 46人(0.8)	先天奇形・変形および染色体異常 23人(0.4)
2022	自殺 663人(12.2)	不慮の事故 196人(3.6)	悪性新生物<腫瘍> 124人(2.3)	心疾患 43人(0.8)	先天奇形・変形および染色体異常 26人(0.5)

(3-1～3-5：厚生労働省『人口動態統計』を基に作成)

　2022（令和4）年の死亡順位は0歳、1～4歳は「先天奇形，変形及び染色体異常」が第1位でした。これは、周産期医療の進歩により今までは救えなかった命を救えるようになったことと同時に、出産に至ってもその後、命を継続することができなかった子どもが増加しているという、産科医療と新生児医療の連携の難しさを表しています。
　また、5～9歳は「悪性新生物」、10～14歳、15～19歳は「自殺」が第1位で、2020（令和2）年から続いている女性と高校生以下の子どもの自殺者数が増加したことが反映されています。

4 不慮の事故（死亡）と学校災害（死亡）
Unexpected accident (death)

1）不慮の事故（死亡）
▼4-1：年齢別種別別死亡数および死亡率（2022年）

	交通事故	転倒・転落・墜落	不慮の溺死・溺水	不慮の窒息	煙・火および火災への曝露	有害物質による中毒	その他の不慮の事故
0歳	3人(0.4)	1人(0.1)	1人(0.1)	53人(6.9)	0人(－)	0人(－)	2人(0.3)
1～4歳	18人(0.5)	7人(0.2)	7人(0.2)	19人(0.6)	0人(－)	0人(－)	8人(0.2)
5～9歳	10人(0.2)	0人(－)	14人(0.3)	3人(0.1)	0人(－)	0人(－)	1人(0.0)
10～14歳	9人(0.2)	4人(0.1)	15人(0.3)	2人(0.0)	2人(0.0)	2人(0.0)	0人(－)
15～19歳	104人(1.9)	23人(0.4)	34人(0.6)	10人(0.2)	2人(0.0)	8人(0.1)	15人(0.3)

注：（　）は10万人対の死亡率　　　　　　　　　　　　（厚生労働省『人口動態統計』を基に作成）

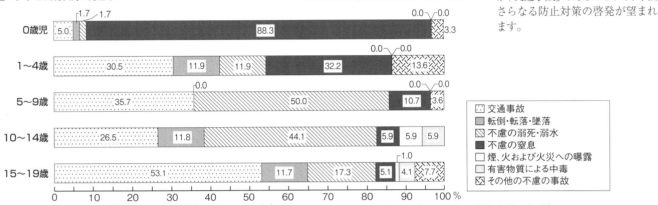

▲4-2：年齢階級別種類別割合（2022年）　（4-1、4-2：厚生労働省『人口動態統計』を基に作成）
注：各年齢階級の不慮の事故死亡総数を100として

凡例：
- 交通事故
- 転倒・転落・墜落
- 不慮の溺死・溺水
- 不慮の窒息
- 煙、火および火災への曝露
- 有害物質による中毒
- その他の不慮の事故

▼4-3：年齢層別・状態別交通事故の死者数および割合（2022年）

	自動車乗車中	自動二輪車乗車中	原付乗車中	自転車乗用中	歩行中	その他	合計
14歳以下死者数	9人(33.3)	1人(3.7)	0人(0.0)	5人(18.5)	11人(40.7)	1人(3.7)	27人(100.0)
15～19歳死者数	34人(39.5)	35人(40.7)	6人(7.0)	9人(10.5)	2人(2.3)	0人(0.0)	86人(100.0)

（警察庁交通局　『令和4年中の交通死亡事故の発生状況及び道路交通法違反取締り状況について』を基に作成）

2）学校災害（死亡）
▼4-4：学校管理下における児童生徒の死亡状況
（独立行政法人日本スポーツ振興センター「令和4年度災害共済給付の給付状況」を基に作成）

（1）死亡見舞金の給付状況（2022年度）　　　　　　　　　　　　　　　　　　　　2021年度

死因別＼学校種別		保育所等	幼稚園	幼保連携型認定こども園	小学校	中学校	高等学校	高等専門学校	合計	率	計	率
突然死	心臓系	0件	0件	0件	1件	0件	4件	1件	6件	14.63%	8件	19.05%
	中枢神経系（頭蓋内出血）	0	0	0	2	1	2	0	5	12.20	7	16.67
	大血管系など	0	0	0	0	0	2	0	2	4.88	1	2.38
	計	0	0	0	3	1	8	1	13	31.71	16	38.10
	頭部外傷	0	0	0	1	2	5	0	8	19.51	6	14.29
	溺死	1	0	0	0	0	0	0	1	2.44	3	7.14
	頚髄損傷	0	0	0	1	0	0	0	1	2.44	1	2.38
	窒息死（溺死以外）	0	0	0	1	2	1	0	4	9.76	7	16.67
	内臓損傷	0	0	0	0	2	2	0	4	9.76	1	2.38
	熱中症	0	0	0	0	0	0	0	0	0.00	1	2.38
	全身打撲	0	0	0	2	2	3	0	7	17.07	7	16.67
	電撃死	0	0	0	0	0	0	0	0	0.00	0	0.00
	焼死	0	0	0	0	0	0	0	0	0.00	0	0.00
	その他	0	0	0	0	1	2	0	3	7.32	0	0.00
	合計	1	0	0	8	10	21	1	41	100.00	42	100.00
上記の内再掲	道路交通事故	0	0	0	0	0	1	0	1	2.44	1	2.38
	列車事故（踏切事故）	0	0	0	0	0	0	0	0	0.00	0	0.00
	列車事故（踏切以外の事故）	0	0	0	0	0	0	0	0	0.00	0	0.00
	他殺	0	0	0	0	1	0	0	1	2.44	1	2.38
	自殺	0	0	0	4	7	7	0	18	43.90	16	38.10

（右段本文）

不慮の事故による死亡の内訳をみると、2022（令和4）年は例年と変わらず、0歳は「不慮の窒息」が最も多く約9割を占めています。その他の年齢階級では「交通事故」と「溺死・溺水」が死因の上位にあげられています。特に5～9歳の不慮の事故死の約5割が「溺死・溺水」、15～19歳の不慮の事故死の約5割が「交通事故」であることより、今後、さらなる防止対策の啓発が望まれます。

2022（令和4）年の14歳以下の交通事故死亡者数は27人、15～19歳は86人でした。事故の種類をみると14歳以下は「歩行中」が約4割と最も多く、次いで「自動車乗車中」が約3割となっています。15～19歳は「自動二輪車乗車中」が約4割であり、年齢階級によって交通事故の特徴に差があることがわかります。

学校管理下で死亡事故が発生し、日本スポーツ振興センターにより死亡見舞金が支払われた状況をみると、一番多い死亡原因は心臓系、中枢神経系、大血管系などの突然死で約3割を占めています。また、2022（令和4）年度の学校管理下の自殺による死亡者数は18人で、前年より増加しました。

5 子どもの自殺
Suicide in children

　自殺者数について、警察庁と厚生労働省の発表数値に相違がみられます。

　これは、警察庁では「死体発見時に自殺、他殺あるいは事故死のいずれかが不明のときには、検視調書または死体検分調書が作成されるのみですが、その後の調査等により自殺と判明したときは、その時点で計上する」のに対して、厚生労働省では、「自殺、他殺あるいは事故死のいずれか不明のときは自殺以外で処理しているので、死亡診断書等について作成者から自殺の旨訂正報告がない場合は、自殺に計上していない」との違いがあるからです。

　2022（令和4）年の自殺者数は5～9歳は1名、10～14歳は119名、15～19歳は663名と2021（令和3）年と同様に大人数となりました。特に15～19歳は前年より30名も増加しています。

　また、小学生の自殺数が前年より増加しました。新型コロナウイルス感染症の影響による新しい生活様式が、依然として子どもたちの心にさまざまな悩みや課題を与えていることがうかがえます。

▼5-2：5～19歳にみる自殺率の年次推移

年度	5～9歳		10～14歳		15～19歳		小学生		中学生	
	自殺数	自殺率	自殺数	自殺率	自殺数	自殺率	自殺数	自殺率	自殺数	自殺率
1950	–	–	2	0.0	1,310	15.3				
55	3	0.0	88	0.9	2,735	31.7				
60	1	0.0	62	0.6	2,217	23.8				
65	–	–	46	0.5	806	7.4				
70	–	–	55	0.7	702	7.8				
75	1	0.0	88	1.1	788	9.7				
80	2	0.0	53	0.6	599	7.3				
85	4	0.0	81	0.8	453	5.1				
86	3	0.0	123	1.2	659	7.0				
87	3	0.0	66	0.7	490	8.1				
88	2	0.0	77	0.8	476	4.8				
89	–	–	63	0.6	443	3.5				
90	–	–	47	0.6	381	3.8				
91	–	–	36	0.4	371	3.8				
92	1	0.0	83	1.0	407	4.3				
93	–	–	50	0.6	381	3.9				
94	2	0.0	74	1.0	453	5.1				
95	–	–	66	0.9	423	5.0				
96	–	–	64	0.9	400	4.9				
97	4	0.0	49	0.7	389	4.9				
98	1	0.0	93	1.3	610	7.9				
99	1	0.0	72	1.1	540	7.1				
2000	–	–	74	1.1	473	6.4				
01	1	0.0	60	0.9	481	6.6				
02	–	–	37	0.6	410	5.8				
03	1	0.0	64	1.1	503	7.3				
04	–	–	49	0.8	500	7.5				
05	1	0.0	44	0.7	511	7.8				
06	1	0.0	76	1.3	500	7.9				
07	–	–	47	0.8	455	7.3				
08	1	0.0	58	1.0	507	8.3	9	0.1	68	1.9
09	–	–	55	0.9	457	7.6	2	0.0	70	1.9
10	–	–	63	1.1	451	7.5	6	0.1	76	2.1
11	–	–	74	1.3	509	8.5	11	0.2	76	2.1
12	–	–	75	1.3	510	8.5	8	0.1	81	2.3
13	1	0.0	91	1.6	455	7.6	13	0.2	101	2.9
14	2	0.0	100	1.8	434	7.3	20	0.3	104	3.0
15	1	0.0	89	1.6	447	7.4	5	0.1	111	3.2
16	–	–	71	1.3	430	7.2	10	0.2	85	2.6
17	–	–	100	1.9	460	7.8	10	0.2	115	3.4
18	–	–	99	1.9	503	8.7	7	0.1	127	3.9
19	–	–	90	1.7	563	9.9	15	0.2	107	3.3
20	–	–	122	2.3	641	11.4	14	0.2	142	4.4
21	2	0.0	128	2.4	632	11.5	13	0.2	150	4.6
22	1	0.0	119	2.3	663	12.2	16	0.3	150	4.7

注：率は人口10万人対

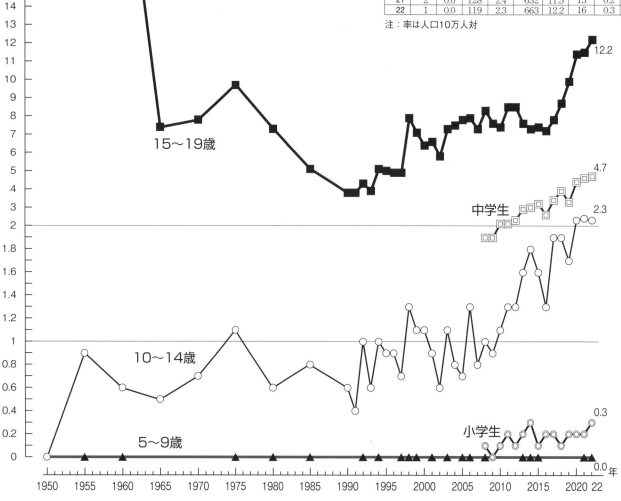

（人口10万人対）

15～19歳　12.2

中学生　4.7

10～14歳　2.3

5～9歳　小学生　0.3　0.0

▲5-1：5～19歳にみる自殺率の年次推移
（5-1、5-2：厚生労働省『人口動態統計』を基に作成）

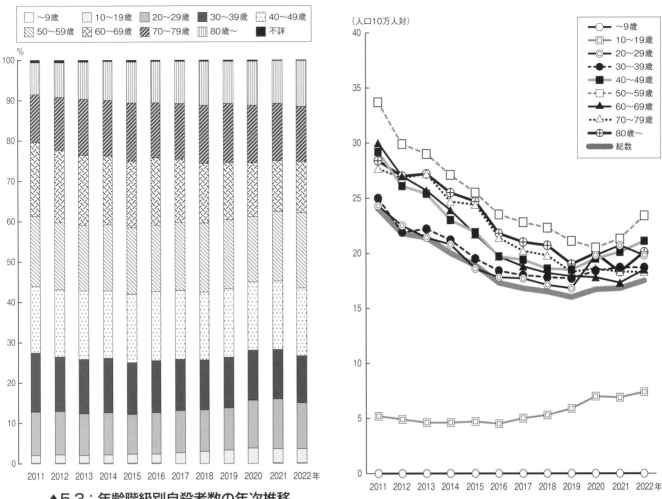

▲5-3：年齢階級別自殺者数の年次推移
（5-3、5-4：厚生労働省『令和３年中における自殺の状況』を基に作成）

▲5-4：年齢階級別自殺死亡率の年次推移

凡例（5-3）：～9歳、10～19歳、20～29歳、30～39歳、40～49歳、50～59歳、60～69歳、70～79歳、80歳～、不詳

凡例（5-4）：～9歳、10～19歳、20～29歳、30～39歳、40～49歳、50～59歳、60～69歳、70～79歳、80歳～、総数

　2022（令和４）年の自殺者数は21,881人となり、前年と比較して874人（約4.2％）増加しました。男女別にみると男性は13年ぶりの増加、女性は３年連続の増加で、男性の自殺者数は女性の約2.1倍となっています。また、死亡率は20歳代のみ前年度より低下しましたが、それ以外の年齢階級ではすべて上昇しています。児童生徒の自殺者数は514人となり過去最多だった前年より41人増加しました。男女別にみると男子293人、女子221人で男子の自殺者数が多い傾向にあります。

　自殺総合対策推進センターは2018（平成30）年に「小学生の自殺は11月30日、中学生と高校生の自殺は９月１日が多い」という統計を公表しています。しかし、2020（令和２）年の児童生徒の自殺は３月の一斉休校直後に大きく減少し、６月の学校再開後と短縮された夏休みが終わった８月頃に急増しました。一斉休校は通常の長期休業とは異なり学校再開時期などが不確定で心が不安定になるなど、新型コロナウイルス感染症の拡大に起因するさまざまな悩みや課題が児童生徒の自殺に影響したと考えられます。2022（令和４）年は学校活動が通常に戻りつつあり、自殺が多い月もコロナ前と同じ傾向がみられるようになりました。しかし、コロナ前には低かった６月と11月の自殺数が2020（令和２）年より継続して多い理由について検討する必要があると思われます。

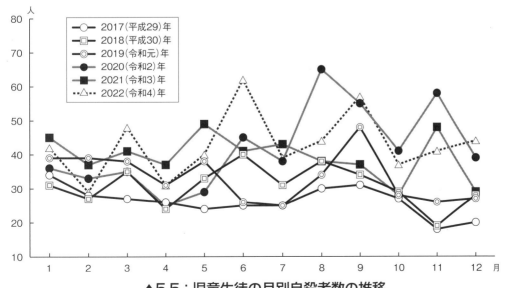

▲5-5：児童生徒の月別自殺者数の推移
（文部科学省「コロナ禍における児童生徒の自殺等に関する現状について」を基に作成）

凡例：2017（平成29）年、2018（平成30）年、2019（令和元）年、2020（令和２）年、2021（令和３）年、2022（令和４）年

　現在の日本では新型コロナの感染拡大状況は落ち着いています。しかし、まだ黙食や行事の制限などを続けている学校もあります。アフターコロナの生活が始まり、家庭にも学校にも居場所がなくてつらいという子どもたちはまだたくさんいます。

　自殺を防止するには、自殺を企図している人の悩みやサインに気づき、声をかけて話を聞き、必要な支援につなげていくゲートキーパーの存在が重要です。いつも顔を合わせる子どもが「何だか元気がないな」「ちょっと様子が違うな」と感じたときにまずは声をかけてみることで、子どもが「自分を見ていてくれる人」「自分を心配してくれている人」がいると感じることが、自殺を思いとどまる一助になります。

生
存

6 虐待死
Child abuse

▼6-1：子ども虐待による死亡児の人数

年 （報告）	2005 （第3次）	2007 （第5次）	2009 （第7次）	2011 （第9次）	2013 （第11次）	2015 （第13次）	2016 （第14次）	2017 （第15次）	2018 （第16次）	2019 （第17次）	2020 （第18次）	2021 （第19次）
調査時期	1/1～12/31	1/1～12/31	4/1～3/31	4/1～3/31	4/1～3/31	4/1～3/31	4/1～3/31	4/1～3/31	4/1～3/31	4/1～3/31	4/1～3/31	4/1～3/31
死亡児数（人）	86	114	88	99	69	84	77	65	73	78	77	74
心中以外の虐待死 ∶ 心中による虐待死（未遂含む）	56∶30	61∶53	49∶39	58∶41	36∶33	52∶32	49∶28	52∶13	54∶19	57∶21	49∶28	50∶24

【厚生労働省による用語定義】

虐待死とは：子ども虐待による死亡をさし、「心中以外の虐待死」と「心中による虐待死（加害者の未遂を含む）」に分類されている。第8次報告以降、「虐待死」とした事例を「心中以外の虐待死」に、「心中」とした事例を「心中による虐待死」にそれぞれ呼称を改めた。

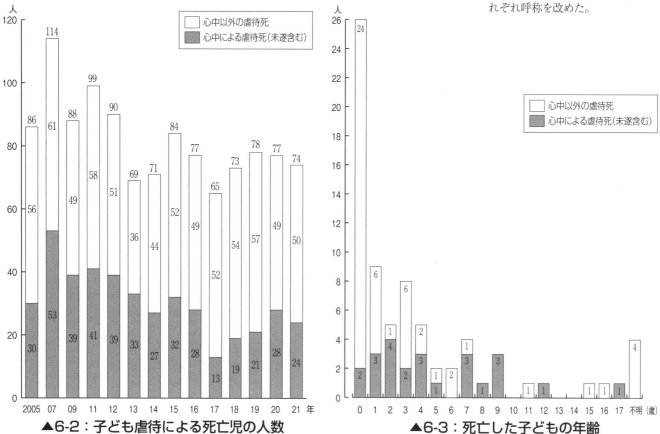

▲6-2：子ども虐待による死亡児の人数

▲6-3：死亡した子どもの年齢
（2021年4月～2022年3月末まで）

2021（令和3）年度に全国の児童相談所が児童虐待相談として対応した件数は207,660件で、前年より約2,615件（1.3％増加し、1990（平成2）年度より連続して増加しています。

▼6-4：死亡時の子どもの年齢と家族構成

		総数		実父母		ひとり親（同居者なし）		ひとり親（同居者あり）		内縁関係		再婚等		その他		不明	
		事例数	%	事例数	%	事例数	%	事例数	%	事例数	%	事例数	%	事例数	%	事例数	%
心中以外	全体	747	100.0	356	100.0	73	100.0	117	100.0	66	100.0	34	100.0	27	100.0	74	100.0
	0日	127	17.0	13	3.7	15	20.5	56	47.9	10	15.2	0	0.0	14	51.9	19	25.7
	1～6日	29	3.9	7	2.0	3	4.1	12	10.3	1	1.5	0	0.0	0	0.0	6	8.1
	0歳	214	28.6	166	46.6	14	19.2	14	12.0	6	9.1	2	5.9	5	18.5	7	9.5
	1～2歳	130	17.4	72	20.2	13	17.8	12	10.3	20	30.3	7	20.6	1	3.7	5	6.8
	3～5歳	120	16.1	54	15.2	14	19.2	6	5.1	20	30.3	16	47.1	4	14.8	6	8.1
	6歳以上	74	9.9	32	9.0	9	12.3	9	7.7	7	10.6	8	23.5	3	11.1	6	8.1
	不明	53	7.1	12	3.4	5	6.8	8	6.8	2	3.0	1	2.9	0	0.0	25	33.8
心中（未遂を含む）	全体	492	100.0	251	100.0	70	100.0	44	100.0	13	100.0	11	100.0	13	100.0	90	100.0
	0日	1	0.2	0	0.0	1	1.4	0	0.0	0	0.0	0	0.0	0	0.0	0	0.0
	1～6日	2	0.4	2	0.8	0	0.0	0	0.0	0	0.0	0	0.0	0	0.0	0	0.0
	0歳	55	11.2	43	17.1	0	0.0	3	6.8	1	7.7	1	9.1	1	7.7	6	6.7
	1～2歳	61	12.4	33	13.1	7	10.0	5	11.4	1	7.7	1	9.1	2	15.4	12	13.3
	3～5歳	114	23.2	56	22.3	13	18.6	14	31.8	4	30.8	2	18.2	1	7.7	24	26.7
	6歳以上	254	51.6	117	46.6	49	70.0	21	47.7	7	53.8	7	63.6	9	69.2	44	48.9
	不明	5	1.0	0	0.0	0	0.0	1	2.3	0	0.0	0	0.0	0	0.0	4	4.4

（6-1～6-4：厚生労働省『子ども虐待による死亡事例等の検証結果ついて』第19次報告を基に作成）

「子ども虐待による死亡事例等の検証結果ついて（第19次報告）」の特集「こどもの死亡時に実父母双方と同居している事例とそれ以外の事例の比較」によると、第5次から第18次報告までの虐待事例では、死亡時の子どもの年齢は、心中以外は747人中約半数の370人が0歳（0日、1～6日含む）、心中は492人中約半数の254人が6歳以上であった。特に心中以外では「ひとり親（同居者あり）」で、「0日」が47.9％、「内縁関係」で「1～2歳」「3～5歳」ともに30.3％と他に比べて高い。

7 妊産婦死亡率
Death rate in expectant and nursing mothers

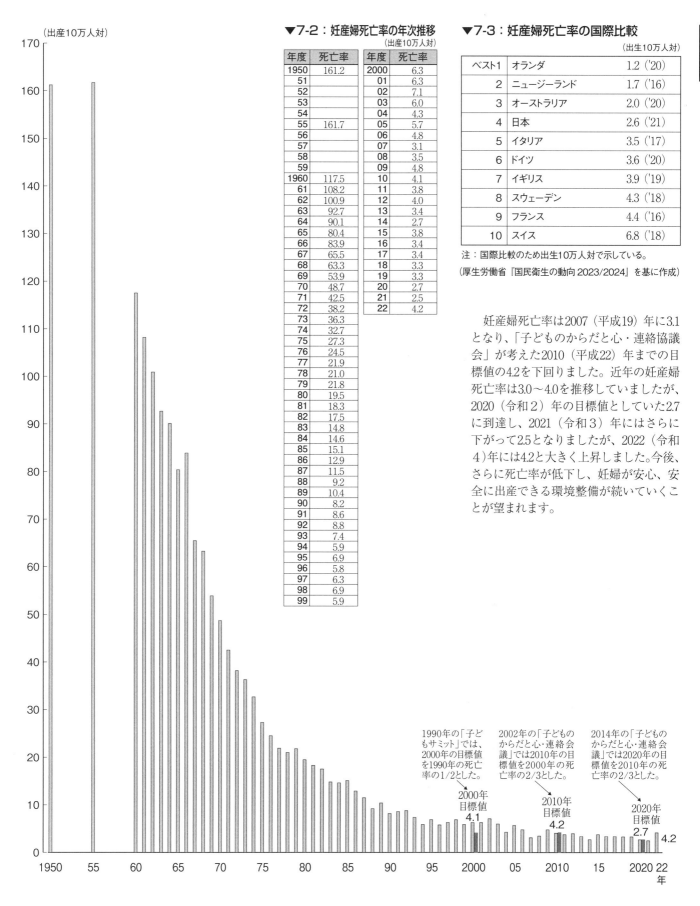

▼7-2：妊産婦死亡率の年次推移

（出産10万人対）

年度	死亡率	年度	死亡率
1950	161.2	2000	6.3
51		01	6.3
52		02	7.1
53		03	6.0
54		04	4.3
55	161.7	05	5.7
56		06	4.8
57		07	3.1
58		08	3.5
59		09	4.8
1960	117.5	10	4.1
61	108.2	11	3.8
62	100.9	12	4.0
63	92.7	13	3.4
64	90.1	14	2.7
65	80.4	15	3.8
66	83.9	16	3.4
67	65.5	17	3.4
68	63.3	18	3.3
69	53.9	19	3.3
70	48.7	20	2.7
71	42.5	21	2.5
72	38.2	22	4.2
73	36.3		
74	32.7		
75	27.3		
76	24.5		
77	21.9		
78	21.0		
79	21.8		
80	19.5		
81	18.3		
82	17.5		
83	14.8		
84	14.6		
85	15.1		
86	12.9		
87	11.5		
88	9.2		
89	10.4		
90	8.2		
91	8.6		
92	8.8		
93	7.4		
94	5.9		
95	6.9		
96	5.8		
97	6.3		
98	6.9		
99	5.9		

▼7-3：妊産婦死亡率の国際比較

（出生10万人対）

ベスト1	オランダ	1.2（'20）
2	ニュージーランド	1.7（'16）
3	オーストラリア	2.0（'20）
4	日本	2.6（'21）
5	イタリア	3.5（'17）
6	ドイツ	3.6（'20）
7	イギリス	3.9（'19）
8	スウェーデン	4.3（'18）
9	フランス	4.4（'16）
10	スイス	6.8（'18）

注：国際比較のため出生10万人対で示している。

（厚生労働省『国民衛生の動向 2023/2024』を基に作成）

　妊産婦死亡率は2007（平成19）年に3.1となり、「子どものからだと心・連絡協議会」が考えた2010（平成22）年までの目標値の4.2を下回りました。近年の妊産婦死亡率は3.0〜4.0を推移していましたが、2020（令和2）年の目標値としていた2.7に到達し、2021（令和3）年にはさらに下がって2.5となりましたが、2022（令和4）年には4.2と大きく上昇しました。今後、さらに死亡率が低下し、妊婦が安心、安全に出産できる環境整備が続いていくことが望まれます。

1990年の「子どもサミット」では、2000年の目標値を1990年の死亡率の1/2とした。

2002年の「子どものからだと心・連絡会議」では2010年の目標値を2000年の死亡率の2/3とした。

2014年の「子どものからだと心・連絡会議」では2020年の目標値を2010年の死亡率の2/3とした。

2000年目標値 4.1

2010年目標値 4.2

2020年目標値 2.7　4.2

▲7-1：妊産婦死亡率の年次推移

（7-1、7-2：厚生労働省『人口動態統計』を基に作成）

8 死産性比
Sex ratio in stillbirth

▼8-2：死産性比の年次推移 （人）

年度	死産性比	年度	死産性比	年度	死産性比	年度	死産性比
1899	109.7	1930	120.0	1961	127.9	1992	195.0
1900	110.7	1931	121.3	1962	125.7	1993	198.3
1901	110.8	1932	119.8	1963	128.5	1994	197.9
1902	110.9	1933	120.5	1964	127.3	1995	205.5
1903	110.1	1934	120.2	1965	129.1	1996	204.6
1904	110.2	1935	119.3	1966	128.5	1997	210.4
1905	109.5	1936	120.8	1967	129.3	1998	210.7
1906	110.1	1937	120.6	1968	130.7	1999	209.3
1907	110.0	1938	120.5	1969	133.0	2000	217.0
1908	111.9	1939	121.2	1970	132.2	2001	223.1
1909	112.2	1940	118.9	1971	132.4	2002	221.3
1910	112.7	1941	121.5	1972	136.0	2003	221.4
1911	114.0	1942	—	1973	137.9	2004	224.3
1912	114.4	1943	—	1974	137.0	2005	229.0
1913	113.3	1944	—	1975	137.5	2006	224.1
1914	114.5	1945	—	1976	140.8	2007	226.2
1915	114.8	1946	—	1977	141.0	2008	225.2
1916	115.3	1947	123.0	1978	142.4	2009	225.3
1917	117.1	1948	124.3	1979	146.1	2010	226.2
1918	115.0	1949	126.7	1980	151.4	2011	225.6
1919	117.6	1950	128.1	1981	154.7	2012	220.5
1920	117.1	1951	127.7	1982	158.9	2013	216.7
1921	118.0	1952	127.5	1983	154.9	2014	220.4
1922	117.8	1953	128.8	1984	161.3	2015	216.8
1923	117.6	1954	129.1	1985	167.1	2016	209.9
1924	117.5	1955	129.6	1986	169.7	2017	215.6
1925	119.6	1956	128.4	1987	178.5	2018	212.0
1926	120.4	1957	128.1	1988	177.6	2019	207.4
1927	119.3	1958	127.8	1989	182.5	2020	205.9
1928	120.0	1959	128.1	1990	190.2	2021	213.8
1929	119.9	1960	127.0	1991	190.1	2022	207.1

　「死産性比」は1970（昭和45）年代中頃から急激に増加し始め、2000（平成12）年代以降は220〜230人の間で推移した後、ここ2〜3年は減少傾向を示していましたが、2022（令和4）年に再び減少しました。「なぜ女児よりも男児に死産が多いのか」という原因として、公害や農薬による環境ホルモンの問題や、日本人の衣食住などのライフスタイルの変化などいろいろなことがあげられてはいますが、詳細の要因についてはまだ明らかになっていないため、原因を究明していく必要があると思われます。

死
産
性
比

207.1

年

注：女子100人に対する男子の死産数

▲8-1：死産性比の年次推移
（8-1、8-2：厚生労働省『人口動態統計』を基に作成）

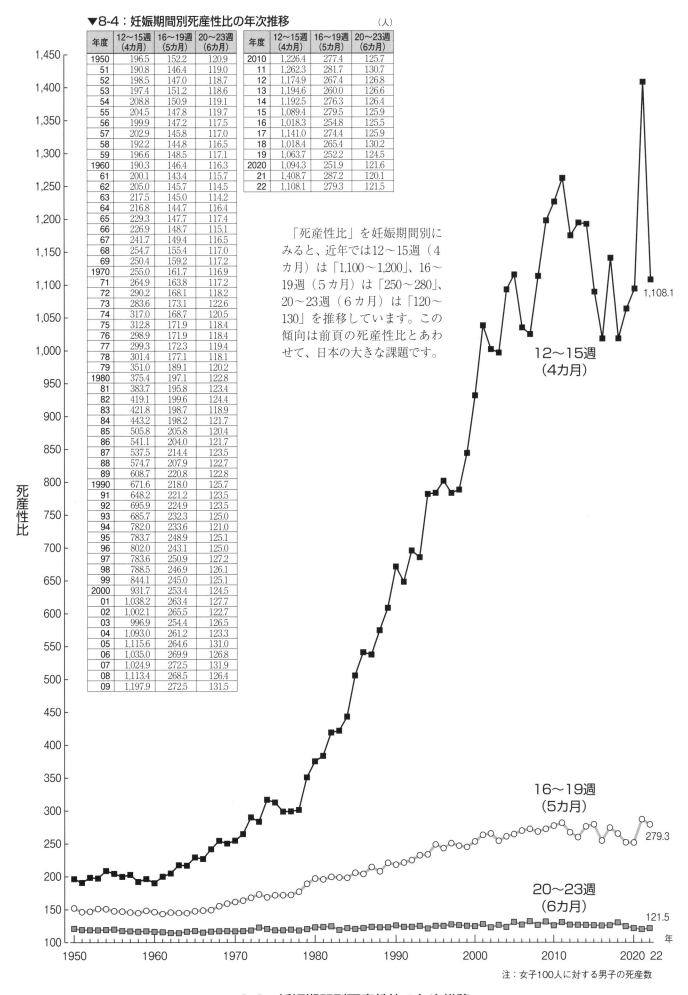

▼8-4：妊娠期間別死産性比の年次推移　　　　　　　　　　（人）

年度	12～15週 （4カ月）	16～19週 （5カ月）	20～23週 （6カ月）	年度	12～15週 （4カ月）	16～19週 （5カ月）	20～23週 （6カ月）
1950	196.5	152.2	120.9	2010	1,226.4	277.4	125.7
51	190.8	146.4	119.0	11	1,262.3	281.7	130.7
52	198.5	147.0	118.7	12	1,174.9	267.4	126.8
53	197.4	151.2	118.6	13	1,194.6	260.0	126.6
54	208.8	150.9	119.1	14	1,192.5	276.3	126.4
55	204.5	147.8	119.7	15	1,089.4	279.5	125.9
56	199.9	147.2	117.5	16	1,018.3	254.8	125.5
57	202.9	145.8	117.0	17	1,141.0	274.4	125.9
58	192.2	144.8	116.5	18	1,018.4	265.4	130.2
59	196.6	148.5	117.1	19	1,063.7	252.2	124.5
1960	190.3	146.4	116.3	2020	1,094.3	251.9	121.6
61	200.1	143.4	115.7	21	1,408.7	287.2	120.1
62	205.0	145.7	114.5	22	1,108.1	279.3	121.5
63	217.5	145.0	114.2				
64	216.8	144.7	116.4				
65	229.3	147.7	117.4				
66	226.9	148.7	115.1				
67	241.7	149.4	116.5				
68	254.7	155.4	117.0				
69	250.4	159.2	117.2				
1970	255.0	161.7	116.9				
71	264.9	163.8	117.2				
72	290.2	168.1	118.2				
73	283.6	173.1	122.6				
74	317.0	168.7	120.5				
75	312.8	171.9	118.4				
76	298.9	171.9	118.4				
77	299.3	172.3	119.4				
78	301.4	177.1	118.1				
79	351.0	189.1	120.2				
1980	375.4	197.1	122.8				
81	383.7	195.8	123.4				
82	419.1	199.6	124.4				
83	421.8	198.7	118.9				
84	443.2	198.2	121.7				
85	505.8	205.8	120.4				
86	541.1	204.0	121.7				
87	537.5	214.4	123.5				
88	574.7	207.9	122.7				
89	608.7	220.8	122.8				
1990	671.6	218.0	125.7				
91	648.2	221.2	123.5				
92	695.9	224.9	123.5				
93	685.7	232.3	125.0				
94	782.0	233.6	121.0				
95	783.7	248.9	125.1				
96	802.0	243.1	125.0				
97	783.6	250.9	127.2				
98	788.5	246.9	126.1				
99	844.1	245.0	125.1				
2000	931.7	253.4	124.5				
01	1,038.2	263.4	127.7				
02	1,002.1	265.5	122.7				
03	996.9	254.4	126.5				
04	1,093.0	261.2	123.3				
05	1,115.6	264.6	131.0				
06	1,035.0	269.9	126.8				
07	1,024.9	272.5	131.9				
08	1,113.4	268.5	126.4				
09	1,197.9	272.5	131.5				

「死産性比」を妊娠期間別に
みると、近年では12～15週（4
カ月）は「1,100～1,200」、16～
19週（5カ月）は「250～280」、
20～23週（6カ月）は「120～
130」を推移しています。この
傾向は前頁の死産性比とあわ
せて、日本の大きな課題です。

生存

12～15週
（4カ月）

1,108.1

16～19週
（5カ月）

279.3

20～23週
（6カ月）

121.5

死産性比

年

注：女子100人に対する男子の死産数

▲8-3：妊娠期間別死産性比の年次推移

（8-3、8-4：厚生労働省『人口動態統計』を基に作成）

出生性比
Sex ratio in live birth

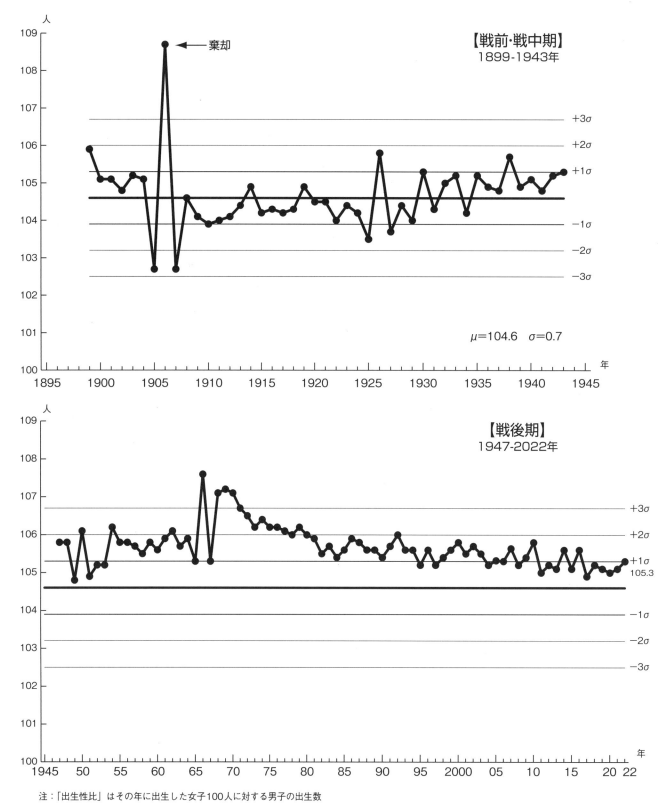

注：「出生性比」はその年に出生した女子100人に対する男子の出生数

▲1-1：出生性比の年次推移
（厚生労働省『人口動態統計』を基に作成）

　出生性比は以前より男子が女子より高く、上下のグラフの真ん中にある太い横線は"戦前・戦中期"の平均値水準（104.6）を示しています。戦後期は"戦前・戦中期"の平均値より出生性比が高くなり（つまり、女子より男子がより多く生まれている）、なかでも1968（昭和43）〜70（昭和45）年は＋3σを超えました。その後は低下を続け、2008（平成20）年は＋1σ以下の水準まで戻ってきていますが、依然として女子より男子が多く生まれています。また、1906（明治39）年の値が棄却されたのはこの年が「丙午」であったためであり、1966（昭和41）年にも同様の傾向がみられましたが棄却するまでの値ではありませんでした。

2 低出生体重児
Low birth body weight infant

▼2-1：低出生体重別階層分布割合および年次推移（男児）

(%)

男児		1951	1960	1970	1980	1990	2000	2007	2016	2017	2018	2019	2020	2021	2022
	出生総数(人)	1,094,641	824,761	1,000,403	811,418	626,971	612,148	559,847	501,880	484,449	470,851	443,430	430,713	415,903	395,257
	出生時平均体重(kg)	3.14	3.14	3.22	3.23	3.16	3.07	3.05	3.05	3.05	3.05	3.05	3.05	3.05	3.05
出生時体重構成割合	総数　割合	100.0	100.0	100.0	100.0	100.0	100.0	100.0	100.0	100	100	100	100	100	100
	1.0kg未満	0.0	0.0	0.1	0.1	0.2	0.2	0.3	0.3	0.3	0.3	0.3	0.3	0.3	0.3
	1.0kg以上1.5kg未満	0.2	0.3	0.3	0.3	0.4	0.4	0.5	0.4	0	0.4	0.4	0.4	0.5	0.4
	1.5~2.0	1.1	1.2	1.0	0.8	0.9	1.1	1.2	1.1	1.2	1.2	1.2	1.1	1.2	1.1
	2.0~2.5	5.2	5.1	3.9	3.6	4.3	6.0	6.6	6.5	6.5	6.4	6.4	6.4	6.3	6.4
	2.5kg未満	6.4	6.5	5.2	4.8	5.7	7.8	8.5	8.3	8.0	8.3	8.3	8.2	8.3	8.2

注1：出生時の体重不詳を除いた%　　注2：2011（平成22）年はデータなし　　注3：数値は発表のまま記載

▼2-2：低出生体重別階層分布割合および年次推移（女児）

(%)

女児		1951	1960	1970	1980	1990	2000	2007	2016	2017	2018	2019	2020	2021	2022
	出生総数(人)	1,043,048	781,280	933,836	765,471	594,614	578,399	529,971	475,098	461,616	447,549	421,809	410,122	395,719	375,502
	出生時平均体重(kg)	3.06	3.06	3.13	3.14	3.08	2.99	2.96	2.96	2.96	2.96	2.96	2.96	2.96	2.96
出生時体重構成割合	総数　割合	100.0	100.0	100.0	100.0	100.0	100.0	100.0	100.0	100	100	100	100	100	100
	1.0kg未満	0.0	0.0	0.1	0.1	0.2	0.2	0.3	0.3	0.3	0.3	0.3	0.3	0.3	0.3
	1.0kg以上1.5kg未満	0.2	0.3	0.3	0.3	0.3	0.4	0.5	0.4	0.4	0.4	0.4	0.5	0.4	0.4
	1.5~2.0	1.2	1.3	1.0	0.8	0.9	1.1	1.3	1.2	1.2	1.2	1.2	1.2	1.3	1.3
	2.0~2.5	6.9	6.1	4.8	4.4	5.5	7.7	8.7	8.6	8.6	8.5	8.6	8.3	8.5	8.6
	2.5kg未満	8.3	7.7	6.1	5.6	7.0	9.5	10.8	10.5	10.5	10.4	10.5	10.3	10.5	10.6

注1：出生時の体重不詳を除いた%　　注2：2011（平成22）年はデータなし　　注3：数値は発表のまま記載

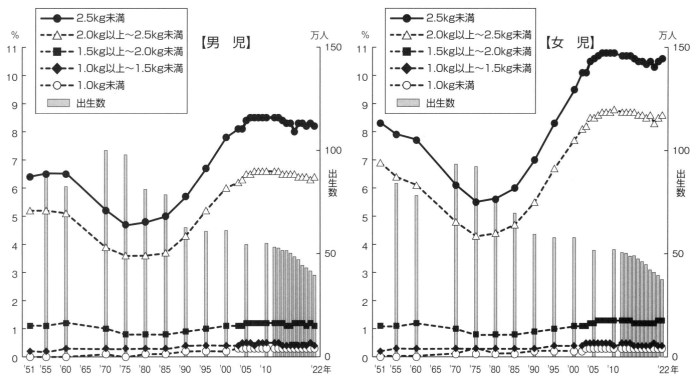

注：低出生体重児：2,500g未満、極低出生体重児：1,500g未満、超低出生体重児：1,000g未満

▲2-3：階層別低出生体重児と出生数の年次推移
（2-1～2-3：厚生労働省『人口動態統計』を基に作成）

　出生児の平均体重は、この10年間大きな変化はありませんが、出生数は依然として減少しています。2,500g未満の低出生体重児の割合は、1980（昭和55）年頃から増加していましたが、2007（平成19）年をピークに横ばいかやや減少傾向が続いています。2022（令和4）年はピーク時より男児は0.3%、女児は0.2%の減少がみられます。

保護

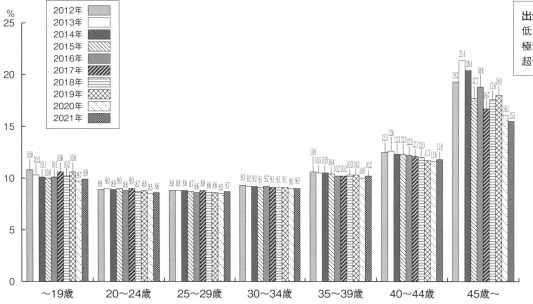

▲2-4：母の年齢階級別低出生体重児の割合

出生時体重
低出生体重児：2,500g未満
極低出生体重児：1,500g未満
超低出生体重児：1,000g未満

出生児の体重が2,500g未満となる出産が10%を超える年齢階級は、35歳以上の高齢出産となっています。逆に20代での出産は低出生体重児の割合が最も少なくなっています。

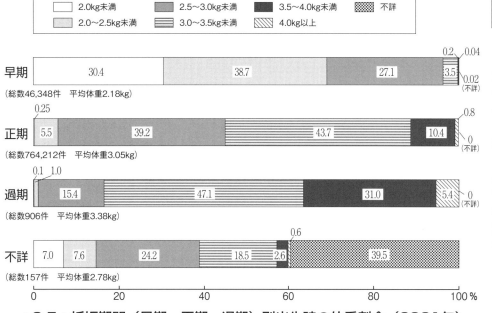

▲2-5：妊娠期間（早期・正期・過期）別出生時の体重割合（2021年）

妊娠期間
早期：妊娠22週から37週未満
正期：妊娠37週から41週未満
過期：妊娠42週以上

低出生体重児は、2,500g未満で国際的な合意が得られています。低出生体重児の割合は、人口全体の健康状態を表す指標となっており、途上国支援の中での健康改善効果の指標に用いられてきました。

早期産の低出生体重児（2,500g未満）の割合は、2.0kg未満が30.4%、2.0〜2.5kg未満が38.7%で、合わせると69.1%と高率です。妊娠37週未満での出産は、低体重児となるリスクが高いと考えられます。

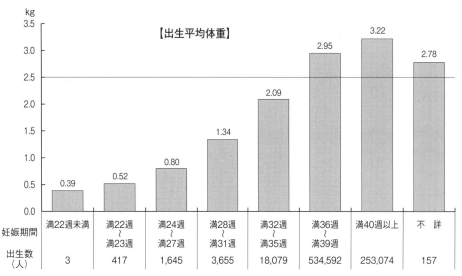

▲2-6：妊娠期間別出生数と出生平均体重（2021年）
（2-4〜2-6：厚生労働省『人口動態統計』を基に作成）

在胎週数
早産児：37週未満
超早産児：28週未満
後期早産児：34週以降

満22週未満で生まれた3人の出生児の平均体重は390g、満22週〜満23週に生まれた児の平均体重は520g、満24週〜満27週に生まれた児の平均体重は800gと、いずれも1,000g未満でした。満28週〜満31週に生まれた児の平均体重は1,340g、満32週〜満35週で生まれた児の平均体重は2,090gとなっており、妊娠期間が短いほど、平均体重は少なくなっていることがわかります。

72

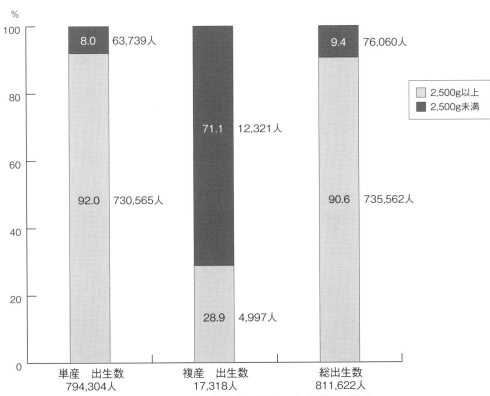

低出生体重児を単産―複産別※にみると、単産では低出生体重児の割合が8.0%でした。複産では71.1%と高い割合となっています。

複産の低出生体重児の割合は1975（昭和50）年には52.5%でしたが2000（平成12）年には69.3%となり、以後70%を超え続けて2021（令和3）年に至っています。

※単産とは単胎で生まれた出生で、死産は含まない。また、複産とは双子・三つ子等多胎で生まれた出生であり、死産は含まない。

▲2-7：単産―複産別低出生体重児の出生数と割合
（厚生労働省　令和3年『人口動態調査』を基に作成）

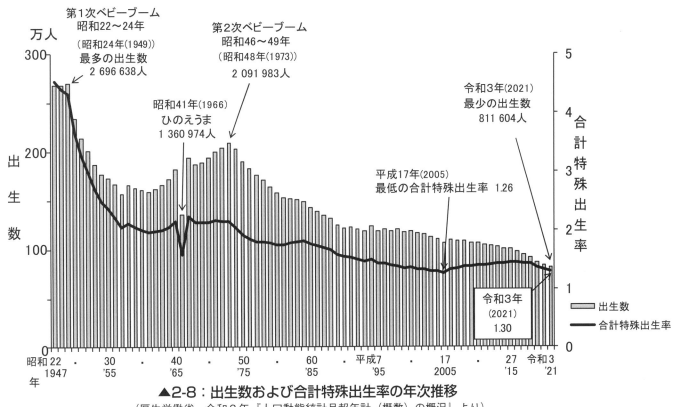

▲2-8：出生数および合計特殊出生率の年次推移
（厚生労働省　令和3年『人口動態統計月報年計（概数）の概況』より）

出生数をみると、2016（平成28）年には100万人を下回り、2021（令和3）年には811,604人と減少が続いています。合計特殊出生率※は2005（平成17）年に1.26と最低値となり、2015（平成27）年には30代人口が増えたことで1.45まで改善しましたが、再び減少に転じています。

低出生体重児の減少のためには、胎児にとっての環境としての母体を良い状態で維持したうえで、早産の予防のための環境を整えることが重要です。しかし、出生数の減少の改善には、妊娠期間のみならず、出産、子育てといったすべてに良い環境が整えられることが必要です。

※合計特殊出生率とは、15歳から49歳までの女性の年齢別出生率を合計したもの。一人の女性が生涯に産む子どもの数の平均。

3 摂取量
Intake

保護

　摂取エネルギー量（総数）は、戦後1970（昭和45）年頃まで増加していましたが、その後減少に転じ、ここ数年は再び増加傾向にあります。2000（平成12）年以降の性・年代別推移をみると、男女とも、1～6歳は引き続き減少傾向にあります。▲3-2と関連させて読み取ると、そのエネルギーの内訳が大きく変化していることも、注意しなければなりません。

　さらに、やせ傾向が心配されている女性・20歳代の摂取エネルギー量の少なさも気になります。妊婦、授乳婦は、胎児の栄養分や授乳のため、妊娠や授乳をしていない女性と比べると必要なエネルギー量が増加します（付加量）。若年女性の"やせ"は、摂取エネルギー量不足が要因にあげられます。

　しかし、そのような状況にある女性が妊娠した際、付加量を補うことができるかという問題もあり、胎児や母体への影響が心配です。

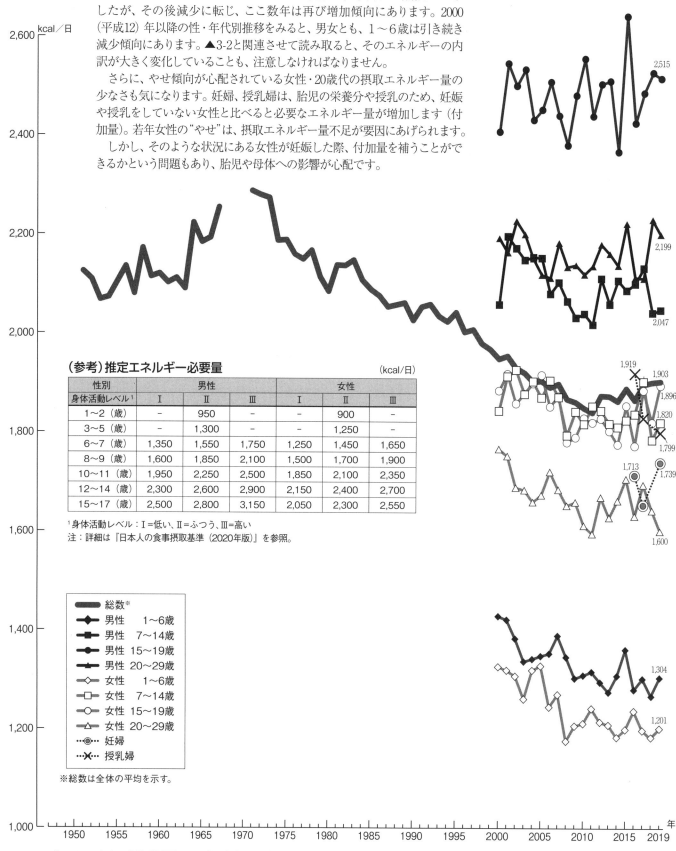

（参考）推定エネルギー必要量

(kcal/日)

性別	男性			女性		
身体活動レベル[1]	Ⅰ	Ⅱ	Ⅲ	Ⅰ	Ⅱ	Ⅲ
1～2（歳）	–	950	–	–	900	–
3～5（歳）	–	1,300	–	–	1,250	–
6～7（歳）	1,350	1,550	1,750	1,250	1,450	1,650
8～9（歳）	1,600	1,850	2,100	1,500	1,700	1,900
10～11（歳）	1,950	2,250	2,500	1,850	2,100	2,350
12～14（歳）	2,300	2,600	2,900	2,150	2,400	2,700
15～17（歳）	2,500	2,800	3,150	2,050	2,300	2,550

[1] 身体活動レベル：Ⅰ＝低い、Ⅱ＝ふつう、Ⅲ＝高い
注：詳細は『日本人の食事摂取基準（2020年版)』を参照。

凡例
- ━━━ 総数※
- ◆ 男性　1～6歳
- ■ 男性　7～14歳
- ● 男性　15～19歳
- ▲ 男性　20～29歳
- ◇ 女性　1～6歳
- □ 女性　7～14歳
- ○ 女性　15～19歳
- △ 女性　20～29歳
- ⊙ 妊婦
- ✕ 授乳婦

※総数は全体の平均を示す。

注1：2001年より分類が変更され、調理を加味した数値となった。詳細は、厚生労働省『国民健康・栄養調査』を参照。
注2：2020年と2021年は国民健康・栄養調査が中止だったため、2019年までの数値を載せています。

▲3-1：摂取エネルギー量の年次推移
（厚生労働省『国民健康・栄養調査』を基に作成）

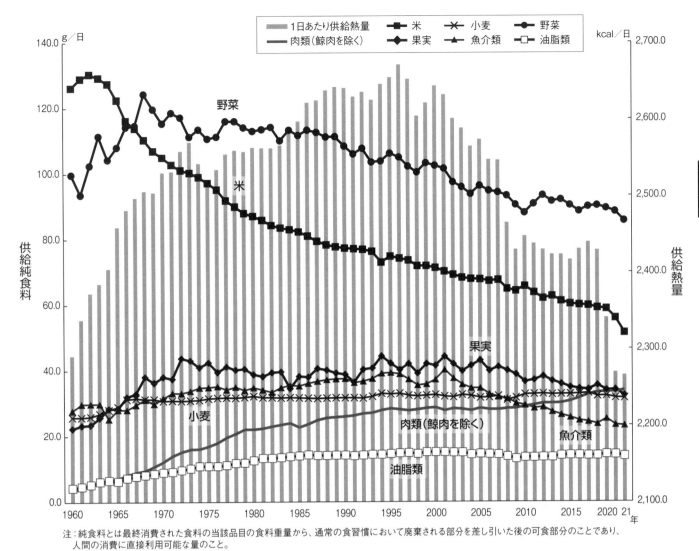

注：純食料とは最終消費された食料の当該品目の食料重量から、通常の食習慣において廃棄される部分を差し引いた後の可食部分のことであり、
　　人間の消費に直接利用可能な量のこと。

▲3-2：国民1人あたりの品目別消費量（年）および供給熱量（日）の推移
（農林水産省『食料需給表』http://www.maff.go.jp/jzyukyu/fbs/ を基に作成）

エネルギー産生栄養素バランス

　エネルギー産生栄養素とは、エネルギーを産生する栄養素、すなわち、たんぱく質、脂質、炭水化物（アルコールを含む）が
総エネルギー摂取量に占める割合（％エネルギー）のことです。

◆目標量（『日本人の食事摂取基準（2020年版）』より）
たんぱく質13～20（％エネルギー）、脂質20～30（％エネルギー）、炭水化物50～65（％エネルギー）

注：詳細は、『日本人の食事摂取基準（2020年版）』を参照。

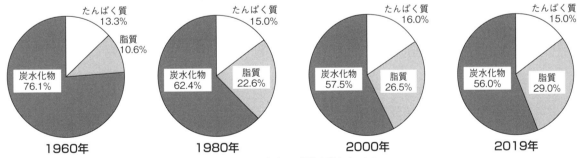

注：2020年と2021年は国民・栄養調査が中止だったため、2019年までの数値を載せています。

▲3-3：エネルギー産生栄養素バランスの年次推移（1歳以上）
（厚生労働省『国民健康・栄養調査』を基に作成）

　日本の食事様式は、戦前、戦後、高度経済成長期を経て大きく変化をしてきました。中でも注目しなければならないのは、主食となる品目の変化です。米の減少と小麦の増加の背景には、主食が米に代わってパンや麺に移行していることが考えられます。パンや麺そのものに含まれる脂質や塩分の増加に加え、そのおかずに含まれる脂質の使用量は、米飯を主食とする和食に比べて増加する傾向があります。同様に、主菜となるたんぱく源の内容の変化も近年日本の摂取栄養量に関する大きな課題となっています。世界的には、不飽和脂肪酸の量や脂質の少なさから魚食が増え、環境保護の観点も加えて肉食から魚食へ移行している傾向があります。日本は先進国で唯一、その傾向が逆転し「肉食が魚食を上回る」国となっています。これは、和食・魚食が減り、食生活の洋食化・多様化の表れと言えます。

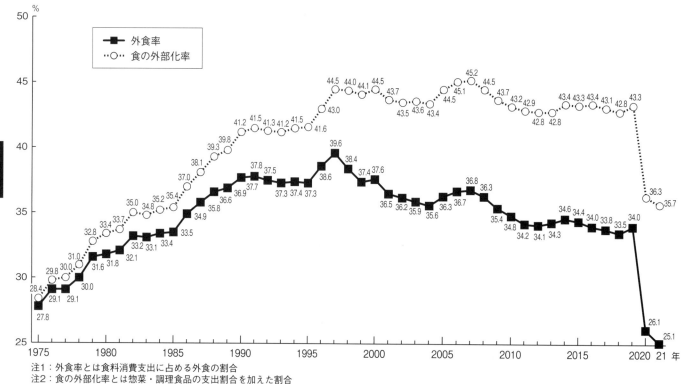

▲3-4：外食率と食の外部化率の推移
（公益財団法人　食の安全・安心財団『外食率と食の外部化率の推移』を基に作成）

注1：外食率とは食料消費支出に占める外食の割合
注2：食の外部化率とは惣菜・調理食品の支出割合を加えた割合

　1975（昭和50）年以降、外食率、食の外部化率ともに、上昇を続け、外食率は1997（平成9）年、食の外部化率は2007（平成19）年をピークに減少傾向にあります。2020（令和2）年は、新型コロナウイルス感染症の発生により、大きな影響を受けている様子を観察することができます。

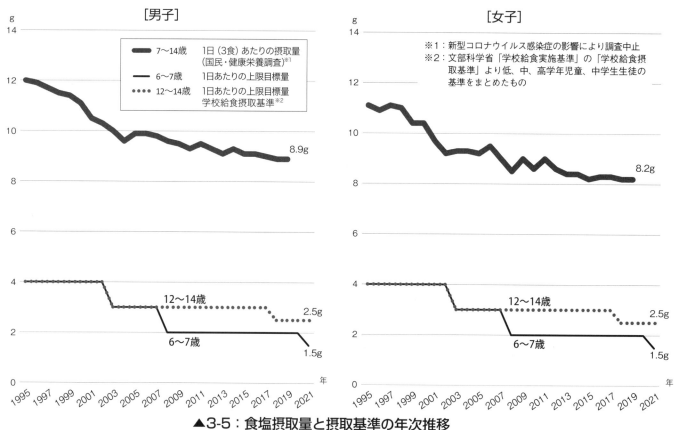

▲3-5：食塩摂取量と摂取基準の年次推移
（厚生労働省『国民健康・栄養調査』『日本人の食事摂取基準』、文部科学省『学校給食実施基準』より）

　食塩の摂取量については減少傾向がみられますが、世界保健機構（WHO）が勧める5g未満に比べてまだ高い値を示しています。厚生労働省より『日本人の食事摂取基準2020版』が告示されたことを受け学校給食の基準もこれに準じて改訂され、1食あたりの食塩の摂取基準が低学年（6〜7歳）は2g未満から1.5g未満に、高学年（10〜11歳）は2.5g未満から2g未満に変更されました。学校給食ではさらに減塩した献立作成をする必要があります。食事は楽しくおいしく食べることが大切です。それに対して、この上限目標値は、おいしい給食を作るには非常に困難で、無理な減塩は食欲を低下させたり、他の栄養素摂取に好ましくない影響を及ぼす危険があるため、慎重な対処が望まれます。

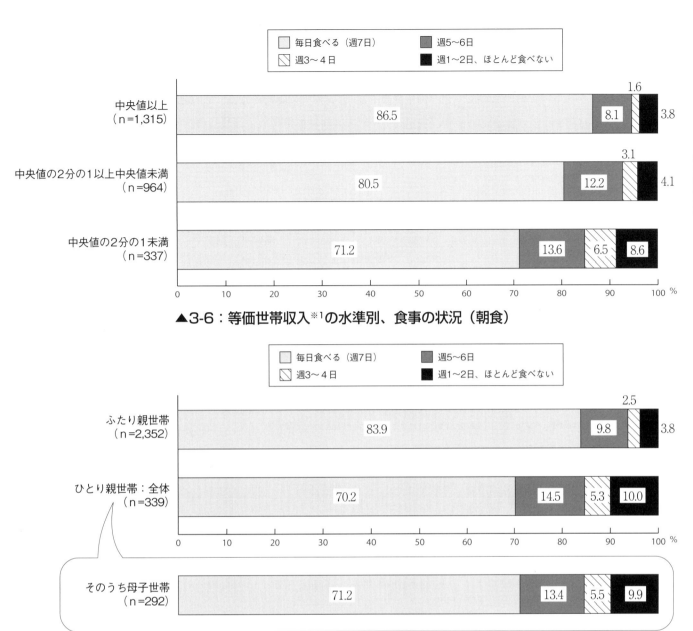

▲3-6：等価世帯収入※1の水準別、食事の状況（朝食）

▲3-7：世帯の状況別、食事の状況（朝食）
（3-6、3-7：内閣府『令和3年子供の生活状況調査の分析報告書』より）
※1 世帯の年間収入を世帯の人数の平方根で割ったもの。

▼3-8：貧困率の状況

	2021（令和3）年
相対的貧困率※2	15.4%
子どもの貧困率（17歳以下）	11.5%
子どもがいる現役世帯	10.6%
大人が一人	44.5%
等価可処分所得※3の中央値(a)	254万円
貧困線(a/2)	127万円

※2 貧困線に満たない世帯員の割合
※3 下記により算出した所得である。
　所得のない子ども等を含め、すべて
　の世帯員に割り当てられる。
　等価可処分所得＝（総所得－拠出金
　－掛金－その他）÷√世帯人員数

（厚生労働省『2022（令和4）年国民生活基礎調査の概況』より）

　日本における相対的貧困率は約15.4%であり、およそ6世帯に1世帯が相対的貧困状態にあります。特に、ひとり親世帯の状態はより深刻と言われ、およそ半数（44.5%）の世帯が相対的貧困です。相対的貧困に該当する子どもたちは、1日で栄養のある食事を学校給食の1回でしか摂取できていないという場合や、ひとり親世帯でヤングケアラーと呼ばれる子どもたちが多くなることも現状です。また、相対的貧困率は貧困線以下の世帯を指すため、国民全体の収入減の現在は、貧困線となる金額そのものが下がることで貧困率は低下しているものの、実質の貧困家庭は値通りに減っているわけではないと読むことが必要です。加えて2022（令和4）年以降は物価上昇が重くのしかかり、貧困世帯への負担はさらに増しています。

保
護
4 性感染症
STI（Sexually Transmitted Infections）

▼4-1：2023（令和5）年6月26日現在のHIV感染者およびエイズ患者の国籍別、性別、感染経路別報告数の累計　　　　（人）

診断区分	感染経路	日本国籍			外国国籍			合計		
		男	女	計	男	女	計	男	女	計
HIV感染者	合計	19,185	1,075	20,260	2,385	1,549	3,934	21,570	2,624	24,194
	異性間の性的接触	3,402	876	4,278	541	916	1,457	3,943	1,792	5,735
	同性間の性的接触*1	13,722	4	13,726	1,173	1	1,174	14,895	5	14,900
	静注薬物使用	47	2	49	31	4	35	78	6	84
	母子感染	18	10	28	9	9	18	27	19	46
	その他*2	473	42	515	106	35	141	579	77	656
	不明	1,523	141	1,664	525	584	1,109	2,048	725	2,773
エイズ患者	合計*3	8,681	444	9,125	1,136	463	1,599	9,817	907	10,724
	異性間の性的接触	2,488	292	2,780	340	252	592	2,828	544	3,372
	同性間の性的接触*1	4,363	3	4,366	266	2	268	4,629	5	4,634
	静注薬物使用	33	4	37	30	3	33	63	7	70
	母子感染	10	3	13	1	6	7	11	9	20
	その他*2	305	26	331	42	18	60	347	44	391
	不明	1,482	116	1,598	457	182	639	1,939	298	2,237
HIV感染者＋エイズ患者　合計		27,866	1,519	29,385	3,521	2,012	5,533	31,387	3,531	34,918
凝固因子製剤による感染者*4		1,422	18	1,440	－	－	－	1,422	18	1,440

＊1　両性間性的接触を含む。
＊2　輸血などに伴う感染例、推定される感染経路が複数ある例を含む。
＊3　1999（平成11）年3月31日までの病状変化によるエイズ患者報告数154件を含む。
＊4　「血液凝固異常症全国調査」による2022（令和4）年5月31日現在の凝固因子製剤による感染者数。

※死亡者報告数

感染症法施行後の任意報告数（1999（平成11）年4月1日～2023（令和5）年6月30日）	490名
エイズ予防法*5に基づく法定報告数（1989（平成元）年2月17日～1999（平成11）年3月31日）	596名
凝固因子製剤による感染者の累積死亡者数*6	739名

＊5　エイズ予防法第5条に基づき、血液凝固因子製剤による感染者を除く。
＊6　「血液凝固異常症全国調査」による2022（令和4）年5月31日現在の報告数。

（エイズ予防情報ネット「日本の状況：エイズ動向委員会四半期報告　令和5（2022）年8月18日発表」
https://api-net.jfap.or.jp/status/japan/index.html より）

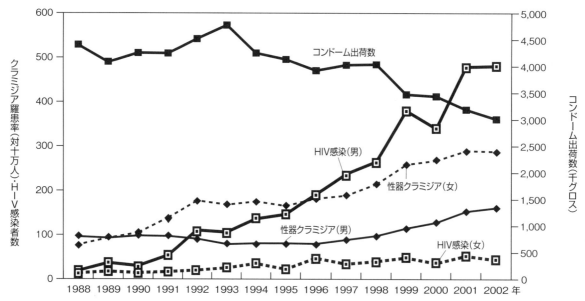

▲4-2：HIV感染者数・性器クラミジア感染症罹患率とコンドーム出荷数の年次推移
（HIV については厚労省エイズ発生動向年報、STD については熊本悦明、コンドーム出荷数は薬事工業生産動態統計）

コンドーム出荷数は1993（平成5）年をピークに減り続け、反比例して男女の性器クラミジアと男性のHIV患者が増加しています。

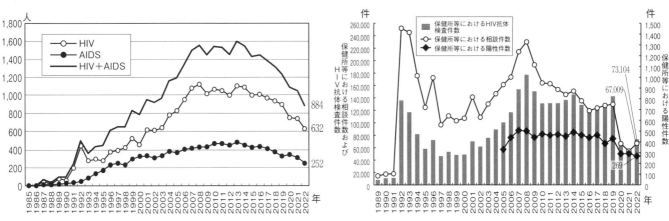

▲4-3：新規HIV感染者およびAIDS患者
　　　報告数の年次推移

▲4-4：保健所等における相談件数および
　　　HIV抗体検査件数、陽性件数

（4-3、4-4：エイズ予防情報ネット：『日本の状況：エイズ動向委員会四半期報告令和5（2023）年8月18日発表』
chrome-extension://efaidnbmnnnibpcajpcglclefindmkaj/https://api-net.jfap.or.jp/status/japan/data/2023/2308/20230818_sanko.pdfより、
ただし、4-4は許可を得て一部作図）

　2022（令和4）年は新規HIV感染者が632件、エイズ患者252件と新規発生数は884件で、前年より173件の減少となりました。新型
コロナウイルス感染症の影響による検査数の変化等を注視していく必要があります。

▼4-5：梅毒と新規HIV感染人数とコンドーム出荷数、人工妊娠中絶率および性器クラミジア感染症定点報告数の年次推移

年	2003	2005	2007	2009	2011	2012	2013	2014	2015	2016	2017	2018	2019	2020	2021
男性梅毒感染人数（人）	388	411	521	523	650	692	993	1,284	1,930	3,189	3,931	4,591	4,387	3,902	5,261
女性梅毒感染人数（人）	121	132	198	168	177	183	235	377	760	1,386	1,895	2,416	2,255	1,965	2,717
男性HIV感染人数（人）	573	769	1,007	965	994	954	1,060	1,041	948	965	938	889	857	712	712
女性HIV感染人数（人）	67	63	75	56	62	48	46	50	58	46	38	51	46	38	30
コンドーム出荷数（千グロス）	2949	2450	1994	1713	1999	2159	2715	3185	2906	2584	2430	2839	3,028	2,628	2,594
20〜24歳における人工妊娠中絶率	20.2	19.6	17.8	15.1	14.1	14.1	13.3	13.2	13.5	12.9	13.0	13.2	12.9	12.2	10.1
20歳未満における人工妊娠中絶率	11.9	9.4	7.8	7.1	7.1	7.0	6.6	6.1	5.5	5.5	4.8	4.7	4.5	3.8	3.3
性器クラミジア感染症定点あたり報告数　男	19.27	16.35	13.61	12.33	12.14	11.81	12.70	12.24	11.91	11.90	12.22	12.35	14.19	15.00	15.73
性器クラミジア感染症定点あたり報告数　女	26.33	21.31	17.32	14.78	14.42	13.45	13.59	13.36	13.04	12.87	12.91	13.12	13.50	13.93	14.80

注1：梅毒については厚生労働省　性感染症報告数より（https://www.mhlw.go.jp/topics/2005/04/tp0411-1.html）。
注2：HIVについてはエイズ予防情報ネット「日本の状況：令和3（2021）年エイズ発生動向年報（https://api-net.jfap.or.jp/status/japan/index.html）。
注3：コンドーム出荷数は厚生労働省『薬事工業生産動態統計年報統計　医療機器分類別生産・輸入・出荷・在庫数量』より。
注4：人工妊娠中絶率（女子人口千人対）については、厚生労働省令和3年度衛生行政報告例の概況より（https://www.mhlw.go.jp/toukei/saikin/hw/eisei_houkoku/20/dl/kekka6.pdf）。
注5：性器クラミジア感染症定点報告数については、厚生労働省　性感染症報告数より（https://www.mhlw.go.jp/topics/2005/04/tp0411-1.html）。

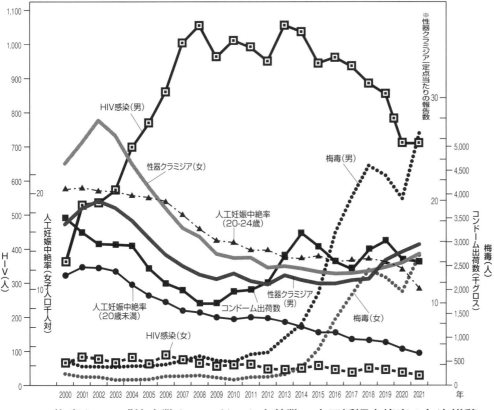

▲4-6：梅毒とHIV感染人数とコンドーム出荷数、人工妊娠中絶率の年次推移
　　　および性器クラミジア一定点当たりの報告数

　▲4-2の続きをみるために▼4-5の表を▲4-6のグラフにしました。さらに、増加傾向にある梅毒を加えました。HIV感染者は2008（平成20）年のピークから2014（平成26）年の第2のピークまで1,100人代前後で推移し、2017（平成29）年からは900人代に減少しています。10代の人工妊娠中絶率は2001（平成13）年をピークに半減しています。コンドーム出荷数は2005（平成17）年から激減し、2010（平成22）年から増加傾向となり、2014（平成26）年以降は減少傾向となっています。梅毒は2011（平成23）年ごろから増え始め、2020（令和2）年にいったん減少しましたが、2021（令和3）年再び増加し、2023（令和5）年9月の時点で1万人を超え、集計が始まって以来、過去最多を更新しています。都道府県別で東京都が最も多く、大阪府、愛知県、福岡県と続いています。急増の背景にはネット交流サービス（SNS）やマッチングアプリを介した不特定多数との性行為が指摘されています。

5 注目すべき感染症
Notable Infectious Diseases

▼5-1：新規結核登録患者数・患者罹患率とその年次推移

区　　分	1999年	2001年	2003年	2005年	2007年	2009年	2011年	2013年	2015年	2017年	2018年	2019年	2020年	2021年	2022年
新登録結核患者数　（人）	43,818	35,489	31,638	28,319	25,311	24,170	22,681	20,495	18,280	16,789	15,590	14,460	12,739	11,519	10,235
罹患率（人口10万人対）（%）	34.6	27.9	24.8	22.3	19.8	19.0	17.7	16.1	14.4	13.3	12.3	11.5	10.1	9.2	8.2
喀痰塗抹陽性肺結核の患者数（人）	14,482	12,656	11,857	11,857	10,204	9,675	8,654	8,119	7,131	6,359	5,781	5,231	4,615	4,127	3,703
新登録結核患者数に占める割合（%）	33.1	35.7	37.5	37.5	40.3	40.1	38.1	39.6	39.0	37.9	37.1	36.2	36.2	35.8	36.2

（厚生労働省『結核登録者情報調査年報集計結果』より）

　2022（令和4）年の結核罹患率（人口10万対）は8.2であり、前年と比べ1.0の減少となっています。前年に結核罹患率は9.2と結核低まん延国の水準である10.0以下に達しましたが、2022（令和4）年も継続しています。日本の結核罹患率は、米国等他の先進国の水準に年々近づき、近隣アジア諸国に比べても低い水準にあります。2020（令和4）年からの結核罹患率の減少については、新型コロナウイルスの影響による受診抑制等も要因の1つと言われています。表には記載していませんが、結核による死亡数は1,664人（概数）で、前年の1,845人に比べ181人減少しています。死亡率（人口10万対）は1.4で、前年から0.1減少となっています。年齢階級別の新登録結核患者数では、0〜14歳の小児結核は35人で、前年から6人（20.7%）の増加、0〜4歳と5〜9歳以外の年齢階級では新登録結核患者数は減少となっています。小児結核患者（14歳以下）のうち、重症結核例である粟粒結核および結核性髄膜炎患者の2022（令和4）年での発生はありませんでした。

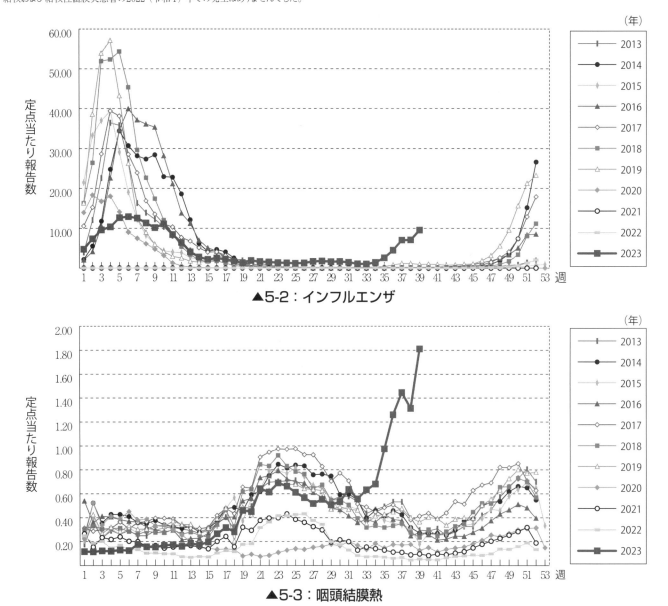

▲5-2：インフルエンザ

▲5-3：咽頭結膜熱

　インフルエンザの定点当たり報告数は3週連続で増加し、過去5年間の同時期（前週、当該週、後週）と比較して多く報告されています。第35週（8月28日〜9月3日）の報告者数は総数12,638名、第36週（9月4日〜9月10日）は22,111人と約1.8倍に増加しています。2023（令和5）年の流行の背景には、免疫が低下していたことに加え、5月8日からの新型コロナウイルスの5類移行により、感染対策が緩和されたことが影響していると考えられます。その後も6月から8月の夏の間、例年なら流行が完全に収束している時期も、インフルエンザ患者の発生はわずかながら続きました。そして、9月に学校が新学期を迎えると、学童や学生を中心に流行が拡大したと思われます。咽頭結膜熱の定点当たり報告数は第33週以降増加が続いており、過去10年で最も多くなっています。

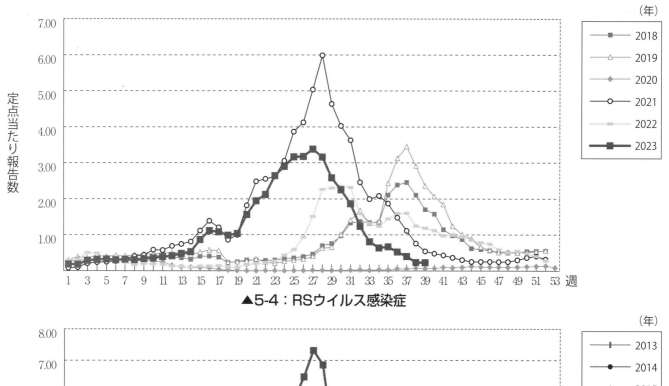

▲5-4：RSウイルス感染症

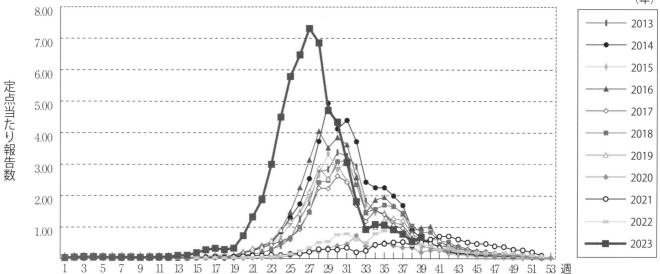

▲5-5：ヘルパンギーナ

（5-2〜5-5：国立感染症研究所感染症疫学センター「IDWR週報（2023年第39週：9月25日〜10月1日）」、
https://www.niid.go.jp/niid/images/idsc/idwr/IDWR2023/idwr2023-39.pdfより）

<table>
<tr><th colspan="8">▼5-6：ヘルパンギーナ：第 1 〜28 週における累積報告数の
年齢分布（2017〜2022 年）　　　　　　　　（%）</th></tr>
<tr><th></th><th>0歳</th><th>1歳</th><th>2歳</th><th>3歳</th><th>4歳</th><th>5歳</th><th>6歳以上</th></tr>
<tr><td>2017年
(n=24,603)</td><td>10.7</td><td>32.1</td><td>20.6</td><td>12.7</td><td>9.2</td><td>6.0</td><td>8.6</td></tr>
<tr><td>2018年
(n=22,378)</td><td>8.5</td><td>29.9</td><td>21.6</td><td>14.4</td><td>10.7</td><td>6.3</td><td>8.5</td></tr>
<tr><td>2019年
(n=33,473)</td><td>11.8</td><td>32.5</td><td>21.9</td><td>12.7</td><td>8.7</td><td>4.9</td><td>7.5</td></tr>
<tr><td>2020年
(n=3,809)</td><td>11.1</td><td>35.4</td><td>18.6</td><td>10.7</td><td>6.8</td><td>3.7</td><td>13.7</td></tr>
<tr><td>2021年
(n=5,818)</td><td>7.4</td><td>31.3</td><td>26.3</td><td>14.1</td><td>7.9</td><td>4.4</td><td>8.5</td></tr>
<tr><td>2022年
(n=6,187)</td><td>8.5</td><td>29.5</td><td>25.3</td><td>15.2</td><td>8.5</td><td>4.7</td><td>8.4</td></tr>
</table>

* 累積報告数は、各年第 28 週の集計時速報値
（参照）IDWR 速報データ：https://www.niid.go.jp/niid/ja/data.html

<table>
<tr><th colspan="6">▼5-7：RSウイルス感染症：第1〜28週における
累積報告数の年齢分布（2018〜2023年）　　（%）</th></tr>
<tr><th></th><th>0歳</th><th>1歳</th><th>2歳</th><th>3歳</th><th>4歳以上</th></tr>
<tr><td>2018年
(n=34,249)</td><td>39.9</td><td>34.5</td><td>13.8</td><td>6.9</td><td>4.9</td></tr>
<tr><td>2019年
(n=35,110)</td><td>38.0</td><td>34.7</td><td>14.8</td><td>7.2</td><td>5.3</td></tr>
<tr><td>2020年
(n=12,180)</td><td>33.8</td><td>33.5</td><td>17.2</td><td>7.8</td><td>7.7</td></tr>
<tr><td>2021年
(n=135,744)</td><td>17.2</td><td>30.8</td><td>25.2</td><td>15.2</td><td>11.5</td></tr>
<tr><td>2022年
(n=33,673)</td><td>20.1</td><td>30.6</td><td>23.5</td><td>15.3</td><td>10.4</td></tr>
<tr><td>2023年
(n=106,403)</td><td>26.1</td><td>30.7</td><td>18.7</td><td>12.2</td><td>12.3</td></tr>
</table>

* 累積報告数は、各年第 28 週の集計時速報値
（参照）IDWR 速報データ：https://www.niid.go.jp/niid/ja/data.html

（5-6、5-7：国立感染症研究所感染症疫学センター「IDWR週報（2023年第28週：7月10日〜7月16日）」より）

　RSウイルス感染症は2021（令和3）年、過去10年で最多となる流行状況に達しました。2023（令和5）年は2021（令和3）年、2022（令和4）年と比較して、0歳が占める割合が高く、2歳、3歳の割合が低くあります。一方、2018年、2019年と比較すると、2023年は2歳、3歳、4歳以上の割合が高くなっています。RSウイルス感染症においては、家族内にハイリスク者（乳幼児や慢性呼吸器疾患等の基礎疾患を有する高齢者）が存在する場合、罹患により重症となる可能性があるため、適切な感染予防策を講じることが重要です。ヘルパンギーナは2020（令和2）年、2021（令和3）年、2022（令和4）年の累積報告数は2017〜2019年の平均（平均報告数：94,139）を下回りました。しかし、2023（令和5）年第35週（8月28日〜9月3日）現在の累積報告数は、2017〜2019年の累積報告数の平均を大きく上回っています。早い時期から流行していたのも特徴の1つですが、新型コロナの感染防止対策によって他の感染症の流行が抑えられて免疫を持たない子どもが増えていることや、感染防止策が徹底されなくなったことが考えられます。

6 新型コロナウイルス感染症
COVID-19

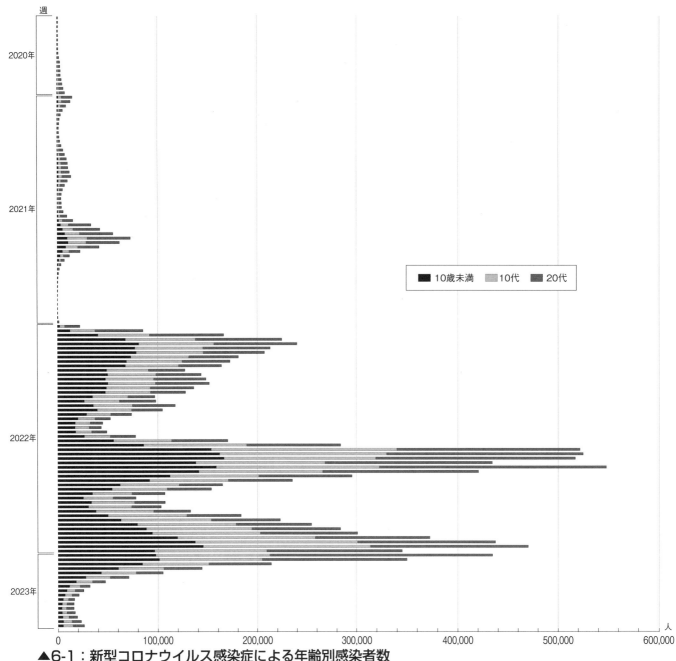

凡例：10歳未満　10代　20代

▲6-1：新型コロナウイルス感染症による年齢別感染者数
（厚生労働省『データからわかる新型コロナウイルス感染症情報』性別・年代別新規陽性者数（週別）を基に作成）

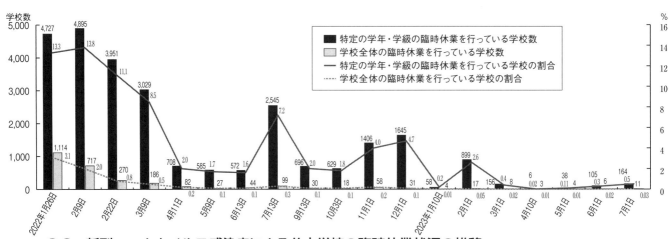

▲6-2：新型コロナウイルス感染症による公立学校の臨時休業状況の推移
（文部科学省『新型コロナウイルス感染症の影響による公立学校臨時休業状況調査の結果について』（令和5年6月13日　※6月19日一部修正）より）

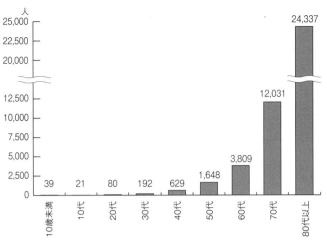

▲6-3：新型コロナウイルス感染症による死亡者数
（厚生労働省『データからわかる新型コロナウイルス感染症情報』性別・年代別新死亡者数（累積）（令和5年4月25日現在）』を基に作成）

新型コロナウイルス感染症が2023年5月8日をもって、感染症法における2類感染症相当の扱いから5類感染症へ移行されました。学校では出席停止の期間が発症の翌日から5日間、かつ、症状が軽快してから1日経つまでと短くなりました。感染者数の全数把握は無くなり、全国約5千カ所の「定点医療機関」から週1回、感染者数などについて報告を受ける定点把握に変わりましたが、感染者は依然として報告されています。

小児の後遺症も成人と比べると頻度は低いですが報告されています。症状は倦怠感、息切れ、ふらつき、頭痛、食欲不振などが多く、定義として以下のような症状、そのうち少なくとも一つは身体的な症状を有すると定められました。

①COVID-19であることが検査によって確定診断された後に継続してまたは新たに出現した。
②身体的、精神的、または社会的な健康に影響を与える。
③日常生活に何らか形で支障を来す（例えば、学校、仕事、家庭、人間関係など）。
④COVID-19の診断がついてから最低12週間持続する（その間、症状の変動があっても良い）。

しかし国際的な人の往来が再開し、今後、多様なウイルスが持ち込まれる可能性が予想されます。加えて、十分な免疫を獲得できていないため、先のP.80でも取り上げたような感染症が流行しており注意が必要です。

▼6-4：新型コロナウイルス感染症による年齢階級別接種実績

接種率

	5歳～11歳※	12歳～19歳	20歳代
1回以上接種者	17.4%	69.5%	81.0%
2回接種完了者	16.8%	68.8%	80.4%
3回接種完了者	8.3%	43.8%	56.2%

接種回数

	5歳～11歳※	12歳～19歳	20歳代
人口	7,209,954	8,831,092	12,756,375
1回以上接種者	1,256,411	6,139,130	10,331,802
2回接種完了者	1,213,290	6,077,563	10,249,876
3回接種完了者	597,579	3,865,275	7,174,681

※ 年齢階級別人口は、総務省が公表している「令和5年住民基本台帳年齢階級別人口（市区町村別）」のうち、各市区町村の性別及び年代階級の数字を集計したものを利用しており、その際、12歳～19歳人口は、15歳～19歳人口に10歳～14歳人口を5分の3したものを加えたものを使用しており、5歳～11歳人口は、5歳～9歳人口に10歳～14歳人口を5分の2したものを加えたものを使用している。

(6-4：首相官邸『新型コロナワクチン年齢階級別の実績（2023年10月24日現在)』を基に作成)

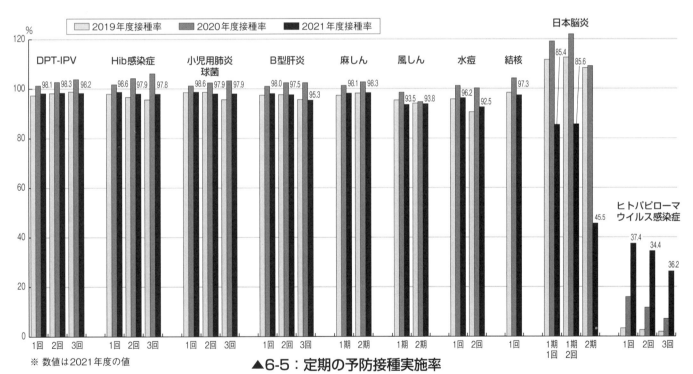

※ 数値は2021年度の値

▲6-5：定期の予防接種実施率
（厚生労働省『定期の予防接種実施者数』を基に作成）

注1：対象人口は、標準的な接種年齢期間の総人口を総務省統計局推計人口（各年10月1日現在）から求め、これを12カ月相当人口に推計した（直近の数値は速報値である）。
注2：対象人口は各年度に新規に予防接種対象者に該当した人口であることに対し、実施人口は各年度における接種対象者全体の中の予防接種を受けた人員であるため、実施率は100％を超える場合がある。
注3：日本脳炎の接種について：1期接種は2回実施（3歳～4歳の期間に1回目を実施した後、6～28日の間隔をおいて2回目を実施）、2期接種は1回実施（9歳～10歳までの期間に1回の接種を実施）。

予防接種法における定期接種、A類疾病には14の感染症が定められています（2023（令和5）年8月現在）。主に集団予防、重篤な疾患の予防に重点をおき、本人（保護者）に努力義務があり、国は積極的に勧奨しています。コロナ禍においては外出自粛に伴い、接種を控える保護者もおり、一時期定期の予防接種の接種率が低下しているとの報道がありました。しかし、流行下であっても予防接種の重要性を継続的に発信し、接種の機会を逃した子どもにも特例的に「定期接種」として扱う制度を設けるなどの対策が行われたことで、コロナ禍の現在でも接種率は維持できています。ヒトパピローマウイルス感染症は2022（令和4）年より積極的な勧奨が再開となりました。ロタウイルスワクチンの定期接種が2020（令和2）年10月より開始されましたが、今回の白書には掲載できませんでした。風疹・麻疹の流行を防ぐためには、第1期・第2期ともに95％以上の接種率を保つことが望ましいとされていますが、風しんワクチンの接種率は2021（令和3）年は1期93.5％となっています。今後も、注意していきたいと思います。

保護

保
護

2019年12月
中国武漢市で原因不明のウイルス性肺炎の発症が相次ぐ

2020年1月
9日　中国の専門家グループが新型コロナウイルスを検出
16日　6日に武漢市から帰国した男性の感染を確認（国内初）
31日　WHOが「国際的に懸念される公衆衛生上の緊急事態（PHEIC）」を宣言
2月
5日　クルーズ船「ダイヤモンド・プリンセス」号で乗客乗員10名の感染を確認、国内初の集団感染
11日　WHOが新型コロナ感染症を「COVID-19」と命名
13日　神奈川県で80代女性が死亡（国内初）
27日　首相が全国の学校に対し、3月2日からの一斉休校を要請
28日　北海道知事が独自に緊急事態宣言を発令
3月
11日　WHOは世界的大流行（パンデミック）とみなせると宣言
20日　ユニセフが各国政府に子どもの安全健康の確保を要請、行動指針も発表
24日　オリンピック・パラリンピックの延期を決定
4月
1日　都立高校、休校を5月6日まで延長を決定
6日　国連女性機関事務局長が声明「女性と女児に対する暴力：影のパンデミック」を発表
7日　東京、神奈川、埼玉、千葉、大阪、兵庫、福岡の7都府県に緊急事態宣言　文部科学省が2023年度までとしていた小中学生に1人1台パソコンを配備するGIGAスクール構想を前倒しで進め、今年度末までに実現する方針を発表
8日　国連子どもの権利委員会が、パンデミックが子どもに及ぼす重大な身体的・感情的・心理的影響を警告し、子どもの権利を保護するよう各国に要請
16日　緊急事態宣言を全都道府県に拡大（5月6日まで）
24日　全国オンライン診療開始
25日　都立公園の遊具使用禁止
26日　全国高校総体（インターハイ）の中止を決定
27日　子どものからだと心・連絡会議がメッセージ「新型コロナウイルス感染症で危惧される子どもの"からだと心"」をHPに掲載　スポーツ庁は「新型コロナウイルス感染対策　スポーツ・運動の留意点と、運動事例について」をHPに掲載
5月
1日　全国学童保育連絡協議会が「学童保育における新型コロナウイルス感染症拡大防止および必要な保育の確保のための緊急声明」を発表
4日　国内感染者数1万5千人超　専門家会議が感染拡大を防ぐ「新しい生活様式」を提示
6日　緊急事態宣言5月末まで延長
14日　感染者減少の39県の緊急事態宣言解除
15日　文科省が最終学年以外は学習内容を次年度以降に繰り越すことを認める方針を通知
19日　経済的に困窮する学生に最大20万円の現金支給を行うことを閣議決定
21日　緊急事態宣言が大阪、兵庫、京都で解除、北海道と首都圏4都県は継続
22日　文科省は『学校における新型コロナウイルス感染症に関する衛生管理マニュアル〜「新しい学校生活様式」〜』を作成
25日　全国の緊急事態宣言を解除　首相が段階的な自粛解除の方針を表明　日本小児科医会が2歳未満へのマスク着用の危険性を発信
29日　厚労省と環境省が熱中症予防行動のリーフレットを公表　マスク着用時の熱中症リスクを指摘
6月
1日　休校していた全国の99%の小中学校と96%の高校が再開
2日　東京都が「東京アラート」を初めて発令（6月11日解除）
5日　文科省がコロナ禍における児童生徒の「学びの保障」総合対策パッケージを発表
8日　厚労省が予防接種と乳幼児健診をためらう母親に向け、受診の重要性を訴えるリーフレットを作成
12月
5日　第42回子どものからだと心・全国研究会議で「子どものからだと心に関する緊急調査」（コロナ緊急調査）の速報値を報告
18日　ファイザー社が新型コロナワクチンの日本国内での使用に向けて承認申請

2021年1月
7日　2回目の緊急事態宣言
2月
14日　厚労省がファイザー社製新型コロナワクチンを国内初正式承認

3月
19日　選抜高校野球大会が観客や応援を制限して2年ぶりに開幕
21日　緊急事態宣言解除
22日　日本小児科学会が、国内初新型コロナの母子感染とみられる事例を公表
4月
5日　まん延防止等重点措置を初めて適用
25日　3回目の緊急事態宣言
5月
21日　厚労省がモデルナ、アストラゼネカ社製新型コロナワクチンを正式承認
31日　ファイザー社のワクチンを12〜15歳まで接種年齢を拡大
6月
1日　12歳以上のワクチン接種開始
20日　緊急事態宣言解除
7月
12日　4回目の緊急事態宣言
23日　東京オリンピック開幕
8月
17日　コロナ感染した8カ月の妊婦の搬送先がみつからず、自宅で出産、その後新生児の死亡確認
24日　東京パラリンピック開幕
9月
27日　文科省、学級閉鎖などを判断するための基準を初めて示す
30日　緊急事態宣言、まん延防止等重点措置を全て解除
11月
10日　新型コロナの経済対策として18歳以下への10万円給付が決定。年収960万円の所得制限を導入する方針で合意

2022年1月
21日　厚労省、新型コロナワクチン接種対象を5歳から11歳も加えることを正式承認
2月
9日　10歳未満の男児が新型コロナによる肺炎で死亡。10歳未満の死亡例は全国初
10日　5歳から11歳へのワクチンについて努力義務としないことを決定
3月
10日　政府経済的な困窮している外国留学生や、日本の学生に10万円支給を決定
21日　まん延防止等重点措置2カ月半ぶりに全地域で解除
29日　基礎疾患のない女の子（10歳未満）が感染。急性脳症を発症し死亡。軽症で自宅療養中だった
4月
8日　マスク着用、ワクチン接種を改めて求める緊急メッセージを政府の対策分科会が発表
5月
23日　体育授業・屋外に限らずプール、体育館もマスク不要と文科省通知
6月
10日　外国人観光客の受け入れをおよそ2年ぶりに再開、ツアー客に限定
8月
30日　ファイザー製のワクチンの5歳から11歳までの3回目接種を厚労省が承認
9月
6日　5歳から11歳の子どもの3回目ワクチン接種について努力義務の適用開始
20日　オミクロン株に対応したワクチン接種開始
10月
6日　乳幼児用のファイザー製のワクチンが国内初承認
11月
17日　コロナの接触確認アプリ「COCOA」運用終了
22日　塩野義製薬製のコロナの飲み薬承認
12月
8日　モデルナ制ワクチンの3回目以降の追加接種年齢の引き下げ（12歳以上の）を厚労省が承認

2023年1月
27日　感染症法上の位置づけを、季節性インフルエンザと同じ「5類」とする方針を政府が決定
2月
10日　屋内外のマスク着用について、3月13日から個人の判断に委ねる方針を決定。卒業式でも着用せずに出席することを基本とする
3月
9日　都が4年ぶりに都立公園での飲食を伴う花見の自粛呼びかけをやめる
17日　学校でのマスク着用を求めない方針に合わせ、文科省が衛生管理マニュアルを改定
5月
8日　感染症法の位置づけが「5類感染症」となり、感染者集計法や出席停止措置など変更

7 疾病・異常
Disease and abnormality

2020（令和2）年度以降は新型コロナウイルス感染症の流行による影響をみる必要があります。感染予防による身体への影響や実施時期や方法の変更などがありました。2020（令和2）年度は、2019（令和元）年3月から行われた全国一斉臨時休業の影響もあり、メディア機器の利用や外出制限による視力の低下、活動制限やストレスによる体重増加、感染不安による歯科の受診率低下、マスク着用によるアレルギー性鼻疾患の低下がみられたという実感が届きました。

「う歯」の被患率（処置完了者を含む）が最も高いのは、5歳では1970（昭和45）年度（95.40％）、11歳では1976（昭和51）年度（94.04％）、14歳では1979（昭和54）年度（95.47％）です。それらをピークにその後は減少傾向が続いていますが、他の疾病に比べて「裸眼視力1.0未満」と共に高い被患率であることがわかります。

「裸眼視力1.0未満」の被患率は増減を繰り返しながらも増加傾向が続き、11歳と14歳においては、直近10年間の2011（平成23）年度から2021（令和3）年度にかけて約7％の増加がみられました。

2006（平成18）年以降、"視力を矯正している者（眼鏡またはコンタクトレンズ装着者）に対して、裸眼視力検査を省略した場合は、その者の所属する学級の全員（男女とも全員）を未受検者として取り扱う"とされています。その後、統計上2012（平成24）年より「視力矯正者の裸眼視力」が計上されるようになりました。しかし、「視力矯正者の裸眼視力」の検査は必須ではなく、実施した場合のみ報告するという形となっています。視力検査の方法の変更を勘案すると、裸眼視力1.0未満の増加傾向はより大きくなっていると予想されます。う歯と同様に視力低下は防げる疾病であり、幼児期から疾病予防を行うことで発達の権利を保障する必要があります。

※1 1961年度の値
※2 1969年度の値

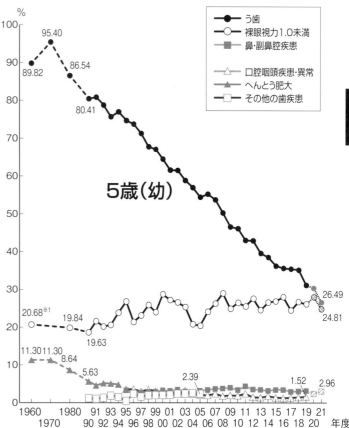

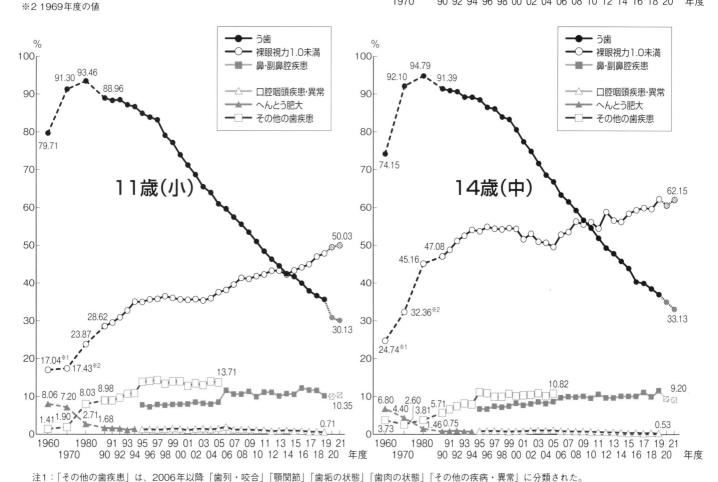

注1：「その他の歯疾患」は、2006年以降「歯列・咬合」「顎関節」「歯垢の状態」「歯肉の状態」「その他の疾病・異常」に分類された。
注2：2020年度と2021年度は新型コロナウイルス感染症の影響により、例年4月1日から6月30日に実施される健康診断が当該年度末までに実施することになったため、調査期間も年度末まで延長された。

▲7-1：5・11・14歳児における疾病・異常被患率の年次推移
（文部科学省『学校保健統計調査報告書』を基に作成）

85

保
護

▼8-2：5・6歳児におけるう歯被患率の年次推移　　　　　　　　　　　　　　　　　(%)

年度	1953	1954	1955	1956	1957	1958	1959	1960	1961	1962	1963	1964	1965	1966	1967	1968	1969
5歳		82.17	85.21	73.60	87.40	88.20	90.50	89.82	89.63	89.96	90.03	91.63	91.90	92.63	94.34	93.16	91.62
6歳	60.76	67.54	71.30	71.96	80.00	80.80	82.20	84.15	80.54	83.58	85.81	85.19	84.26	85.54	90.51	88.76	89.23

年度	1970	1971	1972	1973	1974	1975	1976	1977	1978	1979	1980	1981	1982	1983	1984	1985	1986
5歳	95.40		93.82	94.07	94.00	94.20	93.86	88.37	87.53	89.10	86.54	84.60	82.42	83.56	83.86	82.57	83.04
6歳	92.20	94.11	89.72	89.94	92.55	92.54	93.12	92.23	92.74	93.51	91.70	90.92	90.10	89.11	88.30	88.03	87.27

年度	1987	1988	1989	1990	1991	1992	1993	1994	1995	1996	1997	1998	1999	2000	2001	2002	2003
5歳	80.91	81.23	80.86	80.41	80.81	78.72	75.70	76.96	74.66	73.72	71.24	67.73	67.04	64.43	61.54	61.46	58.80
6歳	87.97	86.25	86.52	85.48	85.81	85.46	83.70	83.06	82.82	80.62	79.23	76.02	74.92	71.92	69.42	68.04	71.31

年度	2004	2005	2006	2007	2008	2009	2009	2010	2011	2012	2013	2014	2015	2016	2017	2018	2019	2020	2021
5歳	56.92	54.39	55.20	53.70	50.25	46.50	46.07	46.07	42.95	42.86	39.51	38.46	36.23	35.64	35.45	35.10	31.16	30.34	26.49
6歳	65.52	63.34	64.12	60.11	58.24	56.19	53.89	53.89	52.06	55.76	49.13	47.34	44.85	42.83	41.49	40.21	40.24	36.46	33.05

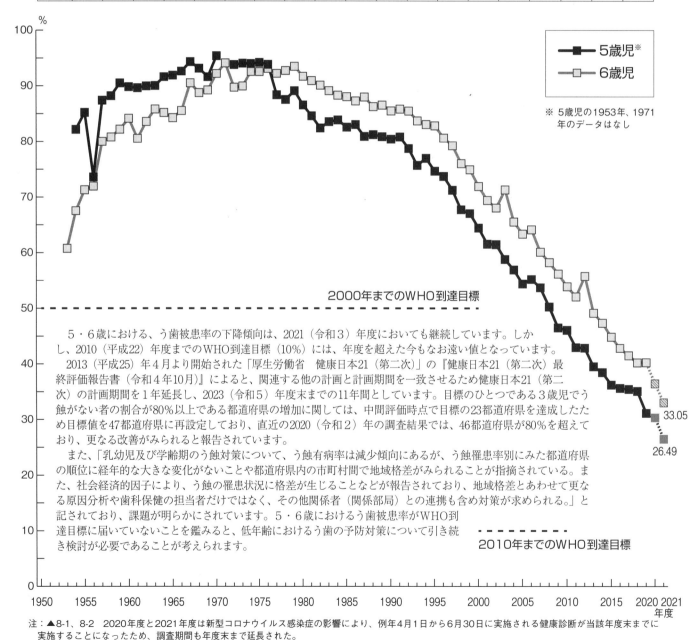

　5・6歳における、う歯被患率の下降傾向は、2021（令和3）年度においても継続しています。しかし、2010（平成22）年度までのWHO到達目標（10%）には、年度を超えた今もなお遠い値となっています。
　2013（平成25）年4月より開始された「厚生労働省　健康日本21（第二次）」の『健康日本21（第二次）最終評価報告書（令和4年10月）』によると、関連する他の計画と計画期間を一致させるため健康日本21（第二次）の計画期間を1年延長し、2023（令和5）年度末までの11年間としています。目標のひとつである3歳児でう蝕がない者の割合が80%以上である都道府県の増加に関しては、中間評価時点で目標の23都道府県を達成したため目標値を47都道府県に再設定しており、直近の2020（令和2）年の調査結果では、46都道府県が80%を超えており、更なる改善がみられると報告されています。
　また、「乳幼児及び学齢期のう蝕対策について、う蝕有病率は減少傾向にあるが、う蝕罹患率別にみた都道府県の順位に経年的な大きな変化がないことや都道府県内の市町村間で地域格差がみられることが指摘されている。また、社会経済的因子により、う蝕の罹患状況に格差が生じることなどが報告されており、地域格差とあわせて更なる原因分析や歯科保健の担当者だけではなく、その他関係者（関係部局）との連携も含め対策が求められる。」と記されており、課題が明らかにされています。5・6歳におけるう歯被患率がWHO到達目標に届いていないことを鑑みると、低年齢におけるう歯の予防対策について引き続き検討が必要であることが考えられます。

注：▲8-1、8-2　2020年度と2021年度は新型コロナウイルス感染症の影響により、例年4月1日から6月30日に実施される健康診断が当該年度末までに実施することになったため、調査期間も年度末まで延長された。

▲8-1：5・6歳児におけるう歯被患率の年次推移
(8-1、8-2：文部科学省『学校保健統計調査報告書』を基に作成)

（本）

		1984	1985	1990	1995	1997	1998	1999	2000	2001	2002	2003	2004	2005	2006	2007	2008	2009	2010	2011	2012	2013	2014	2015	2016	2017	2018	2019	2020	2021
男	D	1.28	1.25	1.15	0.93	0.84	0.78	0.77	0.71	0.71	0.68	0.63	0.58	0.56	0.52	0.56	0.51	0.47	0.44	0.40	0.38	0.36	0.33	0.32	0.30	0.28	0.25	0.23	0.24	0.21
	M	0.05	0.05	0.04	0.04	0.03	0.03	0.03	0.03	0.03	0.03	0.03	0.03	0.02	0.02	0.02	0.02	0.02	0.02	0.02	0.02	0.02	0.02	0.01	0.01	0.01	0.01	0.01	0.01	0.01
	F	3.00	2.94	2.73	2.44	2.21	2.04	1.88	1.71	1.56	1.40	1.27	1.14	1.06	0.98	0.92	0.86	0.78	0.73	0.68	0.63	0.60	0.57	0.50	0.46	0.47	0.42	0.40	0.38	0.36
	計	4.33	4.25	3.91	3.41	3.08	2.85	2.68	2.46	2.29	2.08	1.92	1.75	1.64	1.57	1.50	1.39	1.27	1.17	1.10	1.03	0.98	0.92	0.83	0.77	0.76	0.68	0.63	0.63	0.58
女	D	1.42	1.38	1.30	1.02	0.90	0.85	0.82	0.76	0.79	0.71	0.68	0.66	0.65	0.63	0.63	0.59	0.52	0.48	0.42	0.39	0.39	0.37	0.36	0.33	0.31	0.28	0.26	0.27	0.24
	M	0.05	0.05	0.05	0.05	0.04	0.04	0.04	0.00	0.04	0.04	0.04	0.04	0.03	0.03	0.03	0.03	0.03	0.03	0.02	0.02	0.02	0.02	0.02	0.01	0.01	0.01	0.01	0.01	0.01
	F	3.71	3.59	3.36	2.97	2.67	2.46	2.30	2.05	1.91	1.71	1.54	1.38	1.32	1.18	1.10	1.06	0.97	0.89	0.85	0.76	0.71	0.70	0.60	0.57	0.57	0.52	0.50	0.47	0.43
	計	5.19	5.02	4.71	4.04	3.61	3.35	3.17	2.85	2.74	2.46	2.26	2.08	2.00	1.85	1.77	1.68	1.52	1.36	1.30	1.17	1.12	1.09	0.98	0.92	0.89	0.81	0.77	0.75	0.68
計	D	1.36	1.31	1.22	0.98	0.87	0.81	0.79	0.73	0.75	0.69	0.65	0.62	0.60	0.60	0.59	0.55	0.52	0.46	0.41	0.39	0.37	0.35	0.34	0.31	0.30	0.27	0.24	0.25	0.23
	M	0.06	0.05	0.04	0.05	0.04	0.04	0.04	0.04	0.03	0.03	0.03	0.03	0.03	0.03	0.02	0.02	0.03	0.02	0.02	0.02	0.02	0.02	0.01	0.01	0.01	0.01	0.01	0.01	0.01
	F	3.35	3.26	3.04	2.69	2.43	2.25	2.09	1.88	1.73	1.55	1.40	1.25	1.19	1.08	1.01	0.96	0.90	0.81	0.76	0.69	0.66	0.64	0.55	0.51	0.52	0.47	0.45	0.42	0.39
	計	4.75	4.63	4.30	3.72	3.34	3.10	2.92	2.65	2.51	2.24	2.09	1.91	1.82	1.71	1.63	1.54	1.44	1.29	1.20	1.10	1.05	1.00	0.90	0.84	0.82	0.74	0.70	0.68	0.63

注：DMF歯数とは永久歯が1人あたり何本う歯になったかを示す。
　　DMF歯数の算出方法
　　　D〈Decayed teeth〉永久歯のう歯で未処置のもの
　　　M〈Missing teeth〉う歯が原因で抜去された永久歯
　　　F〈Filled teeth〉永久歯のう歯で処置が完了したもの

$$DMF歯数 = \frac{Dの総本数＋Mの総本数＋Fの総本数}{被検者数}$$

▼8-5：12歳児における都道府県別 DMF歯数（2014、2021年度）（本）

件名	DMF 2014	DMF 2021	件名	DMF 2014	DMF 2021
北海道	1.8	1.0	滋賀	0.8	0.5
青森	1.3	1.0	京都	0.8	0.4
岩手	1.0	0.8	大阪	1.2	0.7
宮城	1.3	0.9	兵庫	1.0	0.6
秋田	1.1	0.5	奈良	0.8	0.6
山形	0.8	0.5	和歌山	1.1	0.6
福島	1.2	0.7	鳥取	1.1	0.6
茨城	1.1	0.8	島根	1.1	0.9
栃木	1.2	0.8	岡山	1.0	0.5
群馬	1.0	0.7	広島	0.6	0.5
埼玉	0.8	0.5	山口	1.0	0.6
千葉	0.9	0.5	徳島	1.3	0.8
東京	0.8	0.5	香川	1.0	0.7
神奈川	0.7	0.6	愛媛	0.7	0.6
新潟	0.5	0.2	高知	1.0	0.6
富山	1.0	0.4	福岡	1.2	0.6
石川	1.3	0.5	佐賀	0.8	0.5
福井	1.4	0.9	長崎	1.1	0.7
山梨	1.1	0.8	熊本	1.3	0.9
長野	0.7	0.4	大分	1.4	1.2
岐阜	0.6	0.3	宮崎	1.3	0.9
静岡	0.8	0.4	鹿児島	1.3	1.0
愛知	0.6	0.3	沖縄	2.2	1.6
三重	1.2	0.8			

女子

男子

2000年までのWHO到達目標

2010年までのWHO到達目標

0.68

0.58

　全体的にう歯の状態は改善傾向にあるように示されていますが、地域や個人における格差は残存しています。2021年度の▼8-5「12歳児における都道府県別DMF歯数」の結果をみると最小値が新潟の0.2本、最大値が沖縄の1.6本と地域格差があることがわかります。東京都教育委員会『東京都の学校保健統計書』によると、う歯が原因で喪失した歯の本数は、2017（平成29）年度の11歳で161本（男78本、女83本）、12歳で519本（男214本、女305本）、2021（令和3）年度の11歳で296本（男129本、女167本）、12歳で794本（男321本、女473本）と増加傾向がみられました。う歯が原因で歯を喪失する者がいること、その本数は男子よりも女子に多いことがわかります。今後もばらつきの程度を検証し、ハイリスクグループが抽出される調査が必要であると考えられます。
　東京都福祉保健局『児童・生徒の歯科保健行動に関する調査報告書（令和3年3月）』によると、東京都の高等学校では2018（平成30）年度う歯被患率が5割近くとなっており、歯周疾患なども小学校から高等学校へと進学するごとに有病者の割合が高くなっていると指摘し、都内の学校（国公私立）を対象に歯科保健行動に関する調査を実施しています。それによると、「むし歯被患率やむし歯経験歯数」と「睡眠時間が短い、朝食摂取頻度が低い、甘味飲料の摂取頻度が多い、甘味飲料の摂取量が多い、就寝前歯磨き頻度が低い、歯磨き剤を使用していない（高校）」とが関連しており、規則正しい食事、睡眠、歯みがき習慣が歯の健康に影響を与えていることが推察されます。

1984 1986 1988 1990 1992 1994 1996 1998 2000 2002 2004 2006 2008 2010 2012 2014 2016 2018 2020 2021年度

注：▲8-3〜8-5　2020年度と2021年度は新型コロナウイルス感染症の影響により、例年4月1日から6月30日に実施される健康診断が当該年度末までに実施することになったため、調査期間も年度末まで延長された。

▲8-3：12歳児におけるう歯等の本数（DMF歯数）の年次推移

（8-3〜8-5：文部科学省『学校保健統計調査報告書』を基に作成）

保護

9 裸眼視力 1.0 未満（保護）
Poor visual acuity

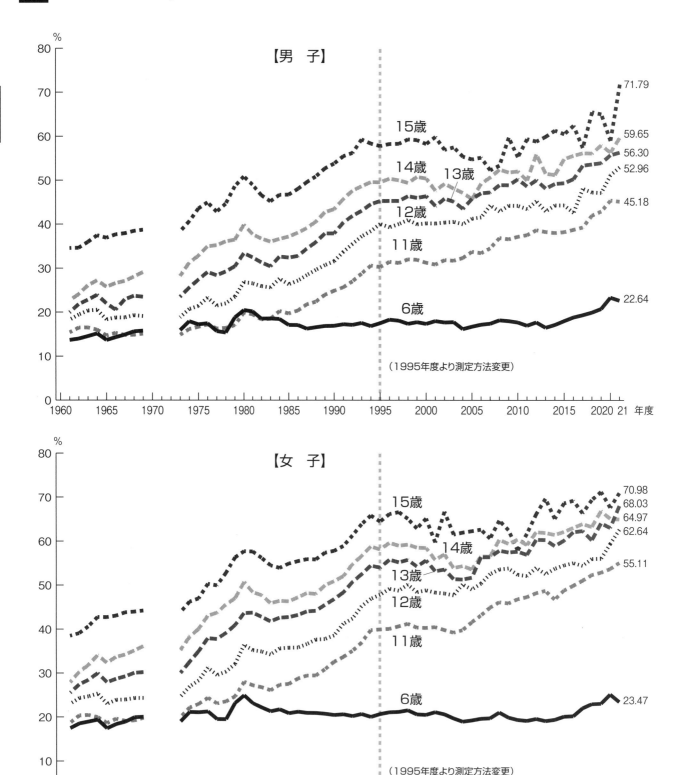

▲9-1：6歳および11〜15歳における裸眼視力1.0未満の者の年次推移（男女別）
（文部科学省『学校保健統計調査報告書』を基に作成）

　2012（平成24）年度以降、「視力矯正者」の裸眼視力も『学校保健統計調査報告書』に計上されるようになりましたが、「視力矯正者」の裸眼視力検査は必須ではなく、実施した場合のみの報告となっています。したがって、2006（平成18）年度以降の「視力を矯正している者に対して、裸眼視力検査を省略した場合は、その者が在籍する学級の全員（男女とも全員）を未受検者として取り扱う」という集計方法は継続されています。その推移をみると、依然として「裸眼視力1.0未満の者」の割合が減少する傾向はなく、15歳では男女とも7割に達している様子さえ確認できます。視力低下に歯止めをかけることが急務の課題であると言えます。

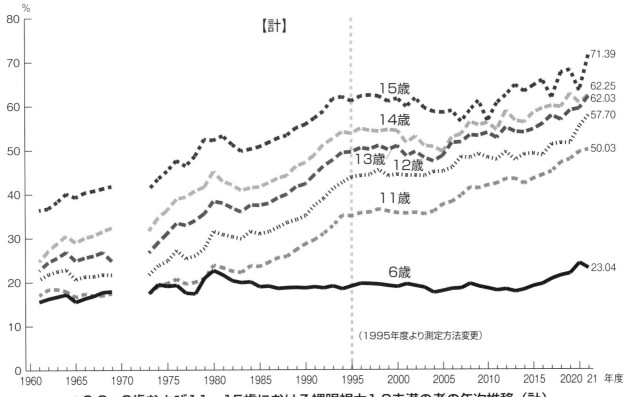

【計】

（1995年度より測定方法変更）

▲9-2：6歳および11～15歳における裸眼視力1.0未満の者の年次推移（計）

▼9-3：6歳および11～15歳における裸眼視力1.0未満の者の年次推移　　　　　　　　　　　　　　　　　　　　（%）

年度	計						男　子						女　子					
	6歳	11歳	12歳	13歳	14歳	15歳	6歳	11歳	12歳	13歳	14歳	15歳	6歳	11歳	12歳	13歳	14歳	15歳
1961	15.53	17.04	20.59	22.69	24.74	36.41	13.68	15.40	18.25	19.93	22.64	34.57	17.47	18.72	23.02	25.54	27.92	38.47
65	15.52	16.62	20.64	24.88	29.00	39.26	13.68	14.70	18.35	21.98	25.78	36.91	17.43	18.63	23.00	27.93	32.35	42.72
66	16.29	17.40	21.31	25.57	30.06	40.35	14.31	15.29	18.77	20.56	26.63	37.67	18.40	19.62	23.93	28.70	33.66	43.07
67	16.87	16.93	21.34	26.02	30.59	40.76	14.90	14.82	18.79	22.90	27.10	37.93	18.95	19.11	24.00	29.27	34.20	43.82
68	17.75	17.01	21.76	26.82	31.52	41.28	15.64	14.86	19.30	23.71	28.10	38.46	19.94	19.23	24.34	30.07	35.14	43.98
69	17.90	17.43	21.68	24.78	32.36	41.79	15.80	15.13	19.11	23.49	29.12	38.73	20.05	19.82	24.36	30.21	36.11	44.23
73	17.42	17.41	21.71	26.72	31.67	41.02	15.91	14.86	18.82	23.47	28.22	38.33	19.01	20.06	24.67	30.05	35.23	43.82
74	19.51	19.09	23.75	28.99	34.64	43.41	17.93	16.16	20.70	25.58	31.24	40.62	21.15	22.14	26.96	32.54	38.20	46.23
75	19.10	19.76	24.80	31.10	36.37	45.25	17.23	16.67	21.40	27.40	32.82	43.57	21.08	23.01	28.34	34.97	40.06	46.98
76	19.32	20.73	27.18	33.42	38.91	47.61	17.46	17.22	23.29	29.13	34.96	44.99	21.26	24.40	31.24	37.91	43.05	50.29
77	17.52	19.62	25.35	32.94	39.37	46.36	15.70	16.27	21.48	28.40	35.23	42.86	19.45	23.10	29.55	37.73	43.74	49.93
78	17.36	20.01	26.00	34.05	40.73	48.62	15.37	16.41	21.96	29.25	36.08	44.67	19.51	23.58	30.33	39.13	45.59	52.78
79	20.93	20.86	27.66	35.58	41.60	52.46	18.79	17.05	23.48	30.43	36.48	48.62	23.24	24.74	32.08	40.93	47.01	56.32
80	22.66	23.87	31.51	38.39	45.16	52.24	20.46	19.92	26.85	33.39	39.86	50.86	24.97	28.03	36.40	43.65	50.70	57.72
81	21.63	23.27	30.78	37.98	42.91	53.26	20.17	19.50	26.57	32.47	37.70	48.99	23.17	27.24	35.21	43.76	48.38	57.65
82	20.32	22.48	30.31	36.87	42.10	51.33	18.53	18.36	25.93	31.32	36.73	46.61	22.19	26.81	34.91	42.82	47.73	56.22
83	19.90	22.21	29.82	35.96	40.84	49.79	18.56	18.49	25.62	30.42	36.03	45.22	21.31	26.12	34.22	41.78	45.91	54.49
84	20.06	23.72	31.52	37.51	41.41	50.23	18.45	20.25	27.63	32.64	36.65	46.69	21.75	27.36	35.60	42.61	46.42	53.90
85	18.95	23.54	30.95	37.46	41.63	50.76	17.10	19.71	26.36	32.42	37.18	46.74	20.88	27.56	35.76	42.75	46.32	54.92
86	19.09	24.48	31.40	37.88	42.54	51.70	17.07	20.37	27.19	32.78	38.07	48.05	21.21	28.79	35.81	43.24	47.23	55.49
87	18.54	25.52	32.41	39.12	42.63	52.69	16.25	21.77	28.44	34.44	39.11	49.56	20.95	29.45	36.58	44.18	48.19	55.92
88	18.70	25.82	33.52	39.94	44.18	53.31	16.57	22.35	29.62	35.89	40.54	50.84	20.93	29.47	37.60	44.18	47.99	55.86
89	18.76	27.32	34.13	41.62	46.28	54.99	16.86	23.94	30.70	37.90	42.76	52.68	20.75	30.86	37.73	45.51	49.98	57.38
90	18.65	28.62	34.99	42.25	47.08	55.76	16.90	24.86	31.58	37.89	43.44	53.78	20.47	32.56	38.55	46.82	50.89	57.81
91	18.90	29.58	37.39	44.28	48.82	57.17	17.25	25.68	33.73	40.40	45.75	55.46	20.62	33.67	41.23	48.35	52.05	58.92
92	18.63	30.95	38.89	46.23	51.16	58.73	17.12	27.04	35.53	41.93	47.66	56.20	20.22	35.07	42.41	50.74	54.82	61.33
93	19.08	32.75	41.12	47.66	52.54	61.55	17.55	28.79	37.24	43.07	48.64	59.30	20.69	36.89	45.20	52.47	56.64	63.87
94	18.40	35.09	42.55	49.39	54.08	62.04	16.84	30.61	38.42	44.58	49.58	58.36	20.04	39.79	46.88	54.45	58.80	65.82
95	19.05	35.00	43.84	49.53	53.72	61.08	17.50	30.27	40.05	45.28	49.54	57.79	20.68	39.95	47.81	53.98	58.12	64.46
96	19.64	35.67	44.13	50.44	54.88	62.16	18.29	31.45	39.29	45.31	50.35	58.26	21.09	40.08	49.17	55.81	59.62	66.17
97	19.58	35.82	44.29	50.15	54.82	62.40	18.07	31.20	40.03	45.31	49.98	58.31	21.17	40.66	48.71	55.28	59.88	66.60
98	19.45	36.53	45.46	50.98	54.21	62.16	17.67	32.03	40.98	46.38	49.40	59.31	21.32	41.24	50.15	55.78	59.24	65.07
99	19.14	36.05	44.09	50.03	54.57	61.00	17.74	31.93	39.97	46.01	50.76	59.15	20.61	40.38	48.40	54.24	58.55	62.89
2000	18.90	35.67	44.40	50.91	54.34	61.66	17.36	31.25	40.19	46.39	50.40	59.03	20.51	40.31	48.83	55.65	58.46	65.14
01	19.52	35.56	44.15	48.56	51.61	59.80	17.99	30.85	40.16	44.16	47.62	59.87	21.12	40.49	48.32	53.18	55.77	59.73
02	19.12	35.75	44.17	49.60	53.04	61.73	17.68	31.85	40.38	45.83	49.23	56.92	20.63	39.84	48.13	53.55	57.03	66.69
03	18.71	35.39	44.05	48.19	50.94	59.49	17.71	31.73	40.54	45.15	48.11	57.52	19.77	39.23	47.70	51.38	53.89	61.53
04	17.54	35.99	44.97	47.34	50.68	58.62	16.17	32.35	44.00	43.54	47.15	55.37	18.97	39.80	50.19	51.29	54.36	61.97
05	17.96	37.58	45.06	48.67	49.57	58.45	16.72	33.75	41.28	45.79	45.73	54.74	19.25	41.58	49.02	51.69	53.56	62.29
06	18.43	38.19	45.88	51.61	52.82	58.84	17.18	33.44	41.60	47.06	49.26	55.14	19.69	43.14	50.35	56.37	56.53	62.65
07	18.54	39.61	46.38	51.73	53.25	58.38	17.40	34.54	44.32	47.26	50.64	52.28	19.73	44.91	52.54	56.39	56.53	60.62
08	19.57	41.40	48.15	53.30	56.29	58.92	18.17	36.88	42.95	48.92	52.43	53.34	21.04	46.13	53.57	57.86	60.33	64.69
09	18.94	41.23	49.03	53.18	55.61	61.12	17.99	36.59	44.25	48.89	51.79	59.73	19.89	45.87	53.81	57.47	59.42	62.51
10	18.51	41.88	48.22	53.87	54.57	56.57	16.95	37.16	44.24	50.25	52.02	55.25	19.36	46.82	52.37	57.65	60.39	57.93
11	18.03	42.31	47.69	52.67	54.46	60.57	16.95	37.54	43.48	48.60	49.96	59.39	19.15	47.30	52.09	56.93	59.15	61.71
12	18.30	43.31	49.52	55.07	58.83	62.36	17.70	38.66	45.27	50.03	55.91	58.84	19.59	48.20	53.97	60.33	62.06	66.15
13	17.77	43.36	47.36	54.06	56.21	64.69	16.49	38.24	42.98	48.12	51.57	59.91	19.11	48.73	52.11	60.21	61.89	69.66
14	18.23	42.28	48.92	53.93	56.21	63.19	17.12	38.02	44.31	49.19	51.21	61.32	19.39	46.74	53.74	58.91	61.45	65.11
15	19.03	43.38	49.13	54.63	58.40	64.51	18.00	38.22	44.33	49.36	54.83	60.51	20.11	48.79	54.52	60.15	62.14	68.61
16	19.51	44.19	48.69	55.83	59.36	65.79	18.83	38.75	42.63	50.29	55.58	62.42	20.21	49.89	55.04	62.06	63.05	69.20
17	20.64	45.02	51.19	57.74	59.67	61.81	19.34	39.28	48.09	53.34	56.14	57.38	22.01	51.04	54.42	63.91	63.91	66.36
18	21.41	47.04	51.53	56.78	59.67	67.49	19.93	42.01	47.26	53.62	56.10	65.49	22.96	52.31	56.00	60.24	63.25	69.37
19	21.88	47.79	51.50	58.88	62.63	68.12	20.76	42.96	47.15	53.92	57.99	65.02	23.06	52.86	56.05	64.08	66.87	71.24
20	24.22	49.47	55.19	59.30	60.61	63.29	23.32	45.43	51.17	55.72	56.23	58.99	25.17	53.69	59.41	63.04	65.09	67.64
21	23.04	50.03	57.70	62.03	62.25	71.39	22.64	45.18	52.96	56.30	59.65	71.79	23.47	55.11	62.64	68.00	64.97	70.98

注：紙幅の都合上、1962～64年度の値は割愛した（詳細は『同白書2013』を参照）。（9-2、9-3：文部科学省『学校保健統計調査報告書』を基に作成）
注：▲9-1～9-3　2020年度と2021年度は新型コロナウイルス感染症の影響により、例年4月1日から6月30日に実施される健康診断が当該年度末までに実施することになったため、調査期間も年度末まで延長された。

保護

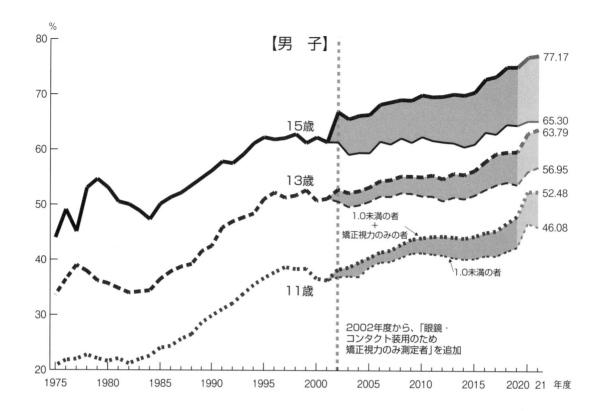

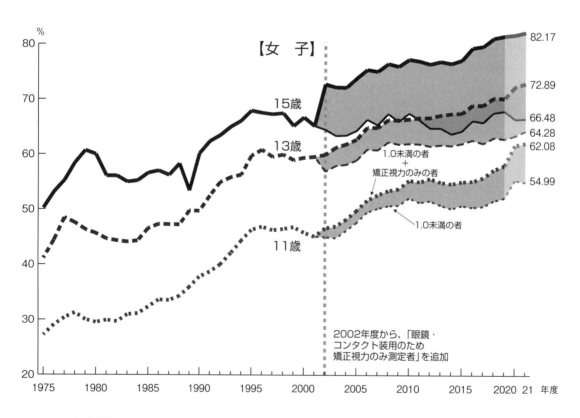

▲9-4：東京都の11・13・15歳における裸眼視力1.0未満の者の年次推移（男女別）
（東京都教育委員会『東京都の学校保健統計書』を基に作成）

　「矯正視力のみ測定者」を「裸眼視力1.0未満の者」に追加して集計した推移をみると、視力不良が今も増加し続けている様子が確認できます。また、両集計値の差は、男女共11歳より13歳、15歳と大きく開いていく様子も確認することができます。このように、「裸眼視力1.0未満の者」のみの推移では、視力不良者が一見横ばい状態に思えてしまう表記方法であることもわかります。全国値においても、このような表記ができるよう視力矯正者の人数が報告されることを期待します。

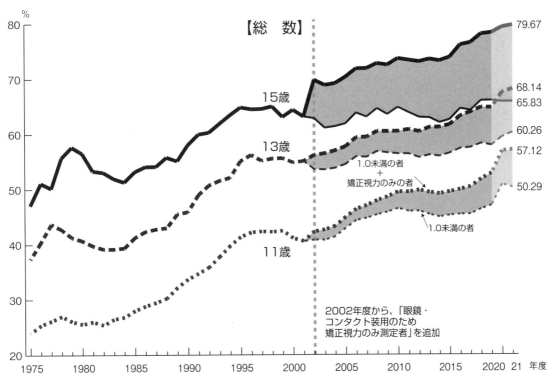

【総数】

79.67
68.14
65.83
60.26
57.12
50.29

15歳
13歳
11歳

1.0未満の者
＋
矯正視力のみの者

1.0未満の者

2002年度から、「眼鏡・コンタクト装用のため矯正視力のみ測定者」を追加

1975　1980　1985　1990　1995　2000　2005　2010　2015　2020　21　年度

▲9-5：東京都の11・13・15歳における裸眼視力1.0未満の者の年次推移（総数）

保護

▼9-6：東京都の11～15歳における裸眼視力1.0未満の者の年次推移　　(%)

年度	総数 11歳	12歳	13歳	14歳	15歳	男子 11歳	12歳	13歳	14歳	15歳	女子 11歳	12歳	13歳	14歳	15歳
1975	23.99	32.07	37.36	41.90	47.10	20.77	28.25	33.60	38.73	44.00	27.20	35.88	41.11	45.06	50.20
1976	25.43	34.69	40.43	45.64	51.11	21.80	31.03	36.46	42.10	49.10	29.06	38.35	44.40	49.17	53.12
1977	26.18	35.71	43.74	47.80	50.18	21.99	31.82	39.01	43.35	45.10	30.37	39.60	48.46	52.25	55.25
1978	27.02	35.60	42.75	49.53	55.75	22.76	31.02	37.92	45.30	53.06	31.28	40.17	47.58	53.76	58.44
1979	26.06	33.91	41.29	46.70	57.67	22.10	28.95	36.22	42.09	54.66	30.01	38.87	46.35	51.31	60.68
1980	25.57	34.15	40.69	46.50	56.55	21.62	29.55	35.72	42.08	53.11	29.52	38.75	45.66	50.91	59.98
1981	26.01	33.65	39.77	45.38	53.32	22.10	29.01	34.84	40.73	50.53	29.92	38.28	44.69	50.02	56.10
1982	25.42	33.46	39.18	44.30	53.06	21.18	28.56	34.02	39.41	50.04	29.66	38.35	44.34	49.19	56.08
1983	26.48	34.43	39.17	43.35	51.94	21.98	30.82	34.23	38.47	48.90	30.97	38.04	44.11	48.22	54.98
1984	26.85	34.04	39.38	43.53	51.30	22.57	29.35	34.43	38.38	47.35	31.12	38.73	44.33	48.67	55.24
1985	28.04	35.00	41.27	45.09	53.19	24.02	30.68	36.52	41.02	50.14	32.34	39.77	46.55	49.58	56.62
1986	28.84	36.44	42.34	46.86	54.08	24.46	32.75	37.88	42.62	51.34	33.62	40.56	47.33	51.56	57.03
1987	29.47	36.78	42.78	47.03	54.10	25.64	32.89	38.75	43.39	52.16	33.55	41.09	47.28	51.06	56.23
1988	30.27	36.99	43.03	47.34	55.81	26.50	33.87	39.23	44.36	53.57	34.30	40.47	47.25	50.66	58.30
1989	32.23	38.58	45.51	49.46	55.12	28.60	35.15	41.58	46.69	54.87	35.93	42.34	49.77	52.42	53.38
1990	33.72	40.00	45.91	51.58	58.04	29.88	36.47	42.55	48.93	56.20	37.79	43.97	49.72	54.51	60.16
1991	34.77	41.97	49.00	53.26	59.96	31.06	38.91	45.88	50.66	57.85	38.70	45.46	52.49	56.18	62.36
1992	35.91	44.03	50.72	55.48	60.29	32.13	40.53	46.99	52.63	57.54	40.01	47.98	54.97	58.66	63.45
1993	37.82	44.46	51.55	57.30	61.90	33.85	40.93	47.73	54.01	59.18	42.10	48.53	55.86	61.05	65.00
1994	39.77	46.15	52.09	57.11	63.43	35.48	42.21	48.43	53.26	61.16	44.36	50.66	56.31	61.47	66.08
1995	41.36	49.59	55.11	60.11	64.82	36.71	45.58	51.04	56.40	62.25	46.31	54.25	59.76	64.42	67.94
1996	42.17	49.93	56.23	60.30	64.49	37.76	46.07	52.25	56.47	61.87	46.89	54.30	60.83	64.68	67.54
1997	42.36	49.36	55.16	59.64	64.54	38.71	45.60	51.32	56.27	62.12	46.27	53.61	59.55	63.61	67.27
1998	42.28	49.11	55.56	59.13	64.99	38.38	45.75	51.71	55.89	62.83	46.47	52.91	59.97	62.85	67.47
1999	42.47	49.08	55.63	60.02	63.07	38.43	45.59	52.70	57.01	61.24	46.83	52.96	58.97	63.51	65.14
2000	41.10	48.76	54.83	59.24	64.36	36.65	44.82	50.80	55.82	62.25	45.83	53.18	59.40	63.23	66.70
2001	40.58	48.11	55.08	58.63	63.14	36.32	44.22	51.14	55.17	61.38	45.12	52.47	59.57	62.62	65.15
2002	40.82 / 42.33	47.65 / 49.44	53.59 / 56.20	57.47 / 61.31	62.84 / 69.79	36.91 / 38.28	44.25 / 45.89	50.63 / 52.79	54.51 / 57.71	61.37 / 66.86	44.99 / 46.63	51.41 / 53.32	56.92 / 59.93	60.90 / 65.28	64.47 / 72.71
2003	40.79 / 42.69	47.91 / 49.88	53.53 / 56.49	56.57 / 60.90	61.10 / 68.87	37.06 / 38.66	44.21 / 45.94	49.65 / 52.16	53.26 / 56.86	59.13 / 65.58	44.84 / 46.99	51.99 / 54.17	57.95 / 61.26	60.41 / 65.36	63.36 / 72.18
2004	41.40 / 43.33	47.93 / 49.99	53.81 / 57.00	57.09 / 61.47	61.37 / 69.17	36.96 / 39.57	43.92 / 45.69	49.96 / 52.53	53.69 / 57.30	59.47 / 66.22	46.19 / 48.22	52.45 / 54.74	58.17 / 61.85	61.04 / 66.05	63.44 / 72.13
2005	42.95 / 44.96	49.24 / 51.24	54.49 / 57.74	58.17 / 62.61	61.87 / 70.33	38.64 / 40.44	45.04 / 46.82	50.61 / 53.24	54.57 / 58.16	59.44 / 66.40	47.62 / 49.80	53.96 / 56.14	58.95 / 62.71	62.34 / 67.45	64.30 / 73.80
2006	44.36 / 46.40	50.39 / 52.78	55.91 / 59.36	58.76 / 63.58	63.80 / 71.83	39.59 / 41.45	46.03 / 48.10	51.57 / 54.38	55.39 / 59.20	61.53 / 68.26	49.50 / 51.67	55.36 / 58.01	60.93 / 64.87	62.80 / 68.45	66.32 / 75.36
2007	44.76 / 47.07	51.11 / 53.56	55.81 / 59.44	59.23 / 63.94	63.07 / 71.87	39.71 / 41.80	46.83 / 49.00	51.52 / 54.58	54.98 / 58.88	61.05 / 68.69	50.19 / 52.65	55.97 / 58.63	60.80 / 64.85	64.22 / 69.48	65.33 / 75.04
2008	45.38 / 47.96	50.95 / 53.57	56.84 / 60.47	59.51 / 64.60	64.02 / 72.78	40.50 / 42.84	46.44 / 48.65	52.19 / 55.26	55.88 / 60.02	62.14 / 69.11	50.67 / 53.42	56.08 / 59.02	62.25 / 66.28	63.97 / 69.71	67.38 / 76.45
2009	45.83 / 48.61	51.55 / 54.35	56.60 / 60.46	60.28 / 65.19	63.52 / 72.49	41.28 / 43.80	47.15 / 49.65	52.08 / 55.24	56.12 / 60.25	61.36 / 69.02	50.77 / 53.75	56.55 / 59.58	61.85 / 66.21	65.23 / 70.66	65.97 / 75.97
2010	46.49 / 49.51	51.99 / 55.05	56.41 / 60.48	60.18 / 65.17	64.80 / 73.65	41.36 / 44.07	47.47 / 50.23	51.65 / 55.13	56.11 / 60.20	62.39 / 69.98	52.10 / 55.32	57.09 / 60.35	61.96 / 66.41	65.03 / 70.67	67.49 / 77.24
2011	45.97 / 49.49	51.57 / 54.84	56.39 / 60.79	59.37 / 64.71	63.85 / 73.35	41.14 / 44.32	46.85 / 49.67	51.60 / 55.47	55.04 / 59.56	61.72 / 69.65	51.29 / 55.04	56.97 / 60.58	61.91 / 66.64	64.54 / 70.43	66.23 / 76.93
2012	46.01 / 49.83	51.51 / 55.05	55.72 / 60.42	59.32 / 65.28	62.99 / 73.08	40.95 / 44.38	46.72 / 49.99	50.78 / 54.79	55.04 / 60.02	61.45 / 69.74	51.58 / 55.65	56.94 / 60.64	61.51 / 66.65	64.44 / 71.03	64.78 / 76.38
2013	45.40 / 49.41	50.58 / 54.51	56.19 / 61.19	58.44 / 64.78	62.91 / 73.54	40.47 / 44.22	45.64 / 49.14	51.43 / 55.78	54.16 / 59.53	61.29 / 70.15	50.79 / 54.96	56.21 / 60.43	61.73 / 67.13	63.63 / 70.60	64.78 / 76.86
2014	44.95 / 49.16	50.34 / 54.23	55.95 / 61.19	59.19 / 65.57	62.03 / 73.23	40.21 / 44.00	45.56 / 49.06	51.15 / 55.56	54.94 / 60.36	60.57 / 69.96	50.19 / 54.69	55.73 / 59.88	61.61 / 67.39	64.37 / 71.89	64.26 / 77.12
2015	45.27 / 49.53	50.42 / 54.61	56.25 / 62.05	59.25 / 66.03	63.57 / 73.86	40.30 / 44.36	46.08 / 49.75	51.81 / 56.32	55.02 / 60.71	60.79 / 70.52	50.73 / 55.07	55.31 / 59.91	61.98 / 67.49	64.22 / 69.48	65.33 / 75.04
2016	45.43 / 49.95	51.01 / 55.86	57.35 / 63.24	60.46 / 67.62	64.56 / 76.10	40.86 / 45.05	46.84 / 51.20	52.83 / 57.94	56.35 / 62.46	62.80 / 75.04	50.42 / 55.16	55.76 / 60.96	62.62 / 68.98	65.41 / 73.22	66.15 / 79.31
2017	45.48 / 50.43	51.61 / 56.83	57.53 / 63.95	61.06 / 68.61	64.24 / 76.51	40.81 / 45.36	46.85 / 52.01	53.71 / 59.35	57.39 / 63.82	62.91 / 73.37	50.60 / 55.82	56.38 / 62.03	62.02 / 68.96	65.48 / 73.78	65.83 / 79.63
2018	46.39 / 51.81	51.65 / 57.07	58.27 / 64.78	61.17 / 69.07	65.99 / 78.07	41.66 / 46.71	47.44 / 52.53	54.44 / 60.56	58.24 / 65.13	64.50 / 75.08	52.14 / 58.02	55.54 / 61.94	62.83 / 70.17	65.58 / 74.63	67.90 / 81.51
2019	46.01 / 52.86	51.23 / 57.05	57.93 / 64.74	61.56 / 69.72	66.03 / 78.30	42.42 / 48.01	47.44 / 52.53	53.75 / 59.71	58.24 / 65.13	64.50 / 75.08	51.14 / 57.72	55.27 / 61.23	62.10 / 69.82	66.12 / 75.21	67.80 / 81.66
2020	50.83 / 56.94	55.48 / 62.31	59.44 / 67.50	63.06 / 72.22	65.80 / 79.32	46.74 / 52.48	52.01 / 58.11	56.14 / 63.08	60.46 / 68.31	65.29 / 76.87	55.36 / 61.69	59.52 / 66.90	63.40 / 72.29	66.27 / 76.43	66.41 / 81.73
2021	50.29 / 57.12	54.63 / 61.61	60.26 / 68.14	62.62 / 71.96	65.83 / 79.67	46.08 / 52.48	50.97 / 57.26	56.95 / 63.79	60.00 / 67.91	65.30 / 77.17	54.99 / 62.08	58.87 / 66.35	64.28 / 72.89	65.88 / 76.32	66.48 / 82.17

注：左側＝（1.0未満の者）／｛（1.0以上の者）＋（1.0未満の者）｝×100
　　右側＝｛（1.0未満の者）＋（矯正視力のみ測定者）｝／｛（1.0以上の者）＋（1.0未満の者）＋（矯正視力のみ測定者）｝×100
注：▲9-4 ～ 9-6　2020年度と2021年度は新型コロナウイルス感染症の影響により、例年4月1日から6月30日に実施される健康診断が当該年度末までに実施することになったため、調査期間も年度末まで延長された。
（9-5、9-6：東京都教育委員会『東京都の学校保健統計書』を基に作成）

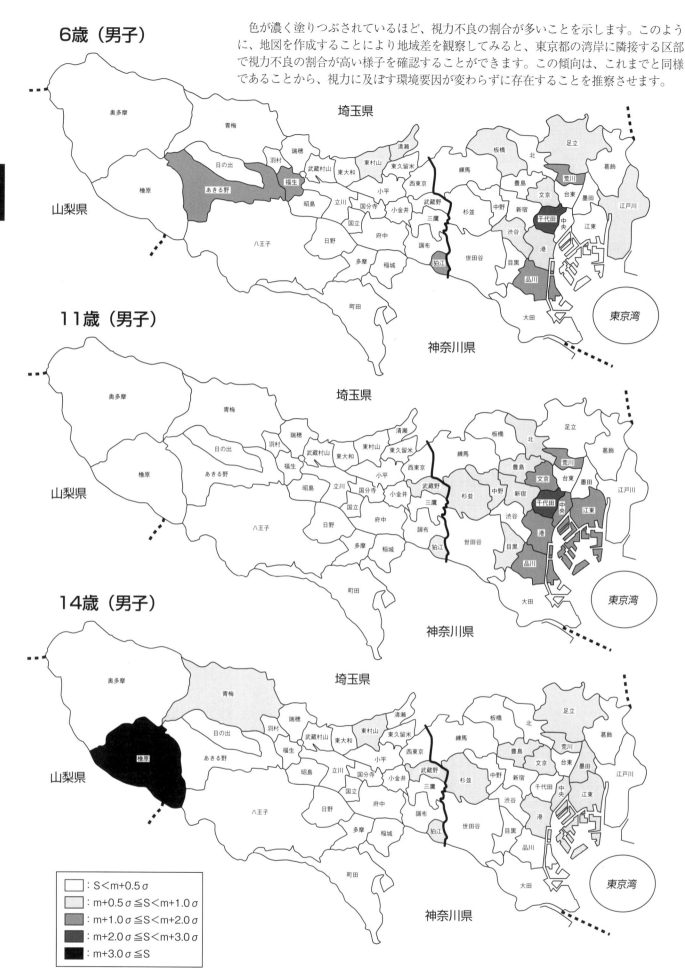

6歳（男子）

色が濃く塗りつぶされているほど、視力不良の割合が多いことを示します。このように、地図を作成することにより地域差を観察してみると、東京都の湾岸に隣接する区部で視力不良の割合が高い様子を確認することができます。この傾向は、これまでと同様であることから、視力に及ぼす環境要因が変わらずに存在することを推察させます。

11歳（男子）

14歳（男子）

	: S<m+0.5σ
	: m+0.5σ≦S<m+1.0σ
	: m+1.0σ≦S<m+2.0σ
	: m+2.0σ≦S<m+3.0σ
	: m+3.0σ≦S

▲9-7：東京都の視力不良地図2021年度（6・11・14歳、男子）
（東京都教育委員会『令和3年度東京都の学校保健統計書』を基に作成）

92

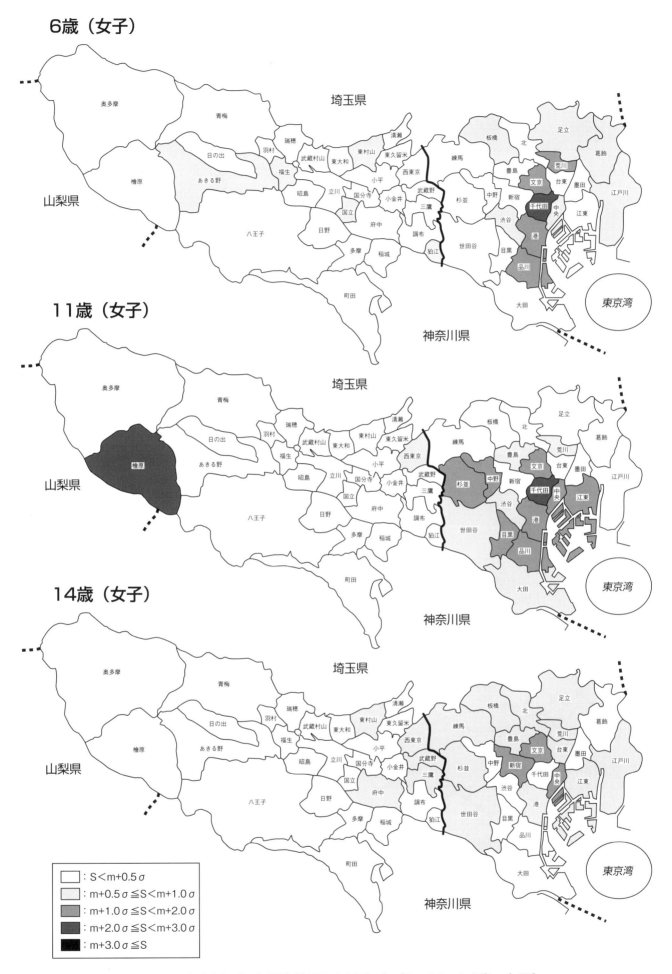

保護

▲9-8：東京都の視力不良地図2021年度（6・11・14歳、女子）
（東京都教育委員会『令和3年度東京都の学校保健統計書』を基に作成）

注：▲9-7、9-8　2021年度は新型コロナウイルス感染症の影響により、例年4月1日から6月30日に実施される健康診断が当該年度末までに実施することになったため、調査期間も年度末まで延長された。

10 肥満とやせ
Obesity and thinness

▼10-1：肥満傾向児の出現率の年次推移

【男子】　(%)

年齢＼年度	1977	1980	1985	1990	1995	2000	2001	2002	2003	2004	2005	2006	新2006	2007	2008	2009	2010	2011	2012	2013	2014	2015	2016	2017	2018	2019	2020	2021
5	-	-	-	-	-	-	-	-	-	-	-	2.42	2.59	2.78	2.87	2.75	2.80	2.14	2.41	2.38	2.55	2.34	2.68	2.78	2.58	2.63	3.65	3.61
6	2.59	2.64	2.91	3.98	4.33	5.04	4.71	4.81	4.70	4.58	4.54	4.80	5.70	4.79	4.52	4.55	4.46	3.75	4.09	4.18	4.34	3.74	4.35	4.39	4.51	4.68	5.85	5.25
7	2.72	3.55	3.81	4.65	5.35	5.38	5.74	5.99	5.92	5.70	5.65	5.30	6.21	6.77	6.19	5.60	5.60	5.18	5.58	5.47	5.45	5.24	5.74	5.65	6.23	6.41	8.77	7.61
8	4.16	4.90	5.03	6.46	7.09	8.08	7.87	7.92	8.26	8.08	7.58	7.47	8.63	8.09	8.03	7.53	7.20	6.70	7.13	7.26	7.57	6.70	7.65	7.24	7.76	8.16	11.67	9.75
9	5.14	5.71	6.34	7.74	8.69	9.54	9.00	9.32	9.60	9.54	9.48	8.78	10.81	10.23	10.36	9.57	9.06	8.39	9.24	8.90	8.89	8.93	9.41	9.52	9.53	10.57	13.58	12.03
10	5.91	6.86	7.57	8.93	9.77	10.43	10.83	10.60	10.76	10.59	9.74	10.36	11.70	11.59	11.32	10.76	10.37	9.42	9.86	10.90	9.72	9.77	10.01	9.99	10.11	10.63	14.24	12.58
11	6.72	7.65	7.93	9.43	9.99	11.21	11.78	11.68	11.83	11.09	11.25	10.67	11.82	11.64	11.18	10.61	11.09	9.46	9.98	10.02	10.28	9.87	10.08	9.69	10.01	11.11	13.31	12.48
12	6.57	7.48	7.92	9.64	10.23	11.28	11.86	11.44	11.48	11.12	11.23	11.14	13.64	12.41	11.97	11.49	10.99	10.25	10.67	10.65	10.72	9.87	10.42	9.89	10.60	11.18	12.71	12.58
13	5.17	6.93	7.24	8.80	9.46	10.36	10.37	10.28	10.28	10.07	9.65	9.72	11.23	10.84	10.28	9.71	9.41	9.02	8.96	8.97	8.94	8.37	8.28	8.69	8.73	9.63	12.18	10.99
14	4.58	6.07	7.22	8.64	8.87	9.33	9.61	9.90	9.54	9.58	9.58	9.55	11.20	10.22	9.99	9.55	9.37	8.48	7.43	8.27	8.16	7.94	8.04	8.03	8.36	8.96	10.94	10.25
15	-	-	-	-	-	-	-	-	-	-	-	10.88	13.76	13.47	13.45	12.40	11.99	11.41	11.05	11.42	11.34	10.95	11.57	11.01	11.72	12.07	12.07	12.30
16	-	-	-	-	-	-	-	-	-	-	-	9.45	12.45	12.92	11.85	11.20	11.57	11.16	10.25	10.46	10.16	9.21	9.43	9.93	10.57	10.50	11.54	10.64
17	-	-	-	-	-	-	-	-	-	-	-	9.73	12.90	12.87	12.33	11.27	11.30	11.54	10.91	10.85	10.69	10.22	10.64	10.71	10.48	10.56	12.48	10.92

【女子】　(%)

年齢＼年度	1977	1980	1985	1990	1995	2000	2001	2002	2003	2004	2005	2006	新2006	2007	2008	2009	2010	2011	2012	2013	2014	2015	2016	2017	2018	2019	2020	2021
5	-	-	-	-	-	-	-	-	-	-	-	3.02	2.97	2.96	2.78	2.65	2.83	2.40	2.36	2.49	2.69	2.24	2.44	2.67	2.71	2.93	3.37	3.73
6	2.66	2.73	3.33	4.32	4.58	4.57	4.78	4.61	4.57	4.38	4.83	4.72	4.98	4.70	4.57	4.17	4.23	3.93	4.37	3.91	4.15	3.93	4.24	4.42	4.47	4.33	5.16	5.15
7	3.56	3.45	3.85	4.43	5.38	5.48	5.18	5.43	5.23	5.49	5.39	5.17	5.85	5.71	5.88	5.40	5.13	4.86	5.23	5.38	5.41	5.00	5.18	5.24	5.53	5.61	7.25	6.87
8	4.37	5.03	4.87	6.26	7.09	7.27	7.65	7.33	7.46	7.19	7.12	6.87	7.41	7.50	7.18	7.05	6.90	5.94	6.09	6.31	6.24	6.31	6.63	6.55	6.41	6.88	8.89	8.34
9	5.39	5.54	6.04	7.33	7.81	8.79	8.64	8.46	8.38	8.74	8.15	7.89	8.55	8.16	7.91	7.58	7.51	6.82	7.23	7.58	7.36	6.99	7.17	7.70	7.69	7.85	9.32	8.24
10	5.80	6.78	6.96	7.38	7.80	9.45	9.10	9.48	9.42	9.27	9.20	8.52	8.62	8.92	9.42	8.26	8.13	7.71	7.96	8.46	7.42	7.86	7.74	7.82	8.46	8.46	9.47	9.26
11	6.18	7.03	6.86	7.57	8.61	9.78	9.37	10.07	9.65	9.35	9.16	8.99	9.95	9.47	9.68	8.74	8.83	8.12	8.61	8.69	8.56	7.92	8.31	8.72	8.79	8.84	9.36	9.42
12	6.72	7.30	7.43	8.34	9.19	10.05	10.15	10.58	10.02	9.73	9.56	9.35	10.13	9.67	9.84	9.04	8.97	8.51	8.64	8.54	7.97	8.36	8.57	8.01	8.45	8.48	8.89	9.15
13	6.10	6.48	6.85	7.61	8.05	8.74	9.05	9.28	8.97	8.92	8.83	8.58	9.46	8.99	9.05	8.13	7.96	7.49	7.90	7.83	7.89	7.69	7.46	7.45	7.37	7.88	8.53	8.35
14	5.24	5.75	5.96	6.77	7.10	7.86	8.05	8.58	8.01	8.03	7.66	7.97	9.20	8.75	8.54	8.21	7.89	7.43	7.36	7.42	7.68	7.14	7.70	7.01	7.22	7.37	8.29	7.80
15	-	-	-	-	-	-	-	-	-	-	-	8.35	10.15	9.87	9.56	8.47	8.59	8.26	8.51	8.08	8.35	7.82	8.46	7.96	8.35	7.84	7.30	7.57
16	-	-	-	-	-	-	-	-	-	-	-	7.34	9.46	9.18	8.40	8.27	7.81	7.33	7.74	7.66	7.44	7.48	7.36	7.38	6.93	7.30	6.59	7.20
17	-	-	-	-	-	-	-	-	-	-	-	7.33	9.67	9.23	8.64	8.35	8.14	7.76	8.18	7.83	8.25	7.75	7.95	7.95	7.94	7.99	7.63	7.07

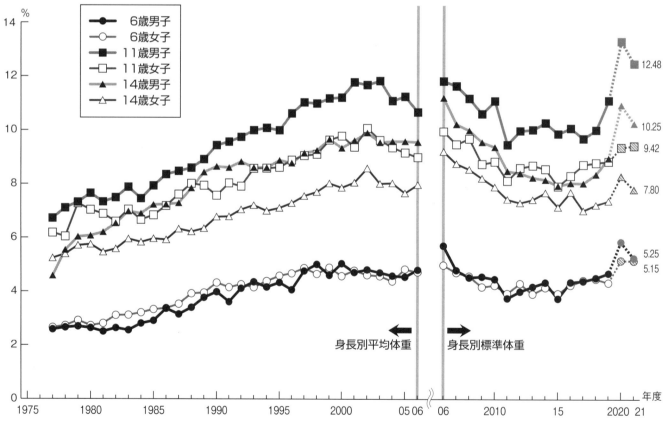

▲10-2：6・11・14歳児における肥満傾向児出現率の年次推移（肥満度方式による）

（10-1、10-2：文部科学省『学校保健統計調査報告書』を基に作成）

注：肥満傾向児とは以下の者である。
　1．1977～2005年度は、性別・年齢別に身長別平均体重を求め、その平均体重の120％以上の者。
　2．2006年度以降は、以下の式により性別・年齢別・身長別標準体重から肥満度を求め、その肥満度が20％以上の者。
　　肥満度＝（実測体重－身長別標準体重）／身長別標準体重 × 100（％）

▼10-3：痩身傾向児の出現率の年次推移

【男子】 (%)

年度／年齢	1977	1980	1985	1990	1995	2000	2001	2002	2003	2004	2005	2006	新2006	2007	2008	2009	2010	2011	2012	2013	2014	2015	2016	2017	2018	2019	2020	2021
5	-	-	-	-	-	-	-	-	-	-	-	0.49	0.39	0.26	0.35	0.34	0.42	0.33	0.36	0.36	0.34	0.40	0.24	0.33	0.27	0.33	0.50	0.30
6	0.57	0.50	0.42	0.53	0.66	1.01	0.69	0.81	0.71	0.67	0.58	0.67	0.35	0.39	0.46	0.44	0.48	0.40	0.27	0.39	0.41	0.41	0.45	0.47	0.31	0.42	0.42	0.28
7	0.36	0.49	0.38	0.66	0.81	0.83	0.81	1.03	0.94	0.81	0.88	0.81	0.39	0.38	0.43	0.43	0.42	0.54	0.49	0.40	0.50	0.47	0.41	0.53	0.39	0.37	0.62	0.31
8	0.72	0.75	0.59	1.12	1.63	1.75	1.71	2.20	1.96	1.67	1.86	1.34	0.87	0.86	0.80	1.06	0.95	1.17	1.06	0.98	0.98	0.79	1.16	0.95	0.95	0.73	0.97	0.84
9	0.61	0.76	0.80	1.52	1.90	3.10	3.04	2.96	3.15	2.90	2.71	2.67	1.51	1.56	1.25	1.69	1.59	1.50	1.44	1.78	1.79	1.60	1.48	1.57	1.71	1.55	1.83	1.42
10	1.00	1.36	1.43	2.12	2.43	4.07	3.56	3.72	3.45	3.65	3.41	3.15	2.23	2.54	2.39	2.57	2.36	2.69	2.49	2.48	2.85	2.81	2.49	2.66	2.87	2.61	2.76	2.32
11	0.93	1.23	1.28	2.26	2.67	3.80	4.08	3.68	3.84	3.71	3.99	3.30	2.48	2.85	2.75	3.28	2.30	3.05	3.38	2.90	3.24	3.18	2.94	3.27	3.16	3.25	3.45	2.83
12	1.23	1.35	1.27	2.50	2.50	3.53	3.78	4.05	3.71	3.78	3.34	3.83	1.99	2.38	2.25	2.38	2.30	2.43	2.40	2.43	2.77	2.72	2.75	2.96	2.79	2.99	3.65	3.03
13	0.80	1.08	1.09	1.86	2.13	2.55	2.45	2.75	2.44	2.92	2.54	2.23	1.37	1.64	1.69	1.68	1.53	1.55	1.66	1.46	1.75	1.80	2.04	2.26	2.21	2.31	2.99	2.73
14	0.79	1.03	1.47	2.00	2.14	2.52	2.80	2.74	2.88	2.78	2.48	2.69	1.46	1.63	1.75	1.94	1.48	1.73	1.79	1.57	1.79	1.72	1.84	2.05	2.18	2.40	3.24	2.64
15	-	-	-	-	-	-	-	-	-	-	-	4.19	1.98	2.38	2.24	2.45	2.11	2.60	2.35	2.70	2.66	2.62	3.07	3.01	3.24	3.60	4.24	4.02
16	-	-	-	-	-	-	-	-	-	-	-	3.83	1.61	1.69	1.75	1.85	1.91	1.82	1.89	1.88	2.19	2.18	2.25	2.50	2.78	2.60	4.07	3.34
17	-	-	-	-	-	-	-	-	-	-	-	3.83	1.39	1.38	1.96	1.77	1.67	1.54	1.64	1.84	1.99	2.07	2.21	2.09	2.38	2.68	3.57	3.07

【女子】 (%)

年度／年齢	1977	1980	1985	1990	1995	2000	2001	2002	2003	2004	2005	2006	新2006	2007	2008	2009	2010	2011	2012	2013	2014	2015	2016	2017	2018	2019	2020	2021
5	-	-	-	-	-	-	-	-	-	-	-	0.50	0.42	0.43	0.50	0.51	0.51	0.40	0.35	0.34	0.39	0.47	0.44	0.29	0.35	0.31	0.38	0.36
6	0.48	0.56	0.44	0.64	0.71	0.91	0.73	0.70	0.88	0.87	0.89	0.62	0.53	0.55	0.54	0.60	0.62	0.65	0.57	0.62	0.64	0.48	0.40	0.64	0.63	0.56	0.63	0.49
7	0.52	0.55	0.56	0.77	0.75	0.95	1.03	0.87	1.11	0.80	0.70	0.82	0.58	0.66	0.57	0.52	0.53	0.55	0.60	0.66	0.75	0.53	0.64	0.61	0.53	0.45	0.65	0.56
8	0.67	0.97	0.77	1.20	1.50	1.74	1.76	1.59	1.73	1.51	1.47	1.39	1.08	1.06	1.01	1.08	0.93	1.03	1.16	1.06	1.10	0.98	1.07	1.19	1.09	1.09	1.09	0.83
9	1.11	0.98	1.02	1.58	1.82	2.52	2.34	2.36	2.43	2.29	2.25	2.20	1.82	1.77	1.51	1.79	1.50	1.96	1.85	1.90	2.06	2.02	1.86	1.86	1.69	1.65	2.35	1.66
10	1.05	1.22	1.40	2.26	2.30	3.07	2.47	3.18	3.08	2.88	2.68	2.40	2.27	2.88	2.42	2.80	2.61	2.64	2.61	2.89	2.50	2.71	2.99	2.43	2.65	2.71	2.76	2.36
11	1.45	1.55	1.67	2.20	2.52	3.33	3.63	3.08	3.64	3.41	2.93	3.31	2.49	3.36	2.69	2.70	3.08	2.98	3.12	2.74	2.86	2.97	2.99	2.52	2.93	2.67	2.87	2.18
12	2.06	2.38	2.44	3.16	3.36	4.15	4.26	4.94	4.62	4.41	4.67	3.92	3.53	4.01	3.91	4.37	3.92	4.32	4.18	4.16	4.17	4.33	4.29	4.36	4.18	4.22	4.37	3.55
13	2.65	2.44	2.35	2.73	3.47	3.99	4.05	4.38	3.95	4.24	4.23	3.69	3.39	3.57	3.39	3.64	3.84	3.91	3.64	3.48	3.32	3.44	3.69	3.33	3.56	3.20	3.56	3.22
14	2.22	2.64	2.21	2.47	2.67	3.39	3.27	3.76	3.37	3.97	3.46	3.69	2.76	2.69	2.69	2.95	3.09	2.61	3.22	2.68	2.52	2.93	2.67	2.74	2.78	2.59	2.79	2.55
15	-	-	-	-	-	-	-	-	-	-	-	3.60	2.22	2.38	2.51	2.55	2.37	2.65	2.43	2.69	2.53	2.40	2.30	2.24	2.22	2.36	3.13	3.10
16	-	-	-	-	-	-	-	-	-	-	-	2.58	1.50	1.83	2.06	1.86	2.40	2.22	2.12	1.98	1.85	1.96	1.84	1.87	2.00	1.89	3.24	2.33
17	-	-	-	-	-	-	-	-	-	-	-	2.81	1.23	1.42	1.74	1.69	1.81	1.89	1.85	1.72	1.69	1.57	1.51	1.69	1.57	1.71	2.82	2.19

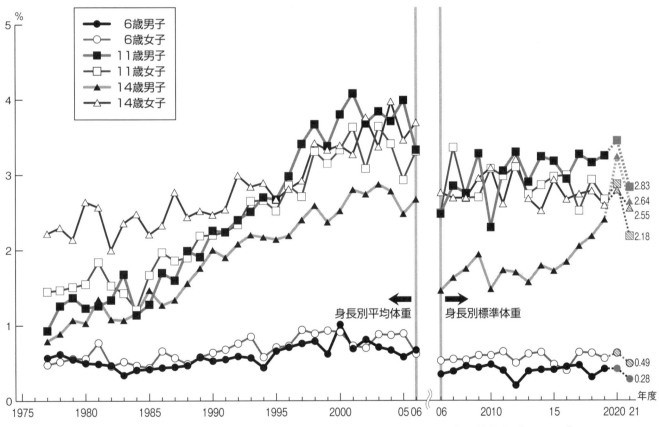

凡例：6歳男子／6歳女子／11歳男子／11歳女子／14歳男子／14歳女子
身長別平均体重　身長別標準体重

▲10-4：6・11・14歳児における痩身傾向児出現率の年次推移（肥満度方式による）
（10-3、10-4：文部科学省『学校保健統計調査報告書』を基に作成）

注：▲10-1～10-4 2020年度と2021年度は新型コロナウイルス感染症の影響により、例年4月1日から6月30日に実施される健康診断が当該年度末までに実施することになったため、調査期間も年度末まで延長された。

2021（令和3）年度の肥満傾向児の出現率は男女とも小学校高学年が最も高い数値を示しています。性別で比較すると、5歳児以外は女子より男子が高い数値を示しており、特に男子は9歳以降、10%を超えています。痩身傾向児の出現率は男女とも10歳以降で約2～3%台を示しています。性別で比較すると、8・11・14～17歳は女子より男子の方が高い数値を示しています。調査時期が違うので単純に比較はできませんが、2020（令和2）年度と比較すると、肥満傾向児も痩身傾向児もおおむね全年齢で男女とも出現率は減少しています。

痩身傾向児とは以下の者である。
1．1977～2005年度は、性別・年齢別に身長別平均体重を求め、その平均体重の80%以下の者。
2．2006年度以降は、以下の式により性別・年齢別・身長別標準体重から肥満度を求め、その肥満度が－20%以下の者。
肥満度＝（実測体重－身長別標準体重）／身長別標準体重×100（%）

保護

保
護

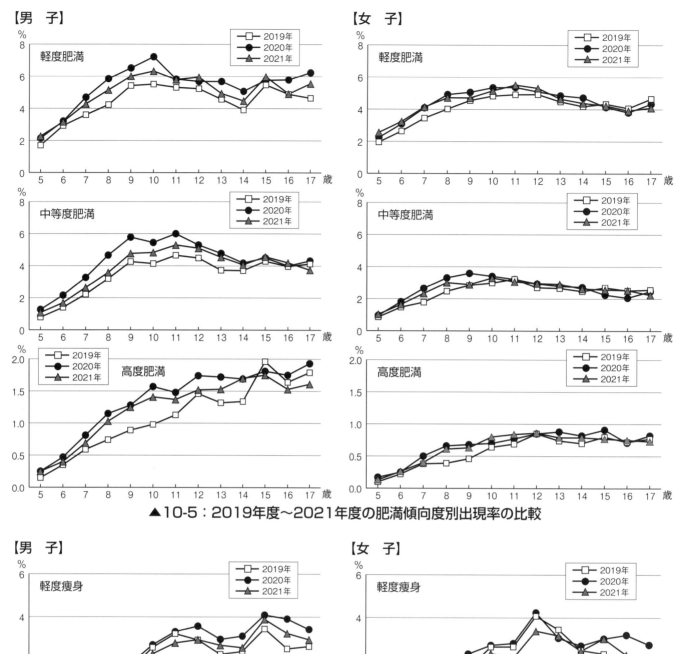

▲10-5：2019年度～2021年度の肥満傾向度別出現率の比較

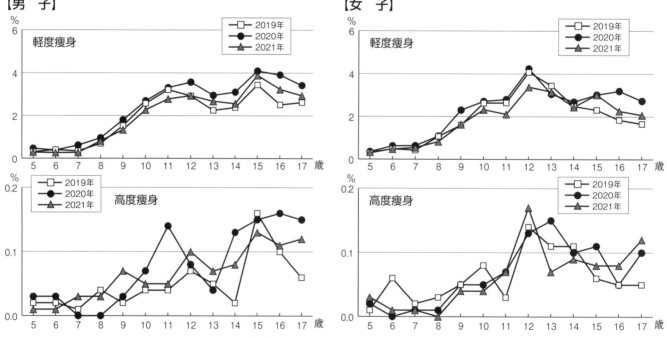

▲10-6：2019年度～2021年度の痩身傾向度別出現率の比較

（10-5、10-6：文部科学省「学校保健統計調査報告書」を基に作成）

注：2020、2021年度は新型コロナウイルス感染症の影響により、例年4月1日から6月30日に実施される健康診断が当該年度末までに実施することになったため、調査期間も年度末まで延長された

　2019（令和元）～2021（令和3）年度の肥満と痩身の出現率を傾向別に比較しました（▲10-5、▲10-6）。その結果、肥満も痩身も性別・傾向度を問わず、概ねコロナ禍の2020（令和2）年度に増加し、2021（令和3）年度には減少しました。しかし、その値はコロナ前の2019（令和元）年度と比較すると高い数値を示しています。特に肥満の出現率（▲10-5）は男子の7～12歳の軽度及び中等度肥満に、痩身の出現率（▲10-6）は、軽度痩身の男女15～17歳に、その変化が顕著にみられます。

対象者数（連絡会議調べ　2014～2023年度）（人）

	男子	女子	合計
高1	11,303	9,101	20,404
高2	11,179	8,903	20,082
高3	11,031	8,487	19,518
合計	33,513	26,491	60,004

判定方法と基準

①文部科学省による肥満度方式

肥満度＝(実測体重(kg)−身長別標準体重(kg))
　　　　÷身長別標準体重(kg)×100

肥満度判定	
−30％以下	高度やせ
−20～−29.9％	やせ
−19.9～19.9％	普通
20～29.9％	軽度肥満
30～49.9％	中等度肥満
50％以上	高度肥満

②日本肥満学会BMI方式

BMI＝実測体重(kg)÷実測身長(m)
　　　÷実測身長(m)

肥満度判定	
18.5未満	低体重
18.5～25未満	普通体重
25～30未満	肥満(1度)
30～35未満	肥満(2度)
35～40未満	肥満(3度)
40以上	肥満(4度)

＊ここでは下記の指数で分類する。

肥満度指数表	
−20％以下	痩身
−19.9％以上～20％未満	標準
20％以上	肥満

肥満度指数表	
18.5未満	痩身
18.5～25未満	標準
25以上	肥満

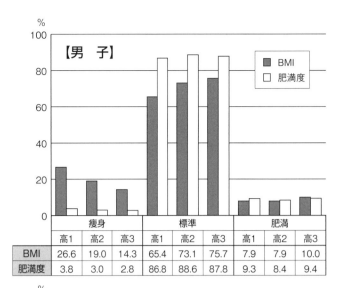
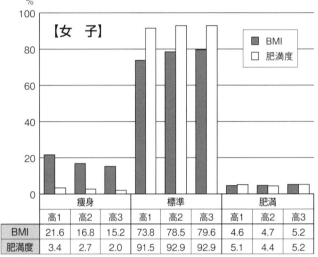

▲10-7：高校生におけるBMI方式と
肥満度方式による肥満度判定比較
（連絡会議調べ 2014～2023年度）

【男子】

		痩身			標準			肥満	
	高1	高2	高3	高1	高2	高3	高1	高2	高3
BMI	26.6	19.0	14.3	65.4	73.1	75.7	7.9	7.9	10.0
肥満度	3.8	3.0	2.8	86.8	88.6	87.8	9.3	8.4	9.4

【女子】

		痩身			標準			肥満	
	高1	高2	高3	高1	高2	高3	高1	高2	高3
BMI	21.6	16.8	15.2	73.8	78.5	79.6	4.6	4.7	5.2
肥満度	3.4	2.7	2.0	91.5	92.9	92.9	5.1	4.4	5.2

▲10-7 は、2010（平成22）年に元養護教諭の西山氏の提言から、各所の協力を得て継続しているBMIと学校保健統計調査方式による肥満度判定の比較です。6万人のデータを分析したところ、男女とも「肥満」の判定は2つの方式にはほとんど差はなかったものの、「痩身」と「標準」に大差がみられ、特に高1男子は20％を超えています。学年、性別に関係なく学校保健統計調査方式で「普通」と判定される数値の−13～−19.9％は、BMIは18.5未満の「低体重」となりますので注意が必要です。▲10-8は、BMIの肥満度判定による「低体重」と「肥満」の割合の年次推移です。男女ともどの学年も2019（令和元）年度から2020（令和2）年度にかけて「低体重」も「肥満」も増加しました。2021（令和3）年、2022（令和4）年と減少してきましたが、2023（令和5）年度の「低体重」は再び増加しています。

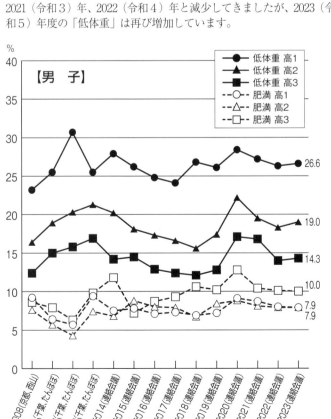
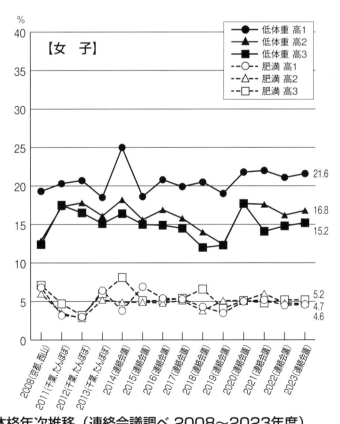

▲10-8：BMI方式の肥満度判定における高校生の体格年次推移（連絡会議調べ 2008～2023年度）

保
護

11 特別支援学校の子どもの疾病・異常（う歯・肥満傾向）
Disease and abnormality in handicapped children

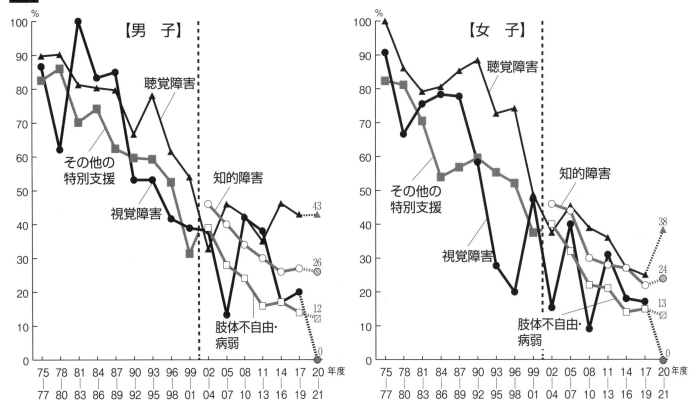

▲11-1：特別支援学校における6歳児のう歯被患率の年次推移

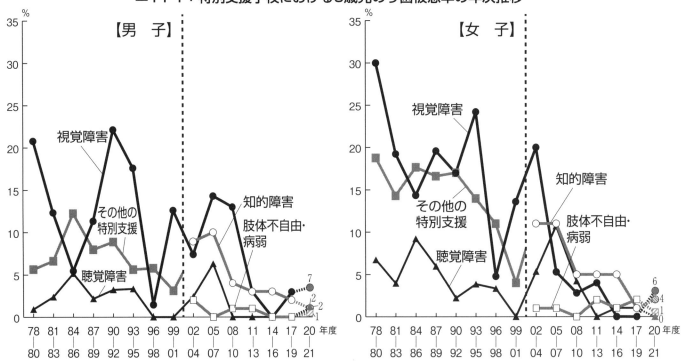

注1：▲11-1、11-2　2001年度までの「その他の特別支援」には、知的障害、肢体不自由、病弱の者が含まれています。
注2：▲11-1、11-2　2020年度と2021年度は新型コロナウイルス感染症の影響により、例年4月1日から6月30日に実施される健康診断が当該年度末までに実施することになったため、調査期間も年度末まで延長された。

▲11-2：特別支援学校における17歳の肥満傾向の年次推移
（11-1、11-2：東京都教育委員会『東京都の学校保健統計書』より）

　このページには、東京都の特別支援学校に在籍する子どものうち、障がい種別に「6歳児のう歯被患率（処置完了者を含む）」「17歳の肥満傾向」を示しました。対象者が少ないため、3年間の平均値を算出した推移を観察しています。一方、全国統計では「特別支援学校」という大きな枠組みで、性別・年齢ごとに集計されており、それぞれの特別支援の課題が見えにくくなっているという現状があります。
　多少の増減がありながらも「6歳児のう歯被患率」「17歳の肥満傾向」は、ほぼ改善傾向となっています。しかし、6歳児の男子う歯罹患率において聴覚障がい児のみ、約30～50％の範囲で増減が繰り返されています。聴覚障がいのある男児に特徴的な保健管理の難しさがあるのか、今後も変化を注目していく必要があります。

12 アレルギー
Allergy symptoms

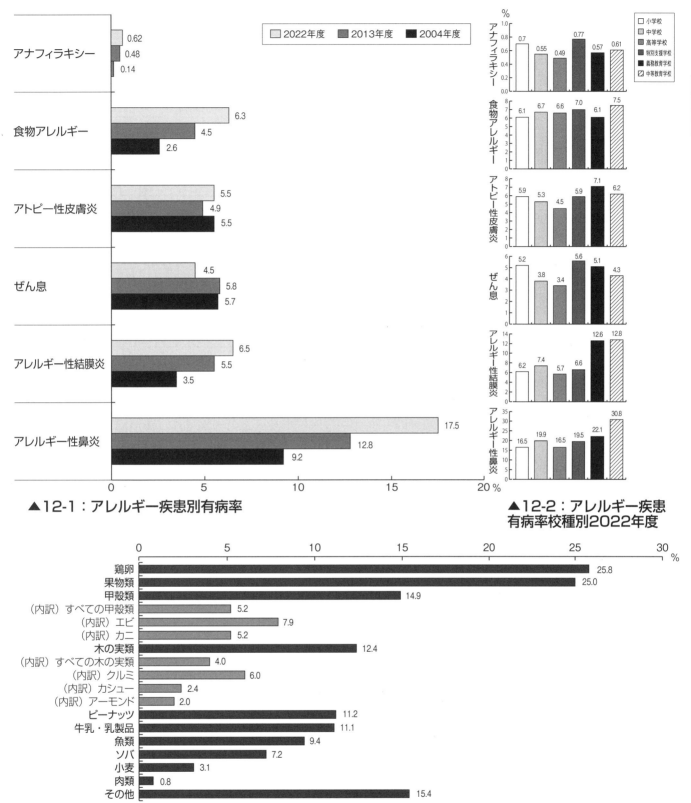

凡例: 2022年度　2013年度　2004年度

▲12-1：アレルギー疾患別有病率

▲12-2：アレルギー疾患有病率校種別2022年度

凡例: 小学校　中学校　高等学校　特別支援学校　義務教育学校　中等教育学校

アナフィラキシー 0.7 0.55 0.49 0.77 0.57 0.61
食物アレルギー 6.1 6.7 6.6 7.0 6.1 7.5
アトピー性皮膚炎 5.9 5.3 4.5 5.9 7.1 6.2
ぜん息 5.2 3.8 3.4 5.6 5.1 4.3
アレルギー性結膜炎 6.2 7.4 5.7 6.6 12.6 12.8
アレルギー性鼻炎 16.5 19.9 16.5 19.5 22.1 30.8

▲12-3：食物アレルギー原因物質（アレルゲン）2022年度

（12-1〜12-3：日本学校保健会『令和4年度アレルギー疾患に関する調査報告書』より）

　アレルギーの全体像は、日本学校保健会（文部科学省委託事業）が約10年ぶりに実施した全国調査の結果『令和4年度アレルギー疾患に関する調査報告書』から実態を把握しています。

　有病率が最も多いアレルギー疾患は、「アレルギー性鼻炎」となり、増加率も高く2022（令和4）年度は他の疾患より倍の値となりました。校種別によると、「アナフィラキシー」や「アトピー性皮膚炎」の有病率が、小学校と特別支援学校に若干多く、他は大きな差は見られない結果となりました。ただ、校種として数は少ないものの「義務教育学校」「中等教育学校」があり、小・中・高といった年代別による違いは、明確には把握し難い状況であるともいえます。

　食物アレルギーの原因物質は、「鶏卵」「果物」がそれぞれ25.8％。および25.0％であり、他の項目と比べ、高い値となりました。また、「その他」の値が多いことからも、多種多様な原因物質があることや、食物アレルギー対応の難しさが浮き彫りとなっています。

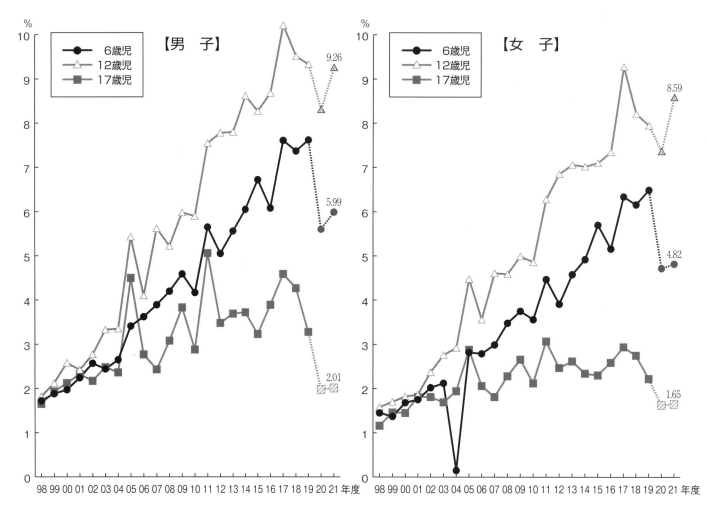

▲12-4：年齢別・男女別アレルギー性眼疾患被患率の年次推移（東京都）

▼12-5：東京都のアレルギー性眼疾患被患率の年次推移

(%)

年度	計			男　子			女　子		
	6歳	12歳	17歳	6歳	12歳	17歳	6歳	12歳	17歳
1998	1.60	1.70	1.41	1.72	1.82	1.65	1.45	1.58	1.16
99	1.63	1.92	1.69	1.88	2.12	1.93	1.37	1.70	1.46
2000	1.83	2.22	1.79	1.97	2.58	2.12	1.68	1.82	1.45
01	2.00	2.15	2.06	2.24	2.42	2.32	1.75	1.86	1.81
02	2.27	2.58	1.99	2.57	2.77	2.17	2.02	2.37	1.81
03	2.28	3.05	2.08	2.44	3.33	2.48	2.12	2.76	1.69
04	1.45	3.14	2.15	2.65	3.35	2.36	0.15	2.92	1.94
05	3.13	4.98	3.62	3.41	5.43	4.50	2.82	4.48	2.88
06	3.22	3.85	2.41	3.62	4.10	2.77	2.79	3.56	2.06
07	3.45	5.14	2.25	3.89	5.62	2.43	2.99	4.61	1.81
08	3.85	4.92	2.67	4.20	5.22	3.08	3.48	4.59	2.28
09	4.18	5.51	3.24	4.59	5.98	3.83	3.75	4.99	2.66
10	3.88	5.41	2.49	4.17	5.90	2.88	3.56	4.86	2.12
11	5.08	6.95	4.05	5.65	7.55	5.06	4.47	6.28	3.07
12	4.50	7.33	2.96	5.05	7.78	3.48	3.91	6.85	2.47
13	5.09	7.45	3.14	5.56	7.80	3.69	4.58	7.06	2.62
14	5.50	7.85	3.02	6.05	8.62	3.72	4.92	7.02	2.34
15	6.22	7.71	2.76	6.72	8.27	3.23	5.70	7.10	2.30
16	5.63	8.05	3.24	6.08	8.68	3.89	5.16	7.35	2.59
17	7.00	9.76	3.75	7.61	10.21	4.59	6.34	9.28	2.94
18	6.78	8.89	3.50	7.37	9.51	4.27	6.16	8.21	2.75
19	7.07	8.67	2.74	7.62	9.33	3.28	6.49	7.95	2.22
20	5.17	7.86	1.80	5.60	8.30	1.98	4.72	7.37	1.63
21	5.42	8.94	1.83	5.99	9.26	2.01	4.82	8.59	1.65

（12-4、12-5：東京都教育委員会『東京都の学校保健統計書』を基に作成）

注：▲12-4、12-5　2020年度と2021年度は新型コロナウイルス感染症の影響により、例年4月1日から6月30日に実施される健康診断が
　　当該年度末までに実施することになったため、調査期間も年度末まで延長された。

　アレルギー性眼疾患は、アレルギー性結膜炎、春季カタル、花粉症などを含みます。増減を繰り返しながらも増加傾向にありましたが、2020（令和2）年度はすべての年齢で減少となり、2021（令和3）年度は再びすべての年齢で増加となりました。2020（令和2）年度に減少がみられた背景には、コロナ禍の感染対策として、スギ花粉の飛散ピーク時期である3・4月に外出制限が行われ花粉症の症状が抑制されたこと、検診時期が4月以降となり花粉症のピーク時期から外れたことなども要因として考えられます。また、すべての年齢において男子の割合が女子より高い値となっています。

東京都教育委員会『東京都の学校保健統計書』における定義
※被患率（%）：各項目の該当者数÷各項目の受診者数×100
※アレルギー性疾患：ここ1年以内にその疾患と判定された、又は医療機関で経過観察中の者を、学校医の判定に加え、保健調査や日常の健康観察により把握している。

保護

100

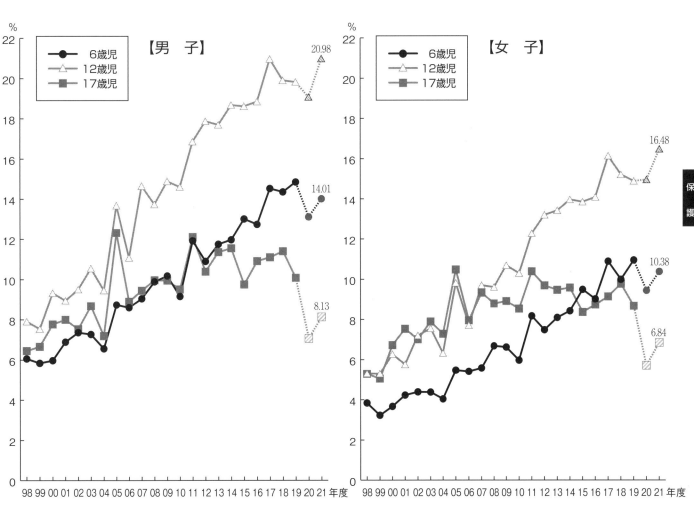

▲12-6：年齢別・男女別アレルギー性鼻疾患被患率の年次推移（東京都）

▼12-7：東京都のアレルギー性鼻疾患被患率の年次推移

(%)

年度	計			男　子			女　子		
	6歳	12歳	17歳	6歳	12歳	17歳	6歳	12歳	17歳
1998	4.99	6.68	5.88	6.06	7.91	6.45	3.84	5.31	5.29
99	4.58	6.47	5.86	5.84	7.54	6.66	3.23	5.30	5.05
2000	4.86	7.88	7.24	5.97	9.33	7.77	3.67	6.27	6.72
01	5.60	7.44	7.76	6.89	8.95	8.00	4.23	5.76	7.53
02	5.68	8.40	7.27	7.36	9.51	7.53	4.39	7.20	7.01
03	5.87	9.11	8.28	7.27	10.55	8.68	4.38	7.55	7.89
04	5.34	7.97	7.24	6.56	9.46	7.19	4.04	6.32	7.28
05	7.17	11.85	11.33	8.74	13.68	12.32	5.47	9.82	10.48
06	7.06	9.49	8.42	8.60	11.08	8.90	5.41	7.71	7.95
07	7.37	12.31	9.39	9.05	14.65	9.45	5.58	9.70	9.33
08	8.34	11.78	9.32	9.89	13.74	9.97	6.68	9.61	8.79
09	8.47	12.90	9.42	10.18	14.88	9.95	6.62	10.69	8.91
10	7.62	12.55	9.01	9.16	14.60	9.51	5.97	10.30	8.53
11	10.10	14.68	11.24	11.92	16.86	12.12	8.17	12.28	10.39
12	9.24	15.65	10.03	10.90	17.87	10.39	7.48	13.20	9.69
13	9.98	15.65	10.39	11.75	17.69	11.36	8.09	13.42	9.47
14	10.25	16.42	10.55	11.97	18.67	11.55	8.42	13.96	9.58
15	11.31	16.32	9.04	13.01	18.61	9.75	9.49	13.85	8.36
16	10.94	16.52	9.81	12.74	18.84	10.91	9.02	14.08	8.73
17	12.77	18.64	10.10	14.52	20.96	11.10	10.89	16.14	9.14
18	12.24	17.64	10.57	14.35	19.90	11.40	9.99	15.20	9.77
19	12.95	17.44	9.37	14.84	19.82	10.08	10.95	14.88	8.67
20	11.32	17.10	6.38	13.11	19.07	7.06	9.44	14.95	5.71
21	12.24	18.83	7.48	14.01	20.98	8.13	10.38	16.48	6.84

（12-6、12-7：東京都教育委員会『東京都の学校保健統計書』を基に作成）

注：▲12-6、12-7　2020年度と2021年度は新型コロナウイルス感染症の影響により、例年4月1日から6月30日に実施される健康診断が当該年度末までに実施することになったため、調査期間も年度末まで延長された。

　アレルギー性鼻疾患は、アレルギー性鼻炎、花粉症などを含みます。他のアレルギー疾患と比べて群を抜いて高い割合を示し、増減を繰り返しながら男女共に6歳児と12歳児の著しい増加傾向が続いていました。2020（令和2）年度は、12歳の女子を除くすべての年齢で減少となり、2021（令和3）年度はすべての年齢で増加となりました。2020（令和2）年度に減少がみられた背景には、コロナ禍における外出制限やマスク着用により、アレルギー物質の体内への侵入を予防できたことが要因として考えられます。また、すべての年齢で男子の割合が女子より高い値となっています。

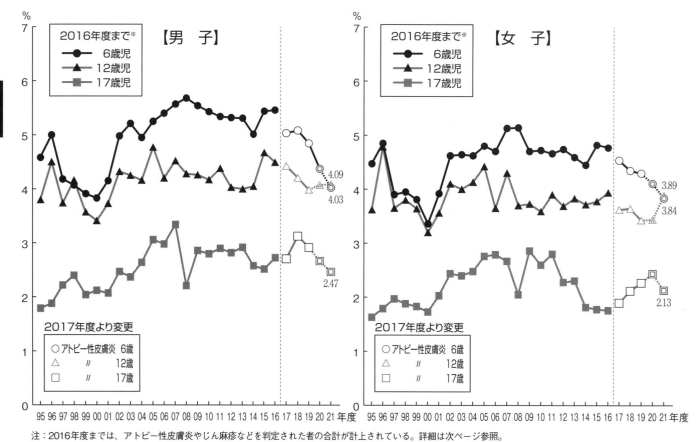

注：2016年度までは、アトピー性皮膚炎やじん麻疹などを判定された者の合計が計上されている。詳細は次ページ参照。

▲12-8：年齢別・男女別アトピー性皮膚炎被患率の年次推移（東京都）

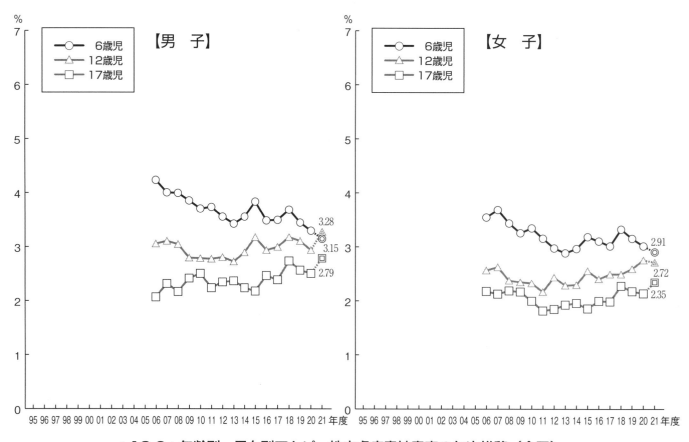

▲12-9：年齢別・男女別アトピー性皮膚疾患被患率の年次推移（全国）

皮膚疾患の定義

【東京都：東京都教育委員会『東京都の学校保健統計書』より】

皮膚疾患は（1）感染性皮膚疾患（2）アレルギー性皮膚疾患（3）その他の皮膚疾患、に分けられている。

※（2）のアレルギー性皮膚疾患は、2016（平成28）年度までは、「ここ1年以内に、じん麻疹やアトピー性皮膚炎などと判定された者」が計上されている。2017（平成29）年度以降は、さらに細分化され「①アトピー性皮膚炎：ここ1年以内に、アトピー性皮膚炎と判定された者②アトピー性皮膚炎以外：ここ1年以内に、蕁麻疹や薬疹、接触性皮膚炎などのアトピー性皮膚炎以外のアレルギー性皮膚疾患と判定された者」が計上されている。

【全国：文部科学省『学校保健統計調査報告書』より】

皮膚疾患は（1）アトピー性皮膚炎の者、（2）その他の皮膚疾患の者（伝染性皮膚疾患、毛髪疾患等上記以外の皮膚疾患と判定された者）に分けられている。

※2006年度以前、皮膚疾患は「伝染性皮膚疾患」のみが計上されていた。

▼12-10：アトピー性皮膚疾患被患率の年次推移（東京都）
(%)

年度	計			男　子			女　子		
	6歳	12歳	17歳	6歳	12歳	17歳	6歳	12歳	17歳
1995	4.52	3.71	1.71	4.58	3.80	1.79	4.47	3.62	1.63
97	4.05	3.70	2.10	4.18	3.74	2.22	3.90	3.65	1.97
99	3.86	3.60	1.94	3.91	3.57	2.04	3.81	3.64	1.83
2001	4.04	3.65	2.05	4.15	3.73	2.07	3.92	3.56	2.03
03	4.93	4.13	2.39	5.21	4.25	2.37	4.64	4.00	2.40
05	5.03	4.60	2.87	5.25	4.77	3.06	4.80	4.42	2.76
07	5.36	4.42	2.80	5.57	4.52	3.34	5.13	4.30	2.67
09	5.14	4.01	2.86	5.54	4.26	2.86	4.70	3.73	2.86
11	5.01	4.15	2.85	5.34	4.38	2.90	4.66	3.90	2.80
13	4.96	3.92	2.61	5.31	4.00	2.92	4.59	3.83	2.31
15	5.14	4.24	2.15	5.44	4.67	2.52	4.82	3.78	1.80
17	4.80	4.04	2.30	5.04	4.43	2.71	4.54	3.63	1.90
18	4.73	3.94	2.62	5.09	4.21	31.3	4.35	3.65	2.12
19	4.58	3.72	2.59	4.85	3.99	2.92	4.30	3.43	2.27
20	4.25	3.77	2.55	4.38	4.08	2.67	4.11	3.44	2.44
21	3.94	3.99	2.30	4.03	4.09	2.47	3.84	3.89	2.13

注：2016（平成28）年度までは、アトピー性皮膚炎やじん麻疹などを判定された者の合計が計上されている。
(12-8、12-10：東京都教育委員会『東京都の学校保健統計書』を基に作成)

▼12-11：アトピー性皮膚疾患被患率の年次推移（全国）
(%)

年度	計			男　子			女　子		
	6歳	12歳	17歳	6歳	12歳	17歳	6歳	12歳	17歳
2006	3.89	2.82	2.13	4.24	3.06	2.07	3.55	2.57	2.18
07	3.86	2.88	2.23	4.01	3.11	2.32	3.69	2.63	2.13
08	3.73	2.72	2.18	4.00	3.05	2.17	3.44	2.38	2.19
09	3.57	2.58	2.30	3.86	2.80	2.42	3.26	2.35	2.17
10	3.53	2.57	2.26	3.71	2.79	2.51	3.35	2.33	2.00
11	3.46	2.48	2.03	3.74	2.78	2.24	3.16	2.17	1.82
12	3.28	2.63	2.10	3.56	2.81	2.35	2.98	2.44	1.85
13	3.17	2.51	2.15	3.43	2.73	2.37	2.89	2.29	1.93
14	3.28	2.60	2.10	3.56	2.90	2.24	2.97	2.30	1.96
15	3.52	2.88	2.02	3.84	3.18	2.18	3.19	2.56	1.86
16	3.30	2.68	2.23	3.49	2.94	2.47	3.11	2.41	2.00
17	3.27	2.75	2.19	3.50	3.00	2.39	3.02	2.50	1.99
18	3.52	2.85	2.51	3.69	3.18	2.74	3.33	2.50	2.28
19	3.31	2.86	2.37	3.45	3.11	2.57	3.16	2.60	2.18
20	3.16	2.85	2.33	3.30	2.94	2.51	3.02	2.76	2.14
21	3.03	3.01	2.57	3.15	3.28	2.79	2.91	2.72	2.35

注：▲12-8～12-11　2020年度と2021年度は新型コロナウイルス感染症の影響により、例年4月1日から6月30日に実施される健康診断が当該年度末までに実施することになったため、調査期間も年度末まで延長された。
(12-9、12-11：文部科学省『学校保健統計調査報告書』を基に作成)

　アレルギー性皮膚疾患は、東京都と全国の両方で年次推移をみています。東京都と全国、すべての年齢で男子の被患率が女子よりやや高い値となっています。東京都と全国の比較では、2021（令和3）年度は6歳と12歳では東京都の被患率が高く、17歳では全国の被患率が高くなっていました。また、どちらも低年齢で被患率が高い割合を示していましたが、6歳の被患率が低下傾向にあり、全国においてはすべての年齢がほぼ同じ割合に近づいている様子を確認することができます。コロナ禍における明らかな変化は確認されず、感染予防としてのマスクの着用や外出制限などは、アトピー性皮膚疾患にはさほど影響を与えていないとも考えられます。とはいえ、アトピー性皮膚炎から喘息を合併するケースが多いこと、子どもの脆弱性は皮膚症状に現れやすいことから、今後も皮膚疾患の変化に注目する必要があります。

保護

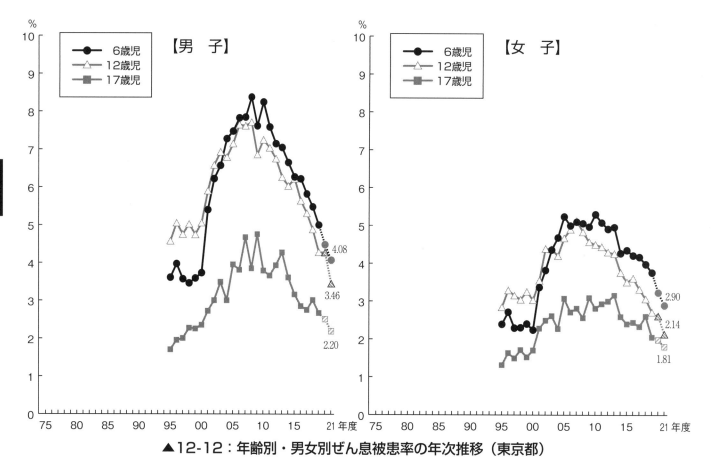

▲12-12：年齢別・男女別ぜん息被患率の年次推移（東京都）

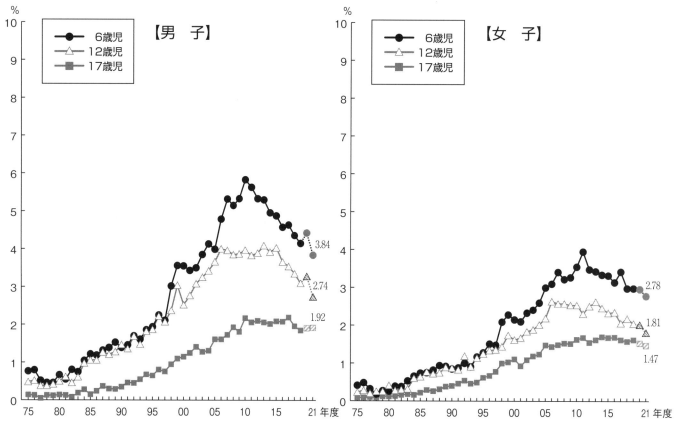

▲12-13：年齢別・男女別ぜん息被患率の年次推移（全国男女別）

104

▼12-14：ぜん息被患率の年次推移（東京都）

(%)

年度	計			男子			女子		
	6歳	12歳	17歳	6歳	12歳	17歳	6歳	12歳	17歳
1995	3.30	3.78	1.52	3.62	4.58	1.71	2.40	2.85	1.32
96	3.37	4.23	1.80	3.98	5.06	1.96	2.72	3.30	1.64
97	2.95	4.01	1.77	3.58	4.76	2.01	2.30	3.16	1.50
98	2.91	4.09	2.00	3.47	5.03	2.28	2.31	3.05	1.72
99	3.02	4.04	1.90	3.60	4.75	2.26	2.41	3.26	1.53
2000	3.02	4.10	2.04	3.74	5.06	2.36	2.25	3.04	1.71
01	4.29	4.80	2.51	5.41	5.91	2.73	3.38	3.56	2.29
02	5.07	5.54	2.75	6.23	6.59	3.01	3.83	4.40	2.50
03	5.51	5.72	3.06	6.58	6.94	3.50	4.37	4.39	2.62
04	6.04	5.57	2.64	7.29	6.80	3.01	4.69	4.21	2.28
05	6.41	5.99	3.49	7.49	7.16	3.96	5.25	4.68	3.08
06	6.48	6.36	3.26	7.84	7.66	3.82	5.01	4.91	2.72
07	6.53	6.45	3.34	7.86	7.63	4.68	5.11	5.14	2.82
08	6.79	6.36	3.20	8.39	7.73	3.86	5.07	4.84	2.57
09	6.36	5.79	3.92	7.63	6.87	4.76	4.98	4.58	3.10
10	6.84	5.95	3.30	8.26	7.26	3.80	5.31	4.51	2.82
11	6.38	5.82	3.30	7.60	7.05	3.67	5.09	4.45	2.94
12	6.07	5.59	3.46	7.16	6.76	3.94	4.92	4.31	3.01
13	6.05	5.32	3.71	7.06	6.27	4.28	4.97	4.27	3.17
14	5.51	4.96	3.10	6.66	6.04	3.62	4.28	3.77	2.60
15	5.35	4.93	2.78	6.28	6.23	3.17	4.36	3.52	2.41
16	5.26	4.68	2.65	6.23	5.65	2.86	4.22	3.62	2.45
17	5.03	4.36	2.55	5.83	5.32	2.76	4.18	3.33	2.34
18	4.76	4.01	2.81	5.49	4.89	3.02	3.99	3.07	2.61
19	4.41	3.53	2.36	5.01	4.29	2.68	3.77	2.72	2.06
20	3.88	3.48	2.25	4.49	4.28	2.52	3.24	2.62	1.99
21	3.50	2.83	2.01	4.08	3.46	2.20	2.90	2.14	1.81

（12-12、12-14：東京都教育委員会『東京都の学校保健統計書』を基に作成）

▼12-15：ぜん息被患率の年次推移（全国）

(%)

年度	計			男子			女子		
	6歳	12歳	17歳	6歳	12歳	17歳	6歳	12歳	17歳
1975	0.60	0.36	0.12	0.77	0.48	0.14	0.41	0.23	0.09
76	0.64	0.40	0.11	0.80	0.52	0.13	0.48	0.28	0.09
77	0.42	0.29	0.08	0.52	0.38	0.05	0.32	0.20	0.10
78	0.32	0.32	0.11	0.46	0.38	0.13	0.18	0.25	0.09
79	0.37	0.34	0.12	0.46	0.42	0.12	0.27	0.25	0.12
80	0.47	0.46	0.13	0.67	0.50	0.14	0.26	0.41	0.12
81	0.47	0.45	0.13	0.55	0.62	0.13	0.39	0.28	0.13
82	0.60	0.38	0.12	0.81	0.46	0.08	0.38	0.30	0.16
83	0.64	0.47	0.18	0.75	0.61	0.19	0.53	0.32	0.18
84	0.86	0.80	0.22	1.05	0.98	0.28	0.66	0.60	0.16
85	0.98	0.86	0.18	1.22	1.06	0.15	0.74	0.64	0.22
86	0.98	0.92	0.26	1.19	1.06	0.24	0.75	0.77	0.29
87	1.08	1.00	0.32	1.32	1.27	0.37	0.82	0.72	0.26
88	1.17	0.99	0.30	1.39	1.21	0.30	0.94	0.75	0.31
89	1.23	1.09	0.33	1.53	1.28	0.29	0.92	0.89	0.38
90	1.12	1.18	0.37	1.39	1.47	0.35	0.85	0.87	0.40
91	1.18	1.10	0.46	1.46	1.36	0.46	0.88	0.83	0.46
92	1.36	1.44	0.49	1.70	1.69	0.45	1.00	1.19	0.54
93	1.27	1.20	0.50	1.61	1.48	0.55	0.91	0.91	0.46
94	1.53	1.49	0.59	1.86	1.82	0.68	1.17	1.14	0.49
95	1.62	1.57	0.63	1.94	1.87	0.65	1.28	1.25	0.62
96	1.89	1.79	0.74	2.25	2.22	0.81	1.51	1.34	0.67
97	2.01	1.72	0.77	2.11	2.07	0.76	1.48	1.36	0.78
98	2.56	1.91	0.98	3.02	2.37	0.95	2.09	1.44	1.00
99	2.94	2.41	1.07	3.56	3.04	1.10	2.28	1.74	1.03
2000	2.86	2.08	1.13	3.55	2.52	1.15	2.15	1.62	1.11
01	2.78	2.23	1.09	3.43	2.77	1.25	2.10	1.67	0.93
02	2.93	2.47	1.25	3.50	3.08	1.41	2.33	1.84	1.09
03	3.15	2.58	1.23	3.85	3.25	1.28	2.41	1.89	1.19
04	3.38	2.74	1.28	4.13	3.42	1.31	2.60	2.02	1.24
05	3.51	2.95	1.54	3.99	3.66	1.61	3.00	2.19	1.48
06	3.95	3.33	1.53	4.79	4.00	1.61	3.10	2.64	1.44
07	4.39	3.28	1.61	5.32	3.96	1.73	3.41	2.58	1.49
08	4.21	3.23	1.73	5.15	3.85	1.93	3.22	2.58	1.53
09	4.32	3.22	1.67	5.33	3.87	1.81	3.27	2.54	1.52
10	4.71	3.27	1.90	5.83	3.97	2.17	3.55	2.54	1.63
11	4.81	3.09	1.87	5.63	3.83	2.06	3.95	2.31	1.68
12	4.43	3.22	1.83	5.33	3.89	2.10	3.48	2.51	1.55
13	4.39	3.38	1.84	5.30	4.09	2.06	3.43	2.63	1.62
14	4.17	3.21	1.86	4.96	3.92	2.02	3.34	2.46	1.70
15	4.11	3.20	1.89	4.88	4.03	2.09	3.32	2.33	1.68
16	3.88	3.02	1.88	4.58	3.66	2.08	3.14	2.35	1.69
17	4.05	2.82	1.91	4.64	3.54	2.19	3.42	2.06	1.62
18	3.68	2.78	1.77	4.36	3.35	1.96	2.98	2.18	1.58
19	3.58	2.59	1.73	4.15	3.10	1.85	2.98	2.05	1.62
20	3.71	2.67	1.73	4.43	3.28	1.91	2.96	2.02	1.53
21	3.32	2.29	1.70	3.84	2.74	1.92	2.78	1.81	1.47

注：▲12-12～12-15　2020年度と2021年度は新型コロナウイルス感染症の影響により、例年4月1日から6月30日に実施される健康診断が当該年度末までに実施することになったため、調査期間も年度末まで延長された。
（12-13、12-15：文部科学省『学校保健統計調査報告書』を基に作成）

　ぜん息被患率は、東京都と全国との両方で年次推移をみています。男女ともに2010（平成22）年前後をピークに多少の増減はあるものの、下降傾向にあります。これらは、大気汚染の改善や喫煙者の減少によるものと言われています。コロナ禍となる2020（令和2）年度は全国の男子のみ微増となり、2021（令和3）年度は全国の17歳男子を除いたすべての年齢で減少となりました。
　また、すべての年齢で男子の割合が女子よりも高く、低年齢での割合が高いことや、全国に比べて東京のほうが被患率が高いことがわかります。

文部科学省『学校保健統計調査報告書』における定義
※被患率：健康診断受検者のうち疾病・異常該当者の占める割合
※「疾病・異常者」の取り扱い：学校における健康診断で実施された検査項目で学校医又は学校歯科医が疾病・異常と判定した者。なお、健康診断の結果、疾病・異常と判定されなかったが、医療機関において、医師から疾病・異常と診断されており、学校生活上の健康観察が必要な者として学校でも把握している者も含む。

13 特別支援教育
Spesial educasion needs

▼13-1：特別支援教育を受けている子どもたちの推移（公立学校）

[小学校] (人)

年度	2005	2007	2009	2011	2013	2015	2017	2019	2020	2021
特別支援学校	28,798	33,411	35,256	36,659	37,619	38,845	41,107	44,475	46,273	47,815
特別支援学級	67,685	78,856	93,488	107,597	120,906	139,526	167,269	200,561	218,036	233,801
通級	37,134	43,078	50,569	60,164	70,924	80,768	96,996	116,633	※140,255	

※2021（令和3）年分の「通級」はデータ発表が遅れているため、2020（令和2）年までの数値を載せています。

[中学校] (人)

年度	2005	2007	2009	2011	2013	2015	2017	2019	2020	2021
特別支援学校	20,981	24,874	27,046	28,225	29,554	31,088	30,695	30,374	30,649	31,810
特別支援学級	29,126	34,521	41,678	47,658	53,975	61,967	68,218	77,579	84,437	92,657
通級	1,604	2,162	3,452	5,196	6,958	9,502	11,950	16,765	※23,142	

※2021（令和3）年分の「通級」はデータ発表が遅れているため、2020（令和2）年までの数値を載せています。

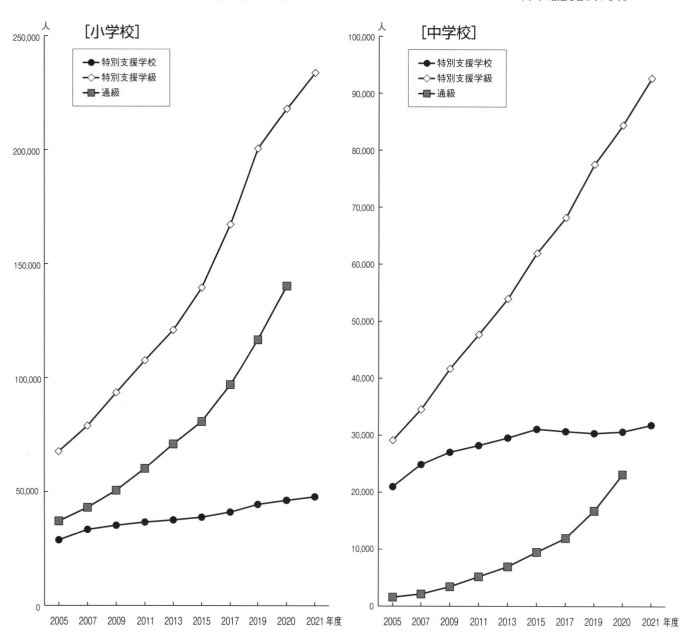

注：2022年度データの公表が遅れているため、2021年度までの数値を載せています。

▲13-2：特別支援教育を受けている子どもたちの推移（公立学校）
（13-1、13-2：文部科学省『特別支援教育資料第1部データ編』を基に作成）

　このページでは、特別支援教育を受けている子どもの推移を、特別支援学校、特別支援学級、通級ごとに、小学校および中学校に分けて示しました。2005（平成17）年度から2021（令和3）年度にかけての推移をみると、小学校・中学校ともに、特別支援学級と通級在籍者は大きく右肩あがりに増加しています。特に、この約10年間では、特別支援学校在籍者は小学校で1.3倍、中学校で1.1倍、特別支援学級は小学校は2.2倍、中学校は1.9倍、通級在籍者は小学校で約2.3倍、中学校で約4.5倍に増加しています。

▼13-3：通級による指導を受けている子どもたちの推移（公立学校・障がい別）

[小学校] (人)

障がい種＼年度	2007	2009	2011	2013	2015	2017	2019	2020
言語障害	29,134	30,112	31,314	33,305	34,908	37,134	39,106	42,913
自閉症	4,975	7,195	9,007	10,680	12,067	16,737	21,237	26,387
ADHD	2,406	3,659	6,312	9,105	12,554	15,420	20,626	27,808
学習障害	2,156	4,039	6,455	8,785	10,474	13,351	17,632	23,633
情緒障害	2,628	3,822	5,218	7,189	8,863	12,308	15,960	17,560
聴力障害	1,618	1,580	1,710	1,674	1,691	1,750	1,775	1,626
弱 視	134	139	111	156	139	176	191	184

[中学校] (人)

障がい種＼年度	2007	2009	2011	2013	2015	2017	2019	2020
言語障害	206	278	293	301	357	427	556	714
自閉症	494	869	1,335	1,628	2,100	2,830	4,051	5,401
ADHD	230	354	714	1,219	2,019	2,715	3,933	5,688
学習障害	329	687	1,358	1,984	2,681	3,194	4,631	6,796
情緒障害	569	888	1,114	1,424	1,760	2,284	3,091	4,093
聴力障害	305	339	341	370	384	446	423	322
弱 視	21	16	19	23	22	21	27	50

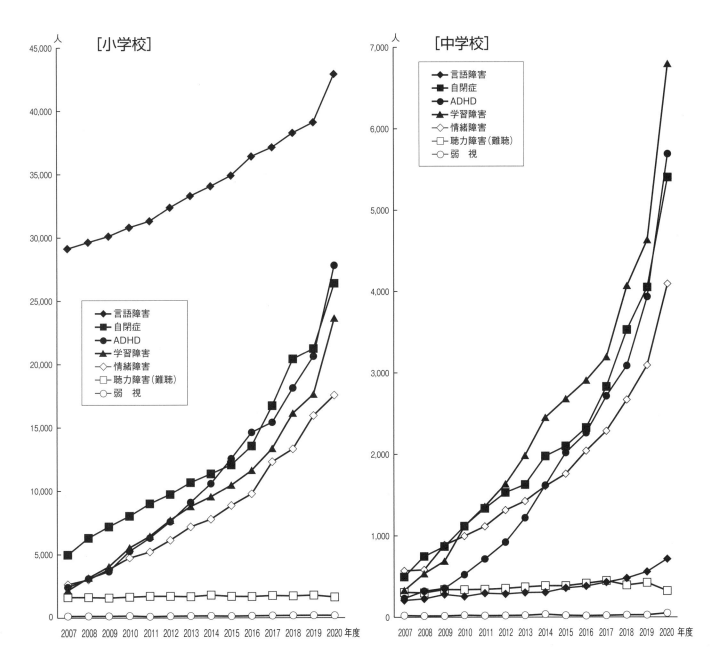

注：：2021年度、2022年度データの公表が遅れているため、2020年度までの数値を載せています。

▲13-4：通級による指導を受けている子どもたちの推移（公立学校・障がい別）
（13-3、13-4：文部科学省『特別支援教育資料第1部データ編』を基に作成）

　このページでは、通級による指導を受けている子どもの障がい別推移を示しました。最も多い障がいは、小学校では言語障害、次いでADHD、自閉症と続き、中学校では学習障害が最も多く、次いでADHD、自閉症と続きます。障がい種別で増加率を確認すると、2010（平成22）年度と2020（令和2）年度の比較では、小学校はADHDの増加が最も大きく5.3倍、次いで学習障害が4.3倍、情緒障害は3.7倍、自閉症は3.3倍。中学校では、ADHDの増加が最も大きく10.9倍、次いで学習障害は6.1倍、自閉症は4.8倍、情緒障害は4.1倍。小・中学校ともに、特にADHDや学習障害の増加が目立ちます。一方で、通級措置の条件、通級の教員の減員、保護者の意向など、さまざまな理由から適切な環境で学べない子どもたちが存在することも踏まえると、さらなる支援体制の整備が急務です。

14 学校災害（負傷・疾病）
School disaster（injury and disease）

▼14-2：医療費の給付条件

年度	給付条件	備　　考
1959～	100円以上	日本学校安全法ができる
1969～	500円以上	
1978～	2,500円以上	1982年に名称が日本学校健康会に変更 1986年に名称が日本体育・学校健康センターに変更
1988～	3,000円以上	
1996～	4,000円以上	
1999～		2003年10月に名称が独立行政法人日本スポーツ振興センターに変更
2009～	5,000円以上	2009年4月に学校保健安全法に改題され、学校における安全管理に関する条項が加えられた 2015年に認定こども園（幼保連携型、保育機能施設）、特定保育事業を加入対象に加えた 2016年に義務教育学校を加入対象に加えた 2019年に共済掛金額改定、障害・死亡見舞金額改定 2021年に歯牙欠損見舞金の支給制度を新設

　日本スポーツ振興センターの学校管理下における負傷・疾病に対する医療費（負傷・疾病）の給付率は、2020（令和2）年に給付件数が大きく減ったことにより、給付率が下がりました。これは新型コロナウイルス感染症拡大防止のための休校措置などにより子どもたちが学校で過ごした時間が減ったり、学校行事や部活動に対する制限がかかったことなどが影響していると考えられます。

▲14-1：医療費（負傷・疾病）の給付率の推移

（14-1、14-2：独立行政法人日本スポーツ振興センター『災害共済給付状況』を基に作成）

▼14-3：負傷・疾病・障害の学校種別給付状況（2022年度）　　　　（金額は千円未満切り捨て）

学校種別		医療費（負傷・疾病）				障害見舞金		計	合計
		給付件数(件)	給付金額(千円)	給付率(%)	平均給付金額(円)	給付件数(件)	給付金額(千円)	給付件数(件)	給付金額(千円)
保育所等		55,480	226,947	3.24	4,091	6	16,400	55,486	243,347
幼稚園		21,436	96,135	2.92	4,485	1	2,250	21,437	98,385
幼保連携型認定こども園		23,813	94,817	3.43	3,982	1	2,250	23,814	97,067
小学校		445,423	2,210,727	7.20	4,963	34	78,430	445,457	2,289,157
中学校		481,800	3,239,587	14.89	6,724	51	187,585	481,851	3,427,172
高等学校	全日制	538,187	5,962,746	18.14	11,079	150	692,285	538,337	6,655,031
	定時制	4,207	41,631	6.00	9,896	5	57,480	4,212	99,111
	通信制	2,600	28,638	1.24	11,015	10	80,820	2,610	109,458
高等専門学校		4,196	45,419	7.46	10,824	1	440	4,197	45,859
計		1,577,142	11,946,652	9.94	7,575	259	1,117,940	1,577,401	13,064,592

注1：上記のほか、へき地にある学校の管理下における児童生徒の災害に対する通院費4,712千円（2,086件）、供花料2,720千円（16件）、歯牙欠損見舞金1,120千円（14件）の支給を行っています。
注2：（　）は発生件数で当該年度中に最初に医療費の給付を行った災害の件数です。。
注3：発生率＝負傷・疾病の発生件数÷（加入者数－要保護児童生徒数）×100（％）で表しています。
注4：給付率＝医療費給付件数÷（加入者数－要保護児童生徒数）×100（％）で表しています。
注5：金額は千円未満切捨てのため、合計額は一致しない場合があります。
（独立行政法人日本スポーツ振興センター『令和4年度災害共済給付状況』より）

2020（令和2）年は新型コロナウイルス感染症の影響を受け、医療費の給付件数、給付金額が前年より大きく減りましたが、平均給付額や障害見舞金の給付件数は増加しました。

2022（令和4）年は、給付件数、給付金額ともに増加しましたが、平均給付金額は2021（令和3）年とほぼ同額でした。

また、校種があがるに従って医療費の平均給付金額が高くなっていることより、年齢があがるに伴い、1件ごとのケガの重症度が高くなっていることがわかります。

保護

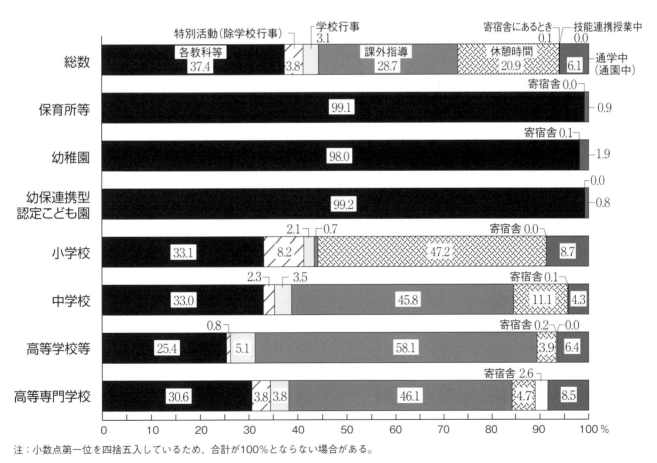

注：小数点第一位を四捨五入しているため、合計が100％とならない場合がある。

▲14-4：負傷・疾病における場合別発生割合（2021年度）
（独立行政法人日本スポーツ振興センター『学校管理下の災害－令和4年版』より）

小学校での負傷の約半数は休憩時間、中学校と高等学校では部活動などを含む課外指導中に多く発生しています。小学校では教師の目の届きにくい休憩時間の安全な過ごし方について、中・高等学校では安全な部活動について指導する必要があります。

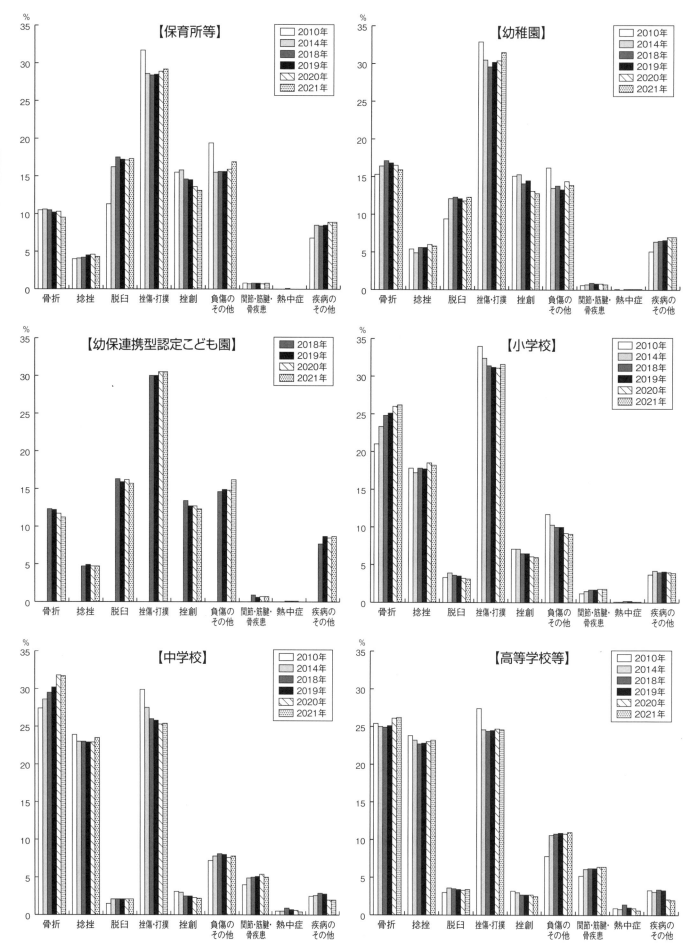

▲14-5：負傷の種類別発生割合の年次推移
（独立行政法人日本スポーツ振興センター『学校管理下の災害』を基に作成）

負傷の種類別発生状況を校種ごとに検討したところ、各校種で増加傾向、減少傾向にある負傷の特徴がわかります。

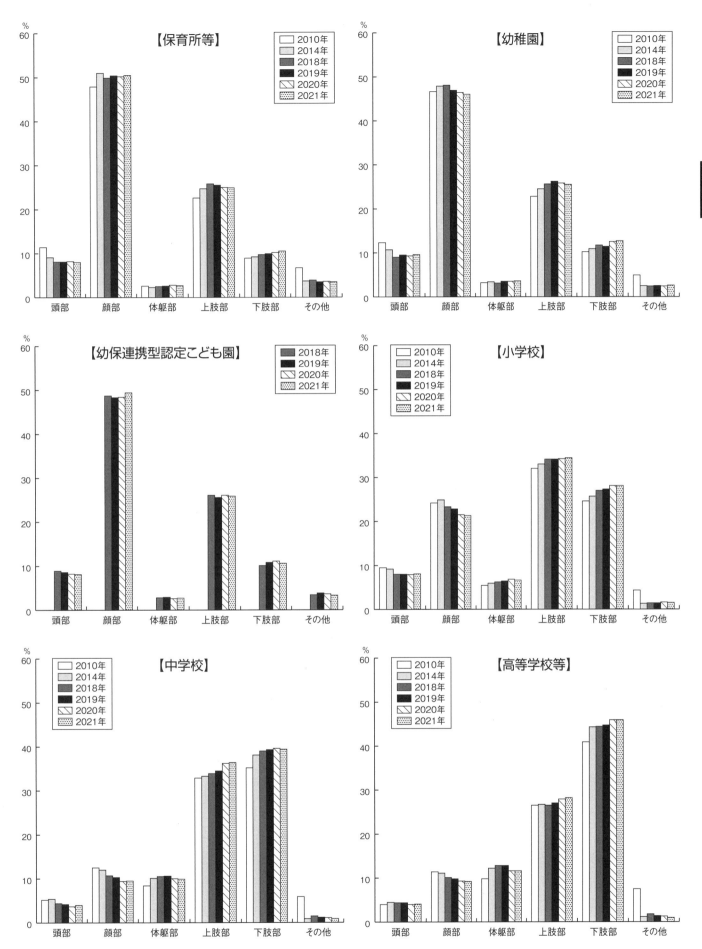

▲14-6：負傷の部位別発生割合の年次推移
（独立行政法人日本スポーツ振興センター『学校管理下の災害』を基に作成）

　負傷の部位別発生状況を校種ごとに検討したところ、校種が上がるにしたがって「頭部」「顔部」の負傷が減少し、「上肢部」「下肢部」の負傷が増加するという特徴がわかります。

111

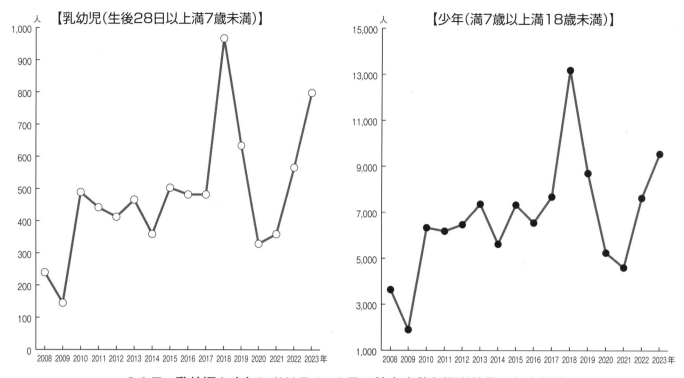

【乳幼児（生後28日以上満7歳未満）】

【少年（満7歳以上満18歳未満）】

▲14-7：乳幼児と少年における4〜9月の熱中症救急搬送件数の年次推移
（14-7：総務省消防庁『過去の全国における熱中症傷病者救急搬送に関わる報道発表』を基に作成）

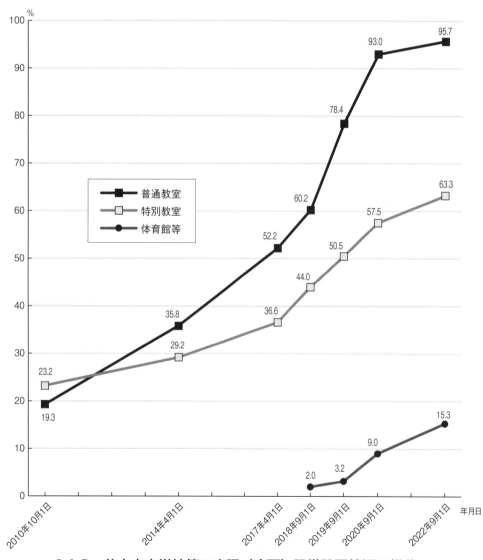

▲14-8：公立小中学校等の空調（冷房）設備設置状況の推移
（14-8：文部科学省『公立学校施設の空調（冷房）設備の設置状況について』より）

▲14-7を見ると、総務省消防庁が報道資料で発表した数値を確認すると、記録的猛暑となった2018（平成30）年に救急搬送件数が多いことがわかります。その後、外出制限があったコロナ禍では搬送件数が減少し、制限が緩くなった2022（令和4）年と2023（令和5）年には増加しています。また、乳幼児でも学齢期の少年でも年次推移に差がなく、どの年齢の子どもも等しく気温の影響を受けていることがわかります。

一方、▲14-8を見ると、熱中症対策となる空調の設置状況は、2018（平成30）年から一気に進み、普通教室の設置率は95.7%になります。ただ、体育館等と特別教室の設置率の増加は緩やかで、体育館の設置率は20%にも達していません。

保護

15 薬物乱用
Drug abuse

▼15-1：薬物事犯の少年の送致人員の推移（14〜20歳未満）　　　　　　（件）

年	2000	2002	2004	2006	2008	2010	2011	2012	2013	2014	2015	2016	2017	2018	2019	2020	2021	2022
覚取法	1,137	745	388	289	249	228	183	148	124	92	119	136	91	96	97	96	115	103
大麻法	102	190	221	187	227	164	81	66	59	80	144	210	297	429	609	887	994	912
麻向法	7	18	80	36	31	33	19	7	8	6	11	14	13	24	37	60	46	58
毒劇法	4,298	3,267	2,581	981	565	264	112	99	36	15	11	13	11	7	3	3	4	6
うちシンナー	3,417	2,751	2,205	841	476	221	100	74	32	14	7	13	9	7	1	3	4	6

注：犯罪少年＝14〜20歳未満を言う
注：覚取法＝覚せい剤取締法違反
　　大麻法＝大麻取締法違反
　　麻向法＝麻薬および向精神薬取締法違反
　　劇毒法＝毒物および劇物取締法違反

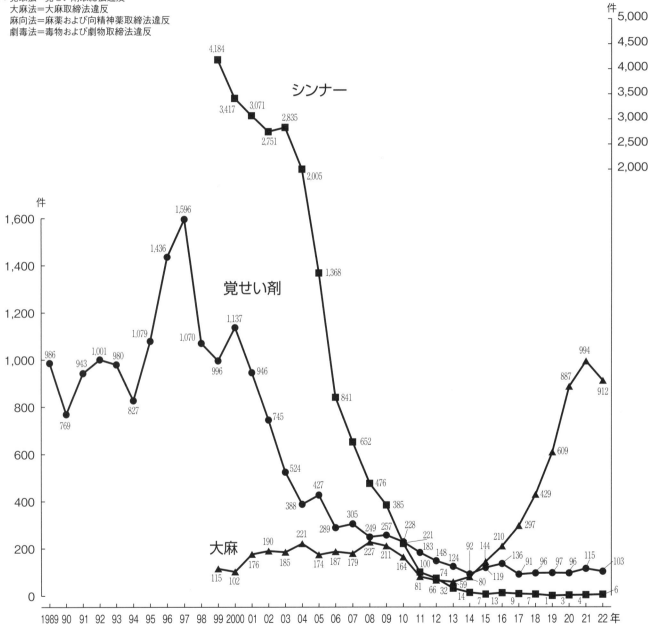

▲15-2：薬物事犯の少年の送致人員の推移（14〜20歳未満）
（15-1、15-2：警察庁生活安全局少年課『令和4年中における少年補導及び保護の概況』を基に作成）

　統計上、大麻の増加は若干前年を下回りました。しかし10年前に比べると実に14倍に増加しています。検挙者数を年齢別にみると17、18、19歳で若干減少していますが、14、15、16歳では前年度より微増しています。厚生労働省は2023（令和5）年8月に「第六次薬物乱用防止五か年戦略」を発表し、大麻乱用期への総合的な対策の強化や啓発活動の強化に取り組むとしています。教育現場でも啓発活動の継続が望まれています。

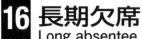

16 長期欠席
Long absentee

保護

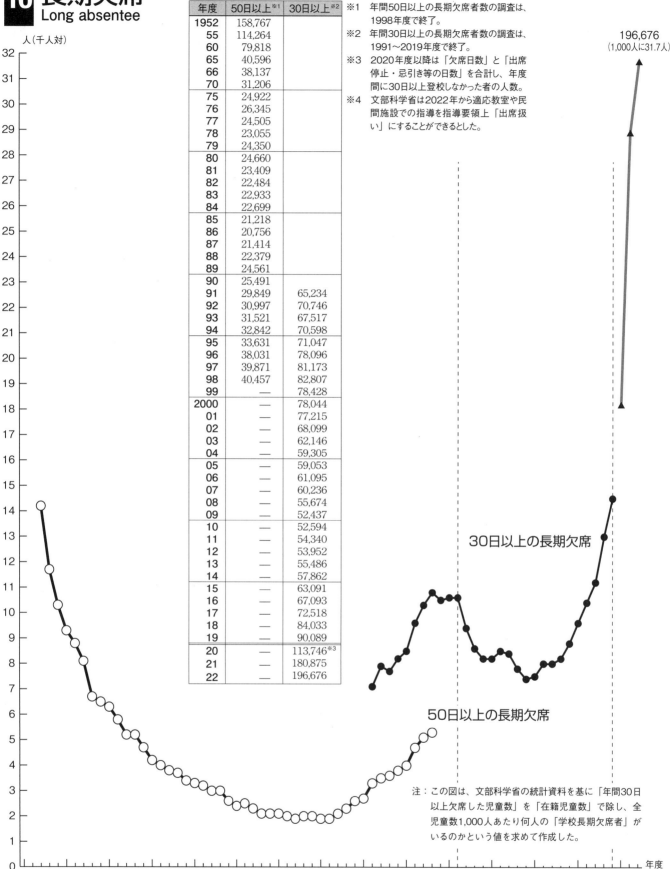

▼16-2：学校長期欠席児童数の推移 （人）

年度	50日以上※1	30日以上※2
1952	158,767	
55	114,264	
60	79,818	
65	40,596	
66	38,137	
70	31,206	
75	24,922	
76	26,345	
77	24,505	
78	23,055	
79	24,350	
80	24,660	
81	23,409	
82	22,484	
83	22,933	
84	22,699	
85	21,218	
86	20,756	
87	21,414	
88	22,379	
89	24,561	
90	25,491	
91	29,849	65,234
92	30,997	70,746
93	31,521	67,517
94	32,842	70,598
95	33,631	71,047
96	38,031	78,096
97	39,871	81,173
98	40,457	82,807
99	—	78,428
2000	—	78,044
01	—	77,215
02	—	68,099
03	—	62,146
04	—	59,305
05	—	59,053
06	—	61,095
07	—	60,236
08	—	55,674
09	—	52,437
10	—	52,594
11	—	54,340
12	—	53,952
13	—	55,486
14	—	57,862
15	—	63,091
16	—	67,093
17	—	72,518
18	—	84,033
19	—	90,089
20	—	113,746※3
21	—	180,875
22	—	196,676

※1 年間50日以上の長期欠席者数の調査は、1998年度で終了。

※2 年間30日以上の長期欠席者数の調査は、1991～2019年度で終了。

※3 2020年度以降は「欠席日数」と「出席停止・忌引き等の日数」を合計し、年度間に30日以上登校しなかった者の人数。

※4 文部科学省は2022年から適応教室や民間施設での指導を指導要領上「出席扱い」にすることができるとした。

196,676
（1,000人に31.7人）

30日以上の長期欠席

50日以上の長期欠席

人（千人対）

注：この図は、文部科学省の統計資料を基に「年間30日以上欠席した児童数」を「在籍児童数」で除し、全児童数1,000人あたり何人の「学校長期欠席者」がいるのかという値を求めて作成した。

▲16-1：学校長期欠席児童の割合の推移（小学校）

（16-1、16-2：文部科学省『児童生徒の問題行動・不登校等生徒指導上の諸課題に関する調査』を基に作成、ただし2022年度は速報値）

このページは毎年秋に発表される文部科学省の統計「小・中学校における理由別長期欠席者数（不登校等）」（国公私立）を基に作成しています。新聞等で発表されるのは「不登校」に着目したものが多いですが、ここでは「病気・経済的理由・不登校・新型コロナウイルスの感染回避・その他」の5つの理由を合わせて30日以上、小学校に登校しなかった児童数を経年的に掲載しています。欠席期間別にみると欠席日数30～89日が55.9％、欠席90日以上で出席11日以上が37％、欠席90日以上で出席1～10日が4.9％、1日も登校できない児童は2.8％でした。

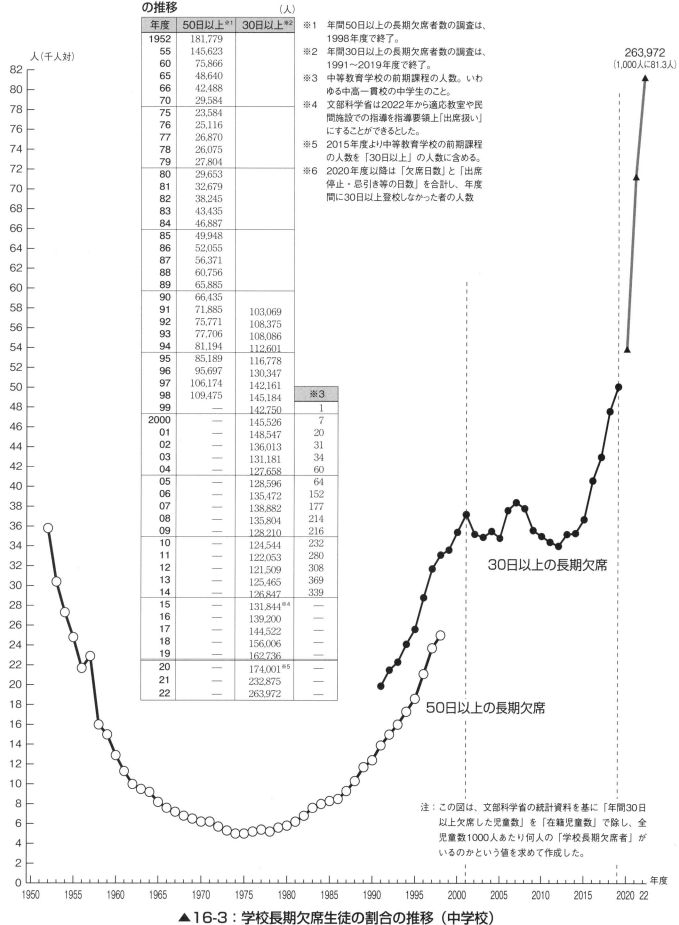

▼16-4：学校長期欠席生徒数の推移 （人）

年度	50日以上 [1]	30日以上 [2]	※3
1952	181,779		
55	145,623		
60	75,866		
65	48,640		
66	42,488		
70	29,584		
75	23,584		
76	25,116		
77	26,870		
78	26,075		
79	27,804		
80	29,653		
81	32,679		
82	38,245		
83	43,435		
84	46,887		
85	49,948		
86	52,055		
87	56,371		
88	60,756		
89	65,885		
90	66,435		
91	71,885	103,069	
92	75,771	108,375	
93	77,706	108,086	
94	81,194	112,601	
95	85,189	116,778	
96	95,697	130,347	
97	106,174	142,161	
98	109,475	145,184	
99	—	142,750	1
2000	—	145,526	7
01	—	148,547	20
02	—	136,013	31
03	—	131,181	34
04	—	127,658	60
05	—	128,596	64
06	—	135,472	152
07	—	138,882	177
08	—	135,804	214
09	—	128,210	216
10	—	124,544	232
11	—	122,053	280
12	—	121,509	308
13	—	125,465	369
14	—	126,847	339
15	—	131,844 [4]	—
16	—	139,200	—
17	—	144,522	—
18	—	156,006	—
19	—	162,736	—
20	—	174,001 [5]	—
21	—	232,875	—
22	—	263,972	—

※1 年間50日以上の長期欠席者数の調査は、1998年度で終了。

※2 年間30日以上の長期欠席者数の調査は、1991～2019年度で終了。

※3 中等教育学校の前期課程の人数。いわゆる中高一貫校の中学生のこと。

※4 文部科学省は2022年から適応教室や民間施設での指導を指導要領上「出席扱い」にすることができるとした。

※5 2015年度より中等教育学校の前期課程の人数を「30日以上」の人数に含める。

※6 2020年度以降は「欠席日数」と「出席停止・忌引き等の日数」を合計し、年度間に30日以上登校しなかった者の人数

263,972
（1,000人に81.3人）

30日以上の長期欠席

50日以上の長期欠席

人（千人対）

保護

注：この図は、文部科学省の統計資料を基に「年間30日以上欠席した児童数」を「在籍児童数」で除し、全児童数1000人あたり何人の「学校長期欠席者」がいるのかという値を求めて作成した。

▲16-3：学校長期欠席生徒の割合の推移（中学校）

（16-3、16-4：文部科学省『児童生徒の問題行動・不登校等生徒指導上の諸課題に関する調査』を基に作成、ただし2022年度は速報値）

　P.116と同じように「不登校」だけでなく「病気・経済的理由・不登校・新型コロナウイルスの感染回避・その他」の5つの理由を合わせて30日以上、中学校に登校しなかった生徒数を経年的に掲載しています。欠席期間別によると欠席日数30～89日が38.8％で小学生より少なく、欠席90日以上で出席11日以上が小学生より多く48.9％、欠席90日以上で出席1～10日が8.9％、1日も登校できない生徒は3.5％で小学生より多い結果でした。

▼16-6：学校長期欠席児童（年間50日・30日以上）の理由別推移

(%)

年度	1952	55	66	70	75	76	77	78	79	80	81	82	83	84	85	86	87	88	89	1990
50日以上[※1] 病気	41.5	49.0	71.0	75.6	76.2	76.2	74.4	72.9	72.9	71.8	70.6	68.8	67.5	68.1	65.7	63.8	60.4	56.5	55.0	50.7
不登校	14.3	12.0	11.6	11.6	11.3	11.2	12.1	13.9	14.1	14.9	15.5	16.1	16.7	17.5	19.2	21.2	24.7	28.1	29.2	31.4

年度	91	92	93	94	95	96	97	98	99	2000	01	02	03	04	05	06	07	08	09	10
50日以上[※1] 病気	51.2	50.4	47.6	46.3	43.9	41.2	39.6	36.8	—	—	—	—	—	—	—	—	—	—	—	—
不登校	32.3	33.7	36.4	37.3	38.0	40.3	41.1	51.2	—	—	—	—	—	—	—	—	—	—	—	—
30日以上[※2] 病気	69.2	65.9	65.4	62.9	60.7	59.7	58.6	55.4	54.5	53.4	48.9	46.8	44.7	44.5	43.0	41.9	39.5	36.9	37.3	
不登校	19.4	21.9	22.4	23.3	25.0	25.6	31.4	33.2	33.8	34.3	38.0	38.8	39.3	38.5	39.0	39.7	40.7	42.5	42.7	

	11	12	13	14	15	16	17	18	19	20[※3]	21	22
病気	36.0	37.7	33.8	32.8	31.6	30.0	29.6	27.8	24.9	16.3	12.3	16.2
不登校	41.6	39.2	43.6	44.7	43.7	45.9	48.3	53.4	59.2	55.7	45.1	54.3
感染[※4]回避										12.5	23.8	8.2

※1　年間50日以上の長期欠席者数の調査は、1998年度で終了。

※2　年間30日以上の長期欠席者数の調査は、1991年度から開始。

※3　2020年度以降は「欠席日数」と「出席停止・忌引き等の日数」を合計し、年度間に30日以上登校しなかった者の人数。

※4　2020年度以降は長期欠席の理由に「新型コロナウイルスの感染回避」を追加。

（図中ラベル）

50日以上の長期欠席 病気

30日以上の長期欠席 病気

50日以上の長期欠席 不登校

30日以上の長期欠席 不登校

不登校の定義（文部科学省）「何らかの心理的、情緒的、身体的あるいは社会的要因・背景により、登校しないあるいはしたくともできない状況にあるために年間30日以上欠席した者のうち、病気や経済的理由による者を除いたもの」

注：この図は理由別欠席数を長期欠席者の全体数で除した値を基に作成した。

コロナ感染回避 8.2

54.3　16.2　8.2

▲16-5：学校長期欠席者の理由別推移（小学校）（長期欠席者に対する比率の変化）

（16-5、16-6：文部科学省『児童生徒の問題行動・不登校等生徒指導上の諸課題に関する調査』を基に作成、ただし2022年値は速報値）

　このページでは、長期欠席の理由の中で「不登校」と「病気」2種類の対比を経年的に見ています。「新型コロナウイルスの感染回避」という項目が追加されて3年目です。「不登校の要因」は①本人の無気力・不安50.9%、②生活リズムの乱れ・遊び・非行12.6%、③親子の関わり方12.1%と続き、その他に、いじめ0.3%、いじめを除く友人関係をめぐる問題6.6%となっており、コミュニケーションについての課題も見えます。

▼16-8：学校長期欠席生徒（年間50日・30日以上）の理由別推移

(%)

年　度	1952	55	66	70	75	76	77	78	79	80	81	82	83	84	85	86	87	88	89	1990
50日以上[※1] 病　気	17.0	20.0	46.7	57.1	54.0	52.3	48.9	46.0	43.0	41.0	37.7	33.8	31.8	31.3	31.0	29.9	27.8	25.5	24.5	23.9
不登校	17.6	18.5	28.9	28.5	32.7	33.3	36.5	40.0	43.2	45.6	48.7	52.7	55.4	55.9	55.9	57.0	58.1	59.4	60.8	60.5

年　度	91	92	93	94	95	96	97	98	99	2000	01	02	03	04	05	06	07	08	09	10
50日以上[※1] 病　気	24.2	23.2	21.9	21.6	21.0	19.3	17.7	13.4	—	—	—	—	—	—	—	—	—	—	—	—
不登校	60.9	62.7	63.3	63.3	63.5	63.5	67.0	78.5	—	—	—	—	—	—	—	—	—	—	—	—
30日以上[※2] 病　気	33.0	30.6	31.0	29.2	27.3	25.2	21.5	19.2	18.2	17.0	15.5	15.0	14.5	15.0	15.7	15.4	14.3	13.4	13.5	13.5
不登校	53.9	55.5	54.8	55.7	57.4	59.6	70.0	73.0	74.2	75.5	77.5	77.9	78.4	77.4	76.0	75.7	76.6	77.9	78.0	78.0

	11	12	13	14	15	16	17	18	19	20[※3]	21	22
病気	13.8	15.2	14.8	14.8	16.0	16.2	16.5	16.8	15.8	14.9	14.9	16.5
不登校	77.5	75.0	75.9	76.3	74.7	74.2	75.4	76.7	78.6	76.3	70.2	73.5
感染[※4]回避										3.8	7.0	2.8

※1　年間50日以上の長期欠席者数の調査は、1998年度で終了。
※2　年間30日以上の長期欠席者数の調査は、1991年度から開始。
※3　2020年度以降は「欠席日数」と「出席停止・忌引等の日数」を合計し、年度間に30日以上登校しなかった者の人数。
※4　2020年度以降は長期欠席の理由に「新型コロナウイルスの感染回避」を追加。
注1：中等教育学校（前期課程）は含まない。
注2：2015年度より中等教育学校（前期課程）を含む。

80 %
75
70
65
60
55
50
45
40
35
30
25
20
15
10
5
0

50日以上の長期欠席 不登校
30日以上の長期欠席 不登校
30日以上の長期欠席 病　気
50日以上の長期欠席 病　気
コロナ感染回避

73.5
16.5
2.8

注：この図は理由別欠席数を長期欠席者の全体数で除した値を基に作成した。

1950　1955　1960　1965　1970　1975　1980　1985　1990　1995　2000　2005　2010　2015　2020 22　年度

▲16-7：学校長期欠席者の理由別推移（中学校）（長期欠席者に対する比率の変化）

(16-7、16-8：文部科学省『児童生徒の問題行動・不登校等生徒指導上の諸課題に関する調査』を基に作成、ただし2022年値は速報値)

　2年前から開始された「新型コロナウイルスの感染回避」について、中学生は7.1％から2.8％と大きく減少しました。「不登校」の割合は73.5％で昨年より増加し、小学生より2割ほど多くなっています。「不登校の要因」は小学生と同じく、①本人の無気力・不安52.2％、②生活リズムの乱れ・遊び・非行10.7％、③いじめを除く友人関係をめぐる問題10.6％で小学生より多くなっています。いじめは0.2％でした。

17 いじめ
Bullying

▼17-1：小・中・高校におけるいじめの認知（発生）件数の推移

(件)

年度	1995	2000	2005	2006	2007	2008	2009	2010	2011	2012	2013	2014	2015	2016	2017	2018	2019	2020	2021	2022
小学校	26,614	9,114	5,087	60,897	48,896	40,807	34,766	36,909	33,124	117,384	118,748	122,734	151,692	237,256	317,121	425,844	484,545	420,897	500,562	551,944
中学校	29,069	19,371	12,794	51,310	43,505	36,795	32,111	33,323	30,749	63,634	55,248	52,971	59,502	71,309	80,424	97,704	106,524	80,877	97,937	111,404
高等学校	4,184	2,327	2,191	12,307	8,355	6,737	5,642	7,018	6,020	16,274	11,039	11,404	12,664	12,874	14,789	17,709	18,352	13,126	14,157	15,568
特別支援学校	229	106	71	384	341	309	259	380	338	817	768	963	1,274	1,704	2,044	2,676	3,075	2,263	2,695	3,032
計	60,096	30,918	20,143	124,898	101,097	84,648	72,778	77,630	70,231	198,109	185,803	188,072	225,132	323,143	414,378	543,933	612,496	517,163	615,351	681,948

注1：1994年度および2006年度に調査方法等を改めている。　　注2：2005年度までには発生件数、2006年度からは認知件数。
注3：2013年度からは高等学校に通信制課程を含める。
注4：小学校には義務教育学校、中学校には義務教育学校後期課程及び中等教育学校前期課程、高等学校には中等教育学校後期課程を含む。

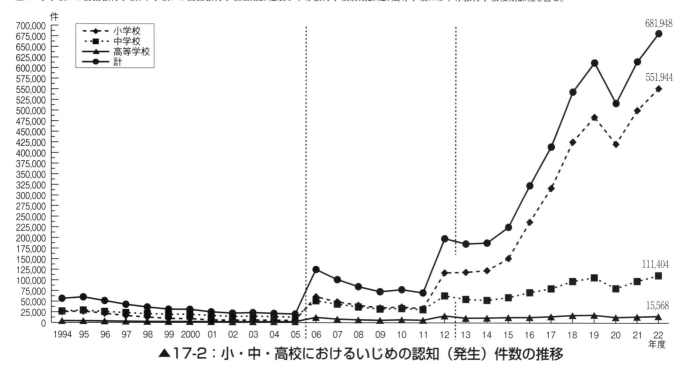

▲17-2：小・中・高校におけるいじめの認知（発生）件数の推移

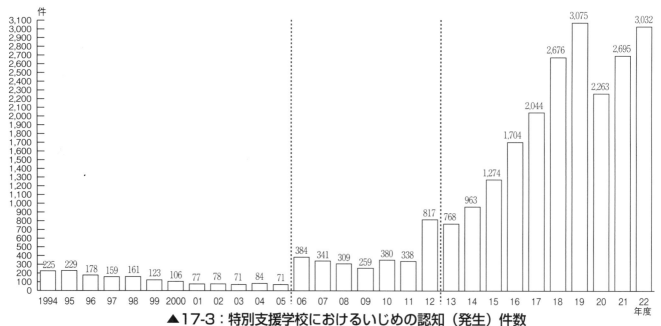

▲17-3：特別支援学校におけるいじめの認知（発生）件数

(17-1～17-3：文部科学省『児童生徒の問題行動・不登校等生徒指導上の諸問題に関する調査』速報より)

　2022（令和4）年度の小・中・高等学校及び特別支援学校におけるいじめの認知件数は681,948件（前年度615,351件）であり、前年度に比べ66,597件（10.8%）増加しています。コロナ禍による一斉休校や分散登校が行われた2020（令和2）年度は、授業日数や教室内の人数が少なく子どもにも教員にもゆとりがあったことなどから、前年度と比べて15.5%の減少が見られましたが、その後通常の学校生活が戻ると増加し続けています。

　認知件数が急激に伸びている2011（平成23）年度には滋賀県大津市の中学生によるいじめ事件が発生しています。ほぼ横ばい、もしくは減少している2013（平成25）年度にはいじめ防止対策推進法が成立し、同法は2022（令和4）年度に改正法が施行されています。

▼17-4：小・中・高校における「パソコンや携帯電話で、ひぼう・中傷や嫌なことをされる」
いじめの認知（発生）件数の推移
(件)

年度	2011	2012	2013	2014	2015	2016	2017	2018	2019	2020	2021	2022
小学校	358	1,679	1,712	1,607	2,075	2,679	3,455	4,606	5,608	7,407	9,454	9,690
中学校	1,732	3,700	4,835	4,134	4,644	5,723	6,411	8,128	8,629	8,662	9,783	11,404
高等学校	870	2,401	2,176	2,078	2,365	2,239	2,587	3,387	3,437	2,598	2,454	2,564
特別支援学校	32	75	65	79	103	138	179	213	250	203	209	262
計	2,992	7,855	8,788	7,898	9,187	10,779	12,632	16,334	17,924	18,870	21,900	23,920

保護

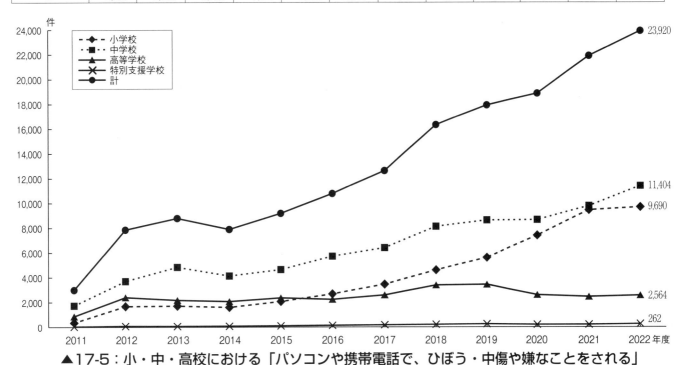

▲17-5：小・中・高校における「パソコンや携帯電話で、ひぼう・中傷や嫌なことをされる」
いじめの認知（発生）件数の推移

(17-4、17-5：文部科学省『児童生徒の問題行動・不登校等生徒指導上の諸課題に関する調査』を基に作成)

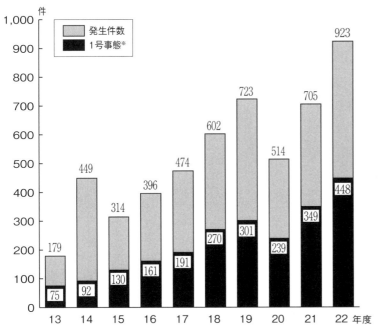

注：いじめ防止対策推進法第28条第1項に規定する「重大事態」の発生件数と、その内の※「1号事態」発生件数。

※「1号事態」とは「生命・身体・精神・金品などに大きな被害がでてる事態」で「2号事態」とは「長期欠席を余儀なくされる事態」と規定されている。

▲17-6：いじめ重大事態発生件数

(文部科学省『児童生徒の問題行動等生徒指導上の諸問題に関する調査』を基に作成)

　いじめの認知件数が増加し続ける理由の1つとして、いじめ防止対策推進法の改正とその理解の広まりがいじめの積極的な認知につながったことが考えられます。同法によっていじめは、「当該行為の対象となった児童等が心身の苦痛を感じているもの」「インターネットを通じて行われるものを含む」と定義されています。

　ただ、同法の改正と理解の広まりが、いじめ問題の本質的な解決につながっていると言い難い状況です。認知件数が増加している一方で、解消状況の比率は下がっているのです（2022（令和4）年度解消状況525,773件（77.1%）、前年度解消状況493,154件（80.1%)）。

　また、いじめの重大事態発生件数が過去最多を記録していることも見逃せません。これは、いじめが「生命・身体・精神・金品などに大きな被害が出る事態」「長期欠席を余儀なくされる事態」に発展することを止められなかった件数が増加していることも意味します。

　法による定義化や調査・対応の義務化が、いじめ問題解決のための教員による主体的な判断や指導、子ども同士・子どもと教員との対話の単純化や減退につながらないようにしなければなりません。

18 暴力行為
Violence action

　文部科学省の「用語の解説」によると、「暴力行為」とは「自校の児童生徒が、故意に有形力(目に見える物理的な力)を加える行為」を言い、被暴力行為の対象によって、「対教師暴力」(教師に限らず、用務員等の学校職員も含む)、「生徒間暴力」(何らかの人間関係がある児童生徒同士に限る)、「対人暴力」(対教師暴力、生徒間暴力の対象者を除く)、学校の施設・設備等の「器物損壊」の四形態に区分されています。なお、家族・同居人に対する暴力行為は、調査対象外となっています。また、当該暴力行為によってケガや外傷があるかないかといったことやケガによる病院の診断書、被害者による警察への被害届の有無などにかかわらず、暴力行為に該当するものをすべて対象とすることとしています。

▼18-1：学校における暴力行為発生件数の推移

	年度	1997	1999	2001	2003	2005	2007	2009	2011	2013	2015	2016	2017	2018	2019	2020	2021	2022
小学校	学校管理下（件）	1,304	1,509	1,465	1,600	2,018	4,807	6,600	6,646	10,078	15,870	21,605	26,864	34,867	41,794	41,056	43,138	61,455
	学校管理下以外（件）	128	159	165	177	158	407	515	529	818	1,208	1,236	1,451	1,669	1,820			
中学校	学校管理下（件）	18,209	24,246	25,769	24,463	23,115	33,525	39,382	35,411	36,869	31,274	28,690	27,389	28,089	27,388	21,293	24,450	29,699
	学校管理下以外（件）	3,376	3,831	3,619	2,951	2,681	3,278	4,333	3,840	3,377	1,799	1,458	1,313	1,232	1,130			
高等学校	学校管理下（件）	4,108	5,300	5,896	5,215	5,150	9,603	8,926	8,312	7,280	6,111	5,955	5,944	6,674	6,245	3,852	3,853	4,272
	学校管理下以外（件）	1,401	1,533	1,317	986	896	1,136	1,159	1,119	923	544	500	364	410	410			
各校種の管理下・管理下外合計		28,526	36,578	38,231	35,392	34,018	52,756	60,915	55,857	59,345	56,806	59,444	63,325	72,940	78,787	66,201	76,441	95,426
発生率(%)	小学校	0.2	0.2	0.2	0.2	0.3	0.7	1.0	1.0	1.6	2.6	3.5	4.4	5.7	6.8	6.5	7.7	9.9
	中学校	5.1	7.1	7.9	7.9	7.7	10.2	12.1	10.9	11.3	10.1	8.8	8.5	8.9	8.8	6.6	7.5	9.2
	高等学校	1.8	2.3	2.5	2.3	2.4	3.2	3.0	2.8	2.3	1.9	1.8	1.8	2.1	2.0	1.2	1.2	1.3
	合計	1.9	2.6	2.5	2.7	2.6	3.7	4.3	4.0	4.3	4.2	4.4	4.8	5.5	6.1	5.1	6	7.5

注1：2006年度からは国・私立学校も調査。
注2：2013年度から高等学校に通信制課程を含める。
注3：2015年度から「学校内」を「学校の管理下」に、「学校外」を「学校の管理外」に名称が変更された。
注4：小学校には義務教育学校前期課程、中学校には義務教育学校後期課程および中等教育学校前期課程、高等学校には中等教育学校後期課程を含める。
注5：2020年度から「学校管理下」と「学校管理下外」を合算して表示に変更された。

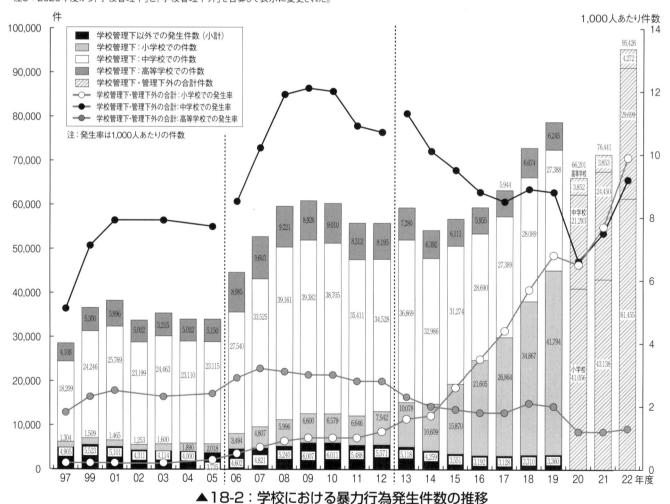

▲18-2：学校における暴力行為発生件数の推移
（18-1、18-2：文部科学省『児童生徒の問題行動・不登校等生徒指導上の諸課題に関する調査』を基に作成、ただし2022年度は速報値）

　近年、小中学校で増加傾向が続いていましたが、今回小学校の増加が顕著となりました。小学校については、2006（平成18）年度から増え始め2015（平成27）年度より急増、2021（令和3）年度に中学校の発生件数を超えています。中学校では2020（令和2）年度まで減少傾向でしたが、この2年でまた増加に転じました。グラフにはありませんが、形態別では小中高とも「生徒間暴力」の増加が目立ちました。また、都道府県別でみると、発生件数が1,000人当たり20件以上ある地域は小学校で、①新潟28.9件、②青森25.8件、③沖縄20.3件、中学校では①鳥取22.9件。以降は20件以下で、大阪17.7件、③青森16.7件という状況でした。

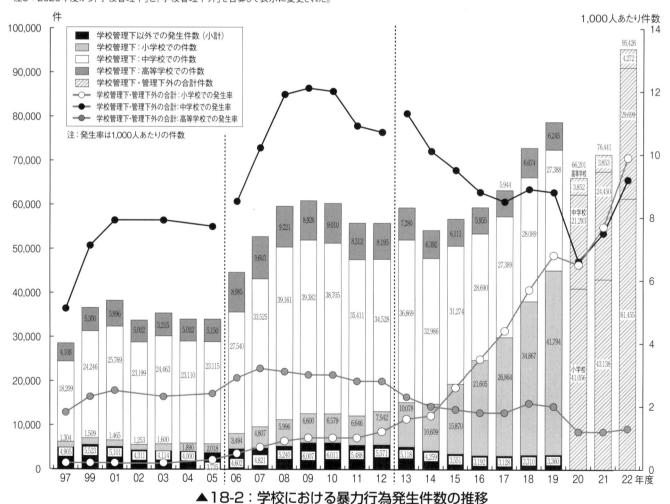 のグラフ内凡例:
学校管理下以外での発生件数（小計）
学校管理下：小学校での件数
学校管理下：中学校での件数
学校管理下：高等学校での件数
学校管理下・管理下外の合計件数
学校管理下・管理下外の合計：小学校での発生率
学校管理下・管理下外の合計：中学校での発生率
学校管理下・管理下外の合計：高等学校での発生率
注：発生率は1,000人あたりの件数

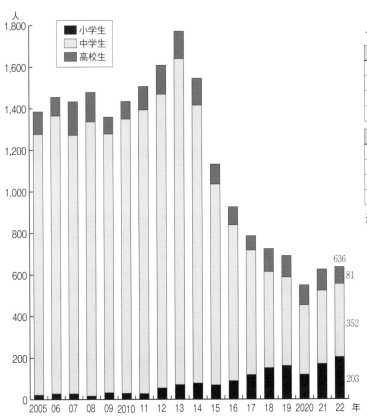

▼18-3：校内暴力事件　検挙・補導人員の推移　（人）

年度	2005	2006	2007	2008	2009	2010	2011	2012	2013
小学生	21	27	27	16	32	29	27	54	70
中学生	1,255	1,338	1,245	1,320	1,246	1,320	1,366	1,414	1,569
高校生	109	90	161	142	81	85	113	140	132
総数	1,385	1,455	1,433	1,478	1,359	1,434	1,506	1,608	1,771

年度	2014	2015	2016	2017	2018	2019	2020	2021	2022
小学生	77	68	88	117	150	160	118	170	203
中学生	1,338	967	751	600	464	427	334	353	352
高校生	130	96	87	69	110	103	97	102	81
総数	1,545	1,131	926	786	724	690	549	625	636

注：ここで言う「校内暴力」とは、警察において検挙または補導した小学生、中学生及び高校生による校内暴力事件を対象とする。「校内暴力事件」とは、学校内における教師に対する暴力事件・生徒間の暴力事件・学校施設、備品等に対する損壊事件を言う。

◀18-4：校内暴力事件　検挙・補導人員の推移
（18-3、18-4：警察庁生活安全局少年課『令和４年中における少年の補導及び保護の概況』を基に作成）

▼18-5：少年による家庭内暴力　認知件数の推移　（件）

年度	1988	89	90	91	92	93	94	95	96	97	98	99	2000	01	02	03	04	05	06	07	08	09
小学生	11	13	3	13	15	14	12	19	18	37	19	19	34	40	50	38	56	53	68	67	66	73
中学生	324	313	276	315	277	253	218	268	299	316	424	355	524	541	419	441	473	570	565	534	548	506
高校生	191	190	176	168	157	168	152	164	201	234	252	259	386	353	384	325	328	366	360	363	407	356
その他	29	29	35	34	32	31	32	28	29	27	18	27	53	34	60	44	31	34	36	32	29	26
総数	555	545	490	530	481	466	414	479	547	614	713	660	997	968	913	848	888	1,023	1,029	996	1,050	961

2010	11	12	13	14	15	16	17	18	19	20	21	22
87	93	110	122	168	269	285	367	438	631	840	762	881
684	667	720	805	947	1,132	1,277	1,385	1,545	1,525	1,768	1,745	2,037
436	446	486	579	648	758	766	893	1,023	1,082	1,134	1,209	1,243
39	40	44	41	55	80	70	82	72	100	119	152	131
1,246	1,246	1,360	1,547	1,818	2,239	2,398	2,727	3,078	3,338	3,861	3,868	4,292

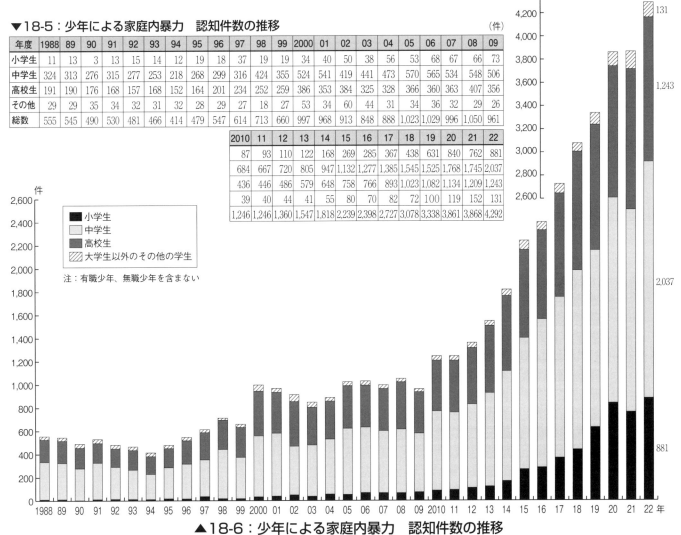

▲18-6：少年による家庭内暴力　認知件数の推移
（18-5、18-6：警察庁生活安全局少年課『令和４年中における少年の補導及び保護の概況』を基に作成））

　警察庁による家庭内暴力の認知件数は、今回大きく増加しました。その対象の内訳は対母親が56.9％、対父親は3.1％、対物は15.4％でした。暴力の理由は①しつけ、親の態度に反発が65.9％、物品の購入要求を受け入れてもらえずが12％、理由なくが7.8％でした。

19 子ども虐待
Child abuse

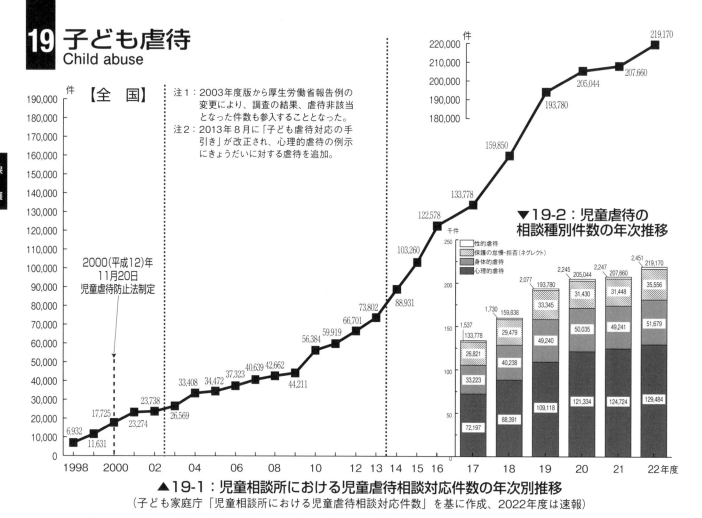

件【全国】

注1：2003年度版から厚生労働省報告例の変更により、調査の結果、虐待非該当となった件数も参入することとなった。

注2：2013年8月に「子ども虐待対応の手引き」が改正され、心理的虐待の例示にきょうだいに対する虐待を追加。

2000（平成12）年11月20日児童虐待防止法制定

▼19-2：児童虐待の相談種別件数の年次推移

凡例：
■ 性的虐待
▨ 保護の怠慢・拒否（ネグレクト）
■ 身体的虐待
■ 心理的虐待

▲19-1：児童相談所における児童虐待相談対応件数の年次別推移
（子ども家庭庁「児童相談所における児童虐待相談対応件数」を基に作成、2022年度は速報）

児童虐待相談対応件数は一貫して増加が続き、2022（令和4）年度は前年度より11,510件増加し、3年連続して20万件を超えました。2012（平成24）年度から2019（令和3）年度までは前年比の増加率が10〜20％台で増えていましたが、2019（令和元）年度からは増加率が減少してきました。

▼19-2のグラフで、虐待相談種別件数の2017（平成29）年から2022（令和4）年の6年間の年次推移をみると、どの年度も心理的虐待が最も多く、次に身体的虐待、ネグレクト、性的虐待となっています。

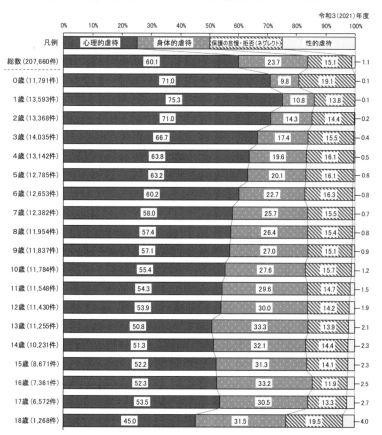

令和3（2021）年度

凡例：■ 心理的虐待　▨ 身体的虐待　▨ 保護の怠慢・拒否（ネグレクト）　▨ 性的虐待

2021（令和3）年度の児童虐待相談対応件数を年齢別にみると、0歳から12歳までは1万件を超え、最も多いのは3歳の14,035件でした。

年齢別に虐待の種別割合をみると、心理的虐待の割合は乳幼児の低年齢で高く、1歳で最も高く75.3％でした。身体的虐待の割合は13歳で最も高く33.3％でした。

ネグレクトの割合が高いのは18歳と0歳でした。

◀19-3：児童虐待相談の年齢別・相談種別構成割合（2021年度）

（19-2、19-3：厚生労働省　令和3年度『福祉行政報告例の概況』より）

発達 1 体格
Physique

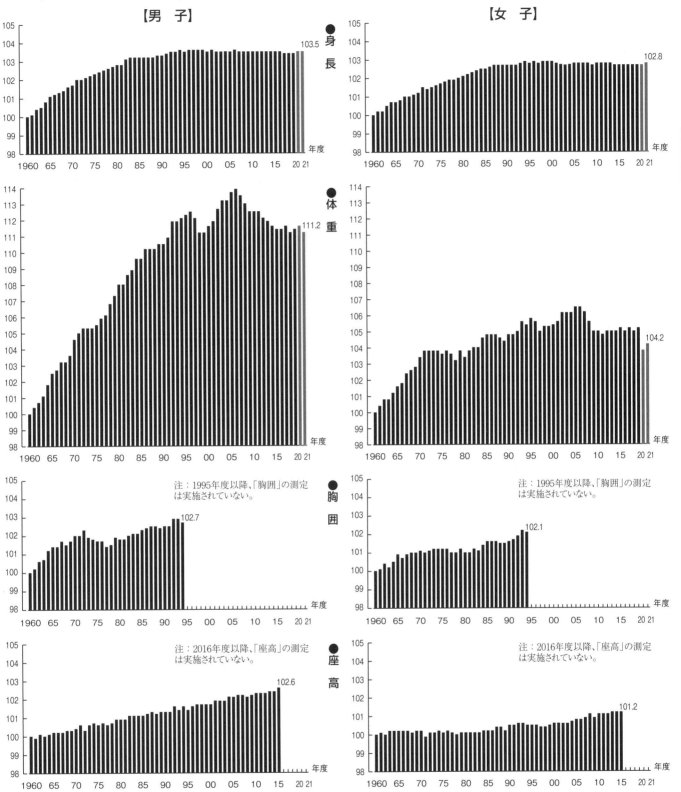

注1：いずれの図とも、1960年の値を100とした場合の推移を示した。
注2：2020年度と2021年度は新型コロナウイルス感染症の影響により、例年4月1日から6月30日に実施される健康診断が当該年度末までに実施することになったため、調査期間も年度末まで延長された。

▲1-1：17歳における身長・体重・胸囲・座高の年次推移
（文部科学省『学校保健統計調査報告書』を基に作成）

　このページでは、戦後一貫して大型化の一途を辿っていたわが国の子どもの体格が頭打ちになっている様子を確認してきました。身長は、2007（平成19）年度以降、男女ともにほぼ同じ平均値を示し続けています。体重は、男子においては2006（平成18）年度をピークにその後は減少傾向を示しており、2021（令和3）年度は最も低い値となっています。女子の体重においては、2009（平成21）年度よりほぼ同じ値を示していましたが、コロナ禍の2020・2021（令和2・3）年度は減少しました。調査時期が異なるため単純に比較できませんが、コロナ禍の生活が影響していると考えられます。また、「学校保健安全法施行規則の一部改正」により、2016（平成28）年度からは座高の検査が必須項目から削除されました。そのため、2015（平成27）年度値が最後の測定値となっています。

2 裸眼視力 1.0 未満（発達）
Poor visual acuity

発達

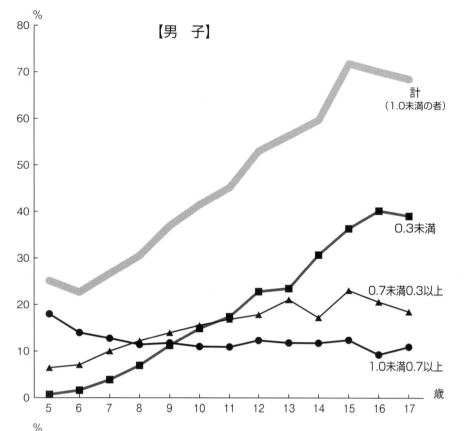

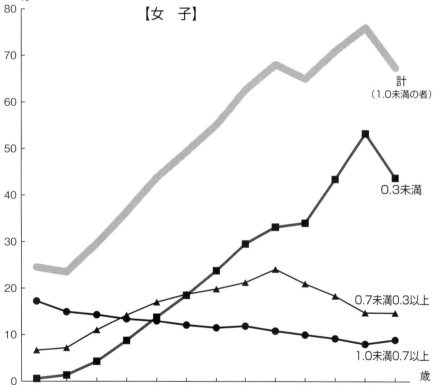

▼2-2：男子における裸眼視力 1.0未満の者の割合とその内訳の加齢的推移（2021年度） (%)

歳	裸 眼 視 力			
	計（1.0未満）	1.0未満 0.7以上	0.7未満 0.3以上	0.3未満
5	25.11	17.99	6.42	0.70
6	22.64	13.99	7.05	1.60
7	26.63	12.75	10.00	3.87
8	30.52	11.40	12.19	6.93
9	36.94	11.75	13.97	11.22
10	41.44	10.98	15.57	14.88
11	45.18	10.90	16.86	17.41
12	52.96	12.31	17.85	22.80
13	56.30	11.78	21.06	23.46
14	59.65	11.74	17.22	30.69
15	71.79	12.39	23.06	36.34
16	70.01	9.26	20.59	40.15
17	68.43	10.92	18.48	39.03

▼2-3：女子における裸眼視力 1.0未満の者の割合とその内訳の加齢的推移（2021年度） (%)

歳	裸 眼 視 力			
	計（1.0未満）	1.0未満 0.7以上	0.7未満 0.3以上	0.3未満
5	24.50	17.24	6.67	0.59
6	23.47	14.94	7.18	1.35
7	29.62	14.31	11.02	4.29
8	36.39	13.40	14.23	8.76
9	43.75	12.96	17.01	13.78
10	49.30	12.08	18.73	18.49
11	55.11	11.50	19.84	23.77
12	62.64	11.86	21.23	29.55
13	68.03	10.81	24.07	33.15
14	64.97	9.98	20.97	34.02
15	70.98	9.19	18.35	43.44
16	76.01	8.01	14.77	53.23
17	67.33	8.89	14.72	43.72

注：▲2-1～2-3　2021年度は新型コロナウイルス感染症の影響により、例年4月1日から6月30日に実施される健康診断が当該年度末までに実施することになったため、調査期間も年度末まで延長された。

▲2-1：裸眼視力1.0未満の者の割合とその内訳の加齢的推移（2021年度）（男女別）
（2-1～2-3：文部科学省『令和3年度学校保健統計調査報告書』を基に作成）

　男女とも、視力不良者の割合が6歳を境に増加していく様子を観察することができます。また、その内訳をみると「裸眼視力0.3未満の者」の占める割合が加齢とともに急増し、男女ともに11歳以降で最も多い割合を示します。2019（令和元）年度の結果では、男子12歳以降、女子11歳以降で最も多い割合であったことから、視力不良の低年齢化が心配されます。

124

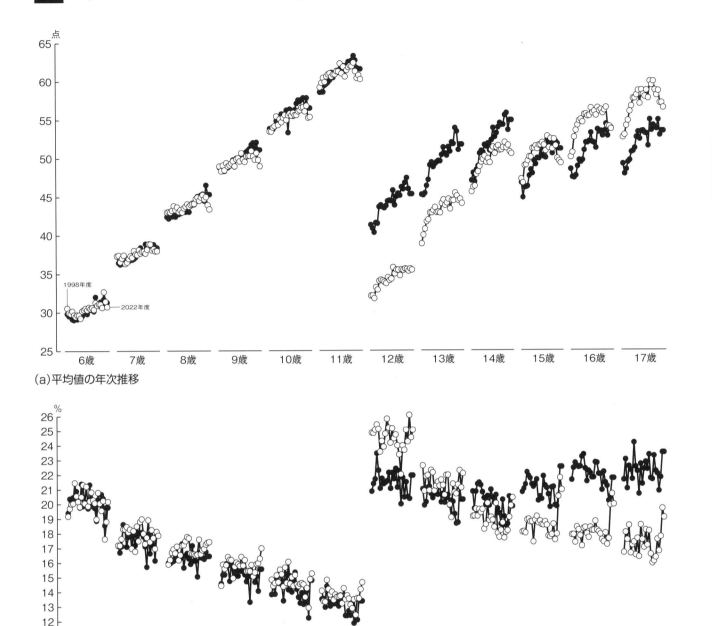

(a)平均値の年次推移

(b)変動係数の年次推移

○ 男子
● 女子

▲3-1：新体力テスト合計点の平均値・変動係数の年次推移
(スポーツ庁『体力・運動能力調査報告書』を基に作成)

　周知のとおり、毎年10月には前年度に行われた「体力・運動能力調査」の結果がスポーツ庁（2015（平成27）年から）から発表され、次の日の新聞各紙では、その結果が必ず報道されています。それによると、長年にわたって子どもの「体力低下」を報道し続けてきた新聞各紙の表現が「下げ止まり」に変わったのは2007（平成19）年のことでした。その後、2009（平成21）年の報道では「向上の兆し」や「体力向上」といった表現が見受けられるようになり、2015（平成27）年には「中高生の体力 過去最高」（産経新聞）や「子どもの運動能力向上続く」（日本経済新聞）といった表現に変わりました。しかしながら、上図に示した合計点の推移を見る限り、新体力テストに変更されてからの約20年間、小学校低学年では横ばい、高学年以降では継続的に上昇傾向にあることが確認できます。つまり、体力・運動能力調査の結果から確認できる子どもの総体的な行動体力や運動能力は、報道前から上昇し続けていたのです。ただ、13歳以降ではコロナ禍で平均値が減少しました。また、加齢に伴って、データのばらつきを示す変動係数が男子では低下するのに対して、女子ではその変化が小さい様子も確認できます。今後はこの点にも注目していきたいと思います。

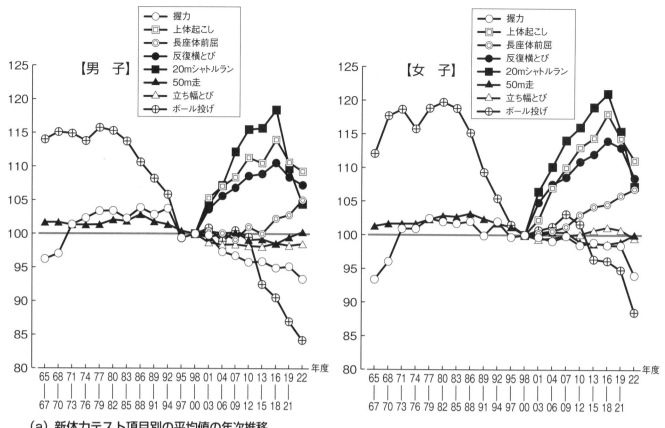

（a）新体力テスト項目別の平均値の年次推移

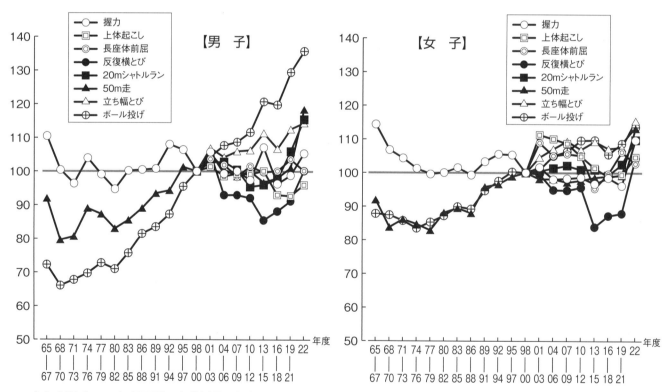

（b）新体力テスト項目別の変動係数の年次推移

注1：いずれの図とも、1998年から2000年までの値を100とした場合の推移を示した。

▲3-2：新体力テストにおける項目別平均値・変動係数の年次推移（11歳）
（スポーツ庁『体力・運動能力調査報告書』より）

　11歳における平均値の年次推移をみると「ボール投げ」が子どもたちからキャッチボールのような遊びが減っていった1980（昭和55）年代と1990（平成2）年代に低下傾向を、2000（平成12）年代に横ばい傾向を示した後、現在は再び低下傾向にある様子を確認することができます。また、ここ数年では男女とも「20ｍシャトルラン」が低下傾向を示しています。新型コロナウイルス感染症の流行に伴う活動制限が影響している可能性を、今後も確認していく必要があります。

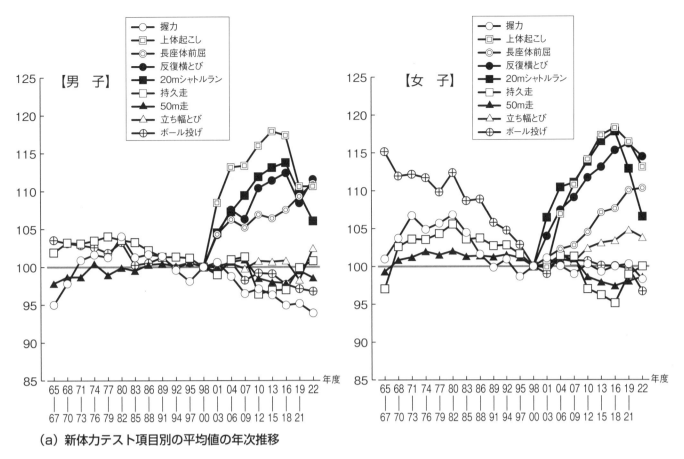

（a）新体力テスト項目別の平均値の年次推移

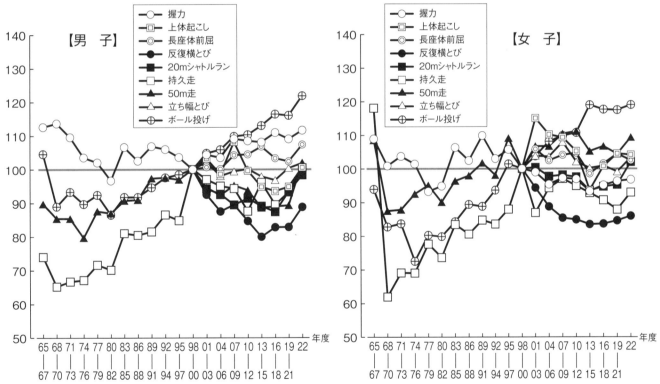

（b）新体力テスト項目別の変動係数の年次推移

注1：いずれの図とも、1998年から2000年までの値を100とした場合の推移を示した。

▲3-3：新体力テストにおける項目別平均値・変動係数の年次推移（14歳）
（スポーツ庁『体力・運動能力調査報告書』より）

　14歳では、調査開始当初から1990（平成2）年代後半までの女子の「ボール投げ」が低下傾向にある様子がわかります。さらに、ここ数年では11歳と同様に「20mシャトルラン」が男女ともに低下している様子が確認できます。しかしながら、女子の「長座体前屈」や「立ち幅跳び」については、上昇傾向にあることも確認できます。

発達

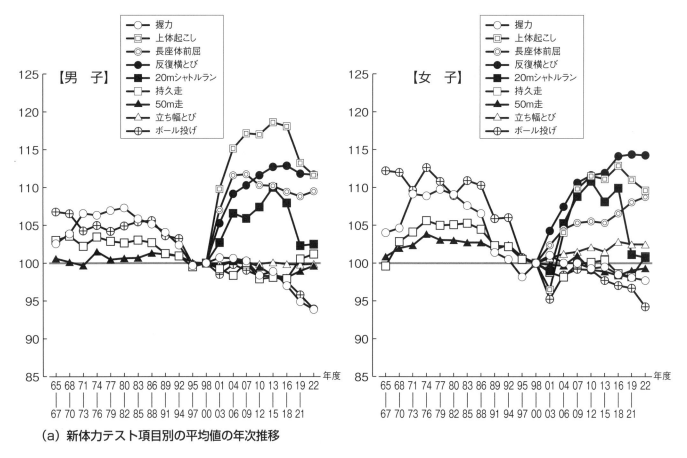

（a）新体力テスト項目別の平均値の年次推移

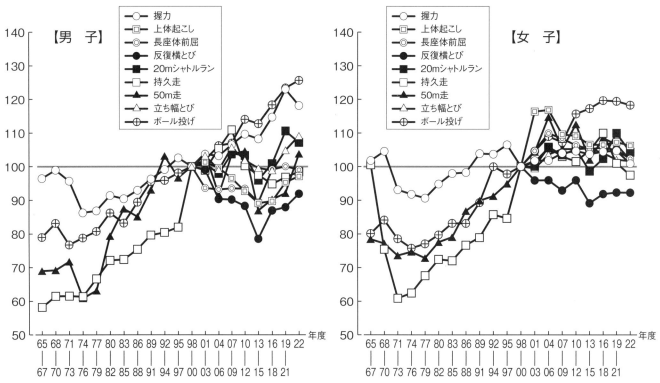

（b）新体力テスト項目別の変動係数の年次推移

注1：いずれの図とも、1998年から2000年までの値を100とした場合の推移を示した。

▲3-4：新体力テストにおける項目別平均値・変動係数の年次推移（17歳）
（スポーツ庁『体力・運動能力調査報告書』より）

　17歳もおおむね11歳、14歳と同じ傾向にあり、ここ数年では、男女ともに「20ｍシャトルラン」の低下が目立つ一方で、1998（平成10）年度以降の「長座体前屈」「反復横跳び」の上昇傾向も確認できます。

128

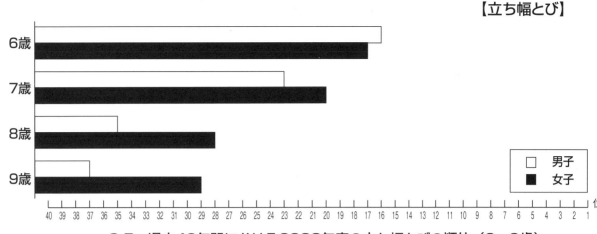

▲3-5：過去40年間における2022年度の立ち幅とびの順位（6〜9歳）

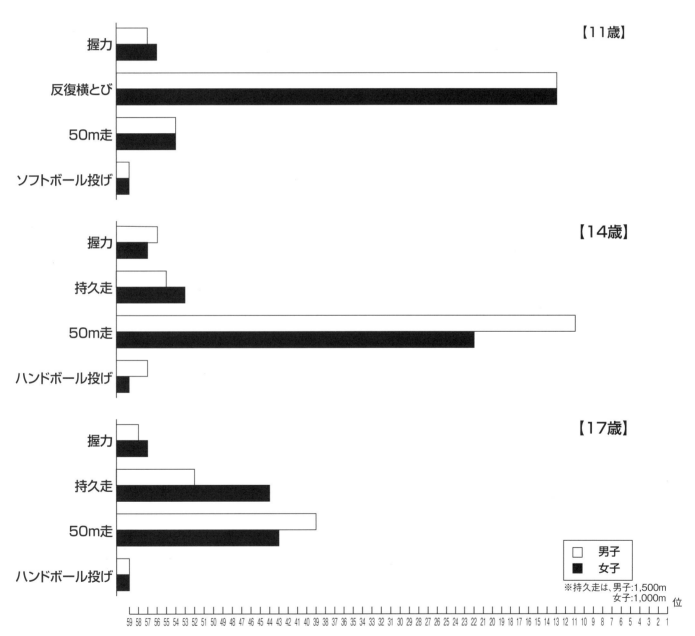

▲3-6：過去59年間における2022年度の体力・運動能力の順位（11・14・17歳）
（3-5、3-6：スポーツ庁『体力・運動能力調査報告書』より）

　測定方法が変更されていない項目では、「体力・運動能力調査」が開始された1964（昭和39）年度からの過去59年間の記録と比較した2022（令和4）年度の順位を算出することができます。これを見ると、11歳男女の「ソフトボール投げ」、14・17歳男女の「握力」、「ハンドボール投げ」が低順位であるものの、11歳男女の「反復横とび」、14歳男女の「50m走」は高順位であることがわかります。

129

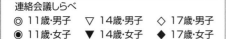

連絡会議しらべ
◎ 11歳·男子　▽ 14歳·男子　◇ 17歳·男子
⦿ 11歳·女子　▼ 14歳·女子　◆ 17歳·女子

注：連絡会議しらべの年度別·年齢別対象数は別表のとおり。

▼3-8：背筋力指数（対象数）の推移（連絡会議しらべによる）

年度	男子			女子		
	11歳	14歳	17歳	11歳	14歳	17歳
2000	1.72(16)			1.36(14)		
2003	1.60(76)	2.10(13)	1.69(35)	1.09(53)	1.09(7)	1.59(7)
2004	1.48(75)	1.97(32)		1.45(54)	1.05(12)	
2005	1.50(118)	2.00(23)	2.25(139)	1.27(99)	1.20(4)	1.56(118)
2006	1.52(73)		2.18(131)	1.30(47)		1.41(143)
2007	1.62(77)	1.78(108)	2.19(183)	1.40(46)	1.12(44)	1.53(173)
2008	1.51(70)		1.89(63)	1.42(52)		1.43(79)
2009	1.52(127)	1.68(107)	1.79(73)	1.32(98)	1.14(41)	1.33(32)
2010	1.53(120)	1.92(85)	1.77(67)	1.41(115)	1.50(59)	1.09(45)
2011	1.39(125)	1.66(85)	1.84(66)	1.29(120)	1.17(46)	1.27(45)
2012	1.49(110)	1.64(70)	1.91(100)	1.30(105)	1.21(43)	1.36(43)
2013	1.57(60)	1.64(71)	1.95(64)	1.42(62)	1.29(50)	1.40(34)
2014	1.43(60)	1.65(68)	1.77(80)	1.22(61)	1.33(46)	1.33(43)
2016	1.52(59)	1.66(64)	1.79(66)	1.32(64)	1.20(42)	1.36(45)
2017	1.40(58)	1.64(69)	1.79(59)	1.25(63)	1.31(54)	1.36(42)
2018	1.47(62)	1.52(46)	1.80(69)	1.34(61)	1.30(48)	1.33(48)
2019	1.45(60)			1.39(63)		
2021	1.45(82)			1.37(99)		
2022	1.54(59)			1.28(66)		
2023	1.53(57)			1.33(62)		

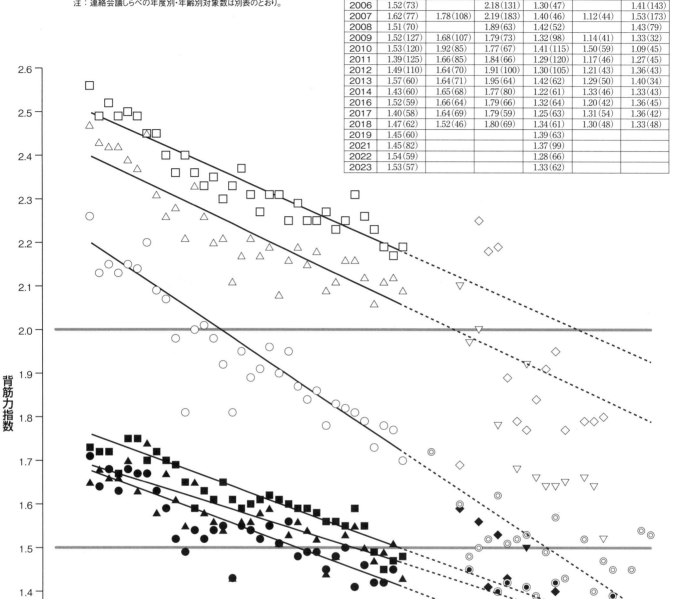

文部省（'97年当時）しらべ
○ 11歳·男子　△ 14歳·男子　□ 17歳·男子
● 11歳·女子　▲ 14歳·女子　■ 17歳·女子

注：回帰直線は、1964年から1997年までの期間の数値で算出したもの。

▲3-7：スポーツテストにおける11・14・17歳の背筋力指数（背筋力／体重）の年次推移
（文部省（'97年当時）『体力・運動能力調査報告書』を基に作成、2000年度以降は「連絡会議しらべ」より）

　1964（昭和39）年度から1997（平成9）年度まで行われていた体力・運動能力調査の全国平均値からは、いずれの年齢の男女共、背筋力を体重で除した「背筋力指数」の値が調査開始当初から一貫して低下傾向にある様子を確認してきました。連絡会議では、高校卒業時の到達目標として男子2.0、女子1.5を提案してきましたが、1998（平成10）年度から開始された「新体力テスト」では、測定項目から“背筋力”が削除されてしまいました。そのため、本書では各地での測定結果を集約し、せめてこの低下傾向に歯止めがかかるまではこの動向を観察したいと考え、上図を作成しています。それによると、依然として低下傾向に歯止めがかかっていない様子をうかがうことができ、引き続きこの観察を続けなければと思っています。各地での測定結果をどしどしお寄せくだされば と思います。

発
達

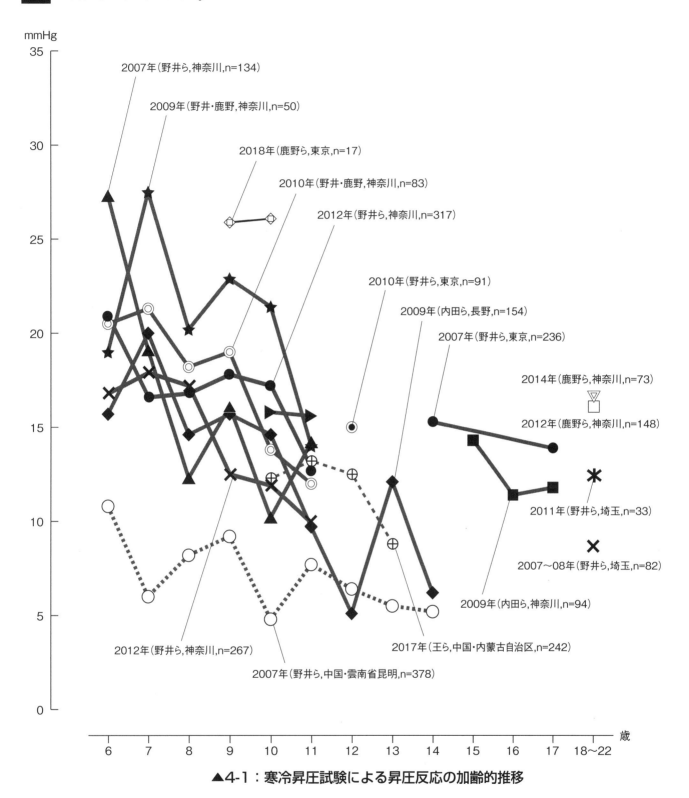

▲4-1：寒冷昇圧試験による昇圧反応の加齢的推移

　子どもの自律神経機能の発達不全と不調が心配されています。そのため、その実態をとらえるために、この『白書』ではおもに体位血圧反射法や寒冷昇圧試験という手法を用いて行われた調査の結果を観察し続けてきました。寒冷昇圧試験とは、片手を4℃の氷水に1分間浸したときの血圧反応から自律神経機能の調子を判定しようとする検査で、血圧計、温度計、氷水さえ用意できれば現場でも測定可能な方法です。

　上図には、冷水刺激による血圧上昇の程度（昇圧反応）を調査ごとに示しました。ご覧のように、これまでの測定結果から、日本で行われたどの調査よりも中国・昆明で行われた調査結果「2007年（野井ら, 中国・雲南省昆明, n＝378）」のほうが昇圧反応が小さく、日本の子どもの交感神経が過剰に反応している様子が心配されてきました。このような傾向は直近「2018年（鹿野ら, 東京, n=17)」の調査結果でも確認でき、日本の子どもにおける自律神経機能の不調が一層心配されます。

131

5 高次神経活動
Activity of prefrontal cortex

発達

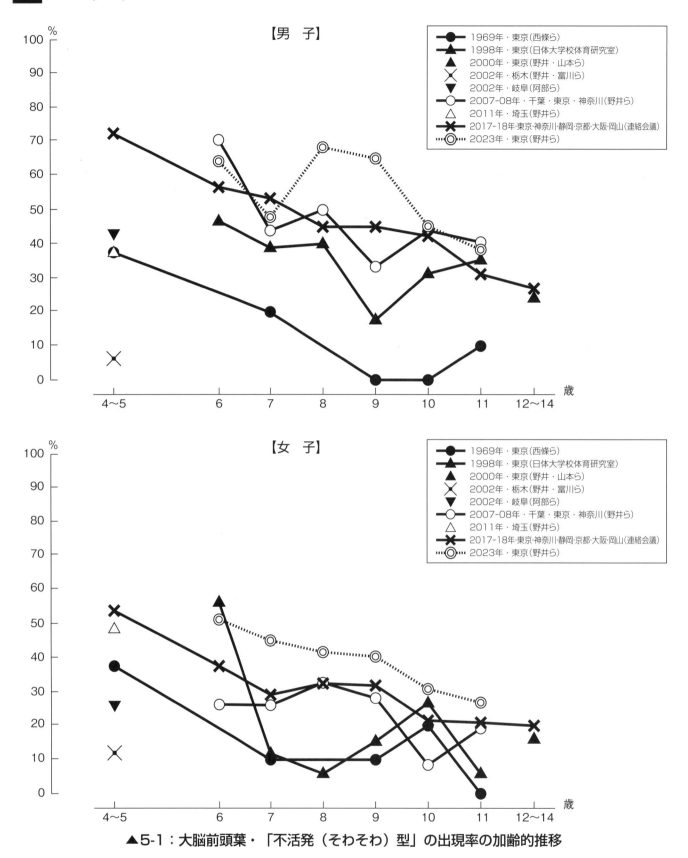

▲5-1：大脳前頭葉・「不活発（そわそわ）型」の出現率の加齢的推移

　「不活発（そわそわ）型」は、"興奮"も"抑制"も共に十分に育っていないタイプ（"そわそわ""キョロキョロ"していて集中が持続しない最も幼稚なタイプ）です。男子の結果をみると、1969（昭和44）年調査の結果よりも、1998（平成10）年調査、2007-08（平成19-20）年調査と出現率が増加している様子が確認でき、男子の幼さ、発達の遅れが心配されてきました。直近「2017-18年・東京・神奈川・静岡・京都・大阪・岡山（連絡会議）」の結果をみると、男女共に2007-08（平成19-20）年調査と同程度の出現率である様子がうかがえます。また、男子は小学校入学時（6歳）になっても約6割、中学生（12〜14歳）になっても約3割がこのタイプに判定される様子から、依然として男子の幼さが気になります。今年は、東京都の公立M小学校の1〜6年生884名を対象に実施された「2023年・東京（野井ら）」の調査結果を掲載することができました。この結果をみると、男子の3・4年生と女子で先行研究（2007-08年、2017-18年）よりも高率の出現率である様子がうかがえます。

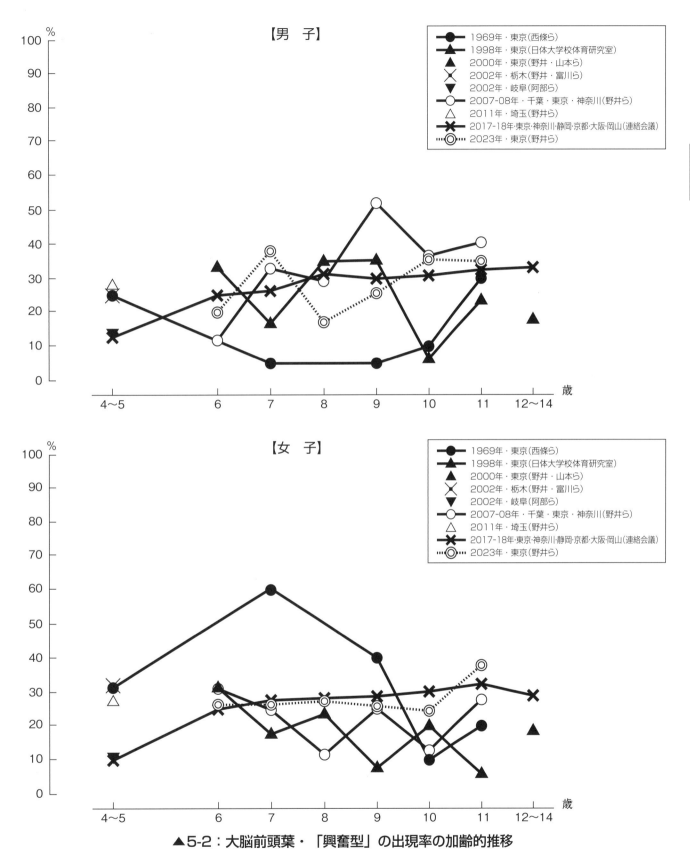

【男子】

凡例:
- 1969年・東京（西條ら）
- 1998年・東京（日体大学校体育研究室）
- 2000年・東京（野井・山本ら）
- 2002年・栃木（野井・富川ら）
- 2002年・岐阜（阿部ら）
- 2007-08年・千葉・東京・神奈川（野井ら）
- 2011年・埼玉（野井ら）
- 2017-18年・東京・神奈川・静岡・京都・大阪・岡山（連絡会議）
- 2023年・東京（野井ら）

【女　子】

凡例:
- 1969年・東京（西條ら）
- 1998年・東京（日体大学校体育研究室）
- 2000年・東京（野井・山本ら）
- 2002年・栃木（野井・富川ら）
- 2002年・岐阜（阿部ら）
- 2007-08年・千葉・東京・神奈川（野井ら）
- 2011年・埼玉（野井ら）
- 2017-18年・東京・神奈川・静岡・京都・大阪・岡山（連絡会議）
- 2023年・東京（野井ら）

▲5-2：大脳前頭葉・「興奮型」の出現率の加齢的推移

　「興奮型」は、"抑制" に比べて "興奮" が優位なタイプ（子どもらしい "興奮" が惹起されているタイプ）です。ここには示していませんが、2004（平成16）～2005（平成17）年に調査された徳島県のある町における男子の出現率はとても特徴的でした。この地域の9歳の男子は、これまでの調査にはなかったような高い「興奮型」の出現率を示しましたが、その後は急激に別のタイプ（より成人らしいタイプ）に移行していく様子が観察されたのです。子どもが子どもらしく "ワクワク・ドキドキ" 興奮する機会をしっかりと保障することの重要性を予想させてくれます。直近「2017-18年・東京・神奈川・静岡・京都・大阪・岡山（連絡会議）」の結果をみると、男女共に8歳で約3割の出現率に達し、その後は横ばいに推移する様子がうかがえます。今年は、東京都の公立M小学校の1～6年生884名を対象に実施された「2023年・東京（野井ら）」の調査結果を掲載することができました。

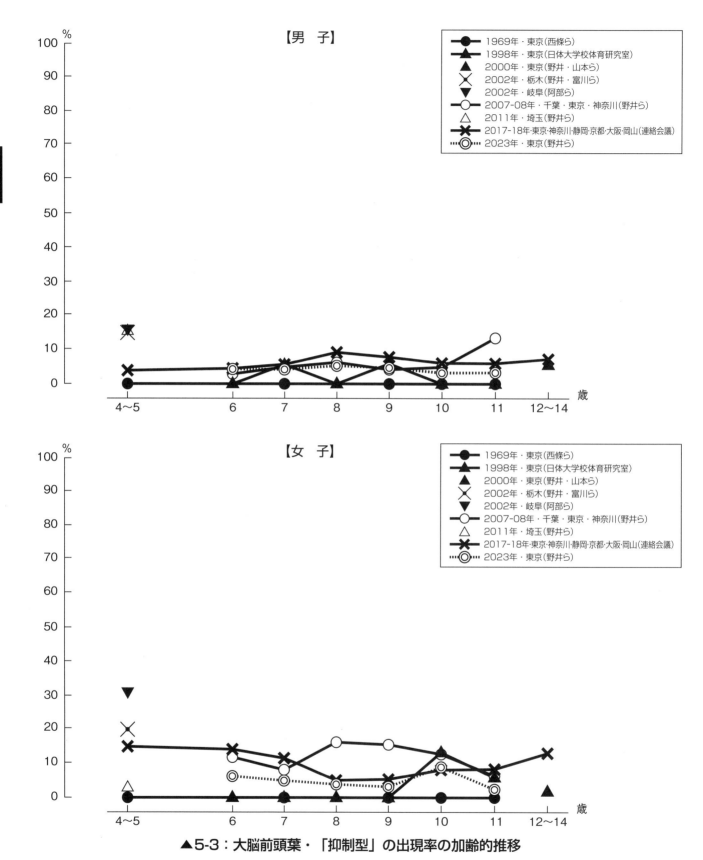

▲5-3：大脳前頭葉・「抑制型」の出現率の加齢的推移

　「抑制型」は、"興奮"に比べて"抑制"が優位なタイプ（子どもらしい"興奮"が抑えられているタイプ）です。1969（昭和44）年調査では観察されなかったのがこのタイプの子どもたちです。ところが、それ以降は年齢に関係なく少しずつ観察されるようになっています。子どもなのに抑えがかかりすぎてしまうわけですから、自分の気持ちを表現することが苦手な子どもたち、おとなしくて"良い子"とみられがちな子どもたちと言えるのかもしれません。直近「2017-18年・東京・神奈川・静岡・京都・大阪・岡山（連絡会議）」の結果をみると、どの年齢においても約1割程度がこのタイプに判定される様子が見受けられます。そのような傾向は、今年追加した「2023年・東京（野井ら）」の調査においても同様であると言えます。

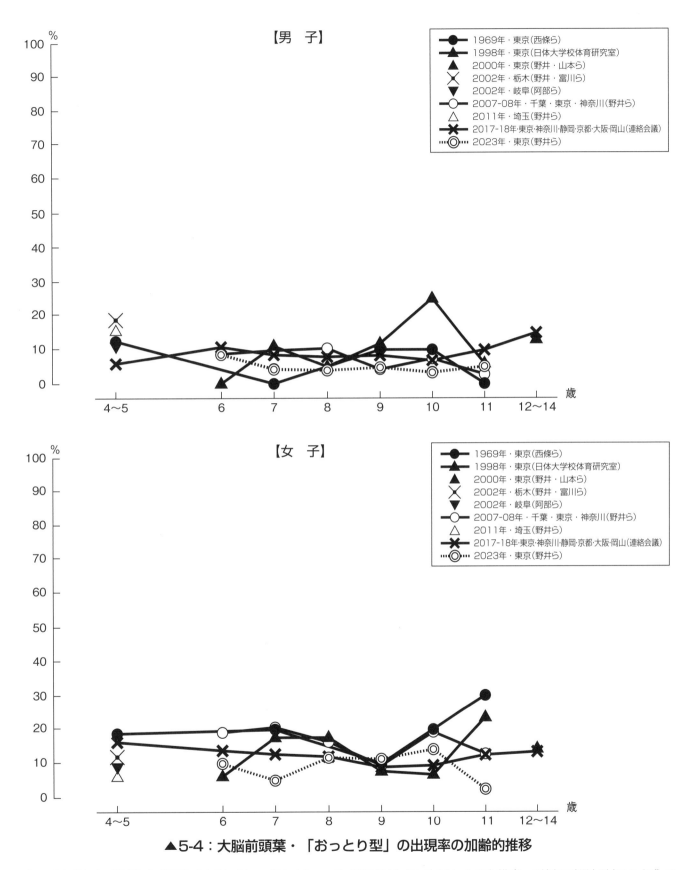

【男　子】

凡例:
- 1969年・東京(西條ら)
- 1998年・東京(日体大学校体育研究室)
- 2000年・東京(野井・山本ら)
- 2002年・栃木(野井・富川ら)
- 2002年・岐阜(阿部ら)
- 2007-08年・千葉・東京・神奈川(野井ら)
- 2011年・埼玉(野井ら)
- 2017-18年・東京・神奈川・静岡・京都・大阪・岡山(連絡会議)
- 2023年・東京(野井ら)

【女　子】

凡例:
- 1969年・東京(西條ら)
- 1998年・東京(日体大学校体育研究室)
- 2000年・東京(野井・山本ら)
- 2002年・栃木(野井・富川ら)
- 2002年・岐阜(阿部ら)
- 2007-08年・千葉・東京・神奈川(野井ら)
- 2011年・埼玉(野井ら)
- 2017-18年・東京・神奈川・静岡・京都・大阪・岡山(連絡会議)
- 2023年・東京(野井ら)

▲5-4：大脳前頭葉・「おっとり型」の出現率の加齢的推移

　「おっとり型」は、"興奮"も"抑制"も十分に育ち、バランスもいいが、"切り替え"が上手でないタイプ（物事への対応に時間を要するタイプ）です。ここには示していませんが1990（平成2）年代後半に中国・北京で実施された調査では、このタイプの子どもたちが中学生になっても一定数観察されたことから、「一人っ子政策」が影響しているのではないかと議論されました。すなわち、生まれたときから常に自分中心の生育環境が用意されているときに、このタイプが多くなってしまうのかもしれません。今年は、東京都の公立M小学校の1〜6年生884名を対象に実施された「2023年・東京（野井ら）」の調査結果を掲載することができました。

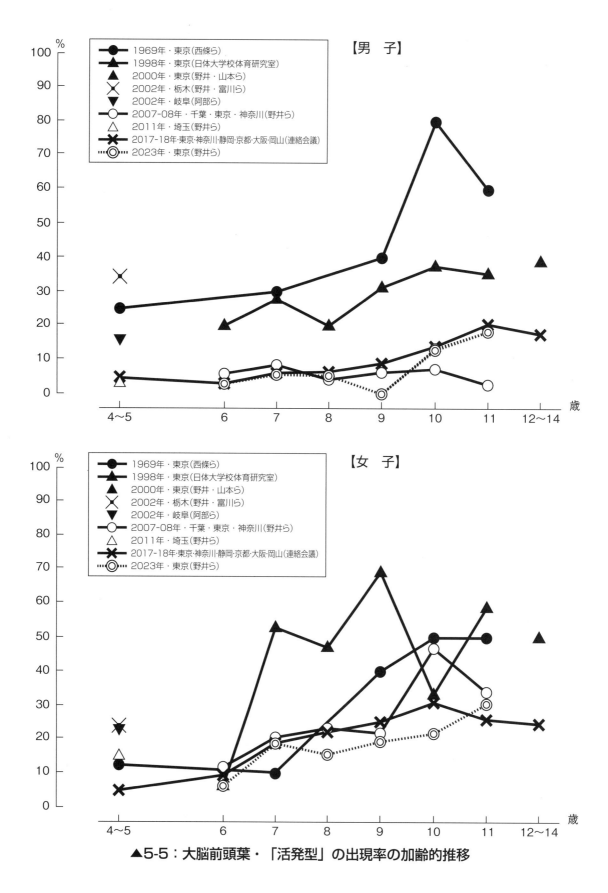

▲5-5：大脳前頭葉・「活発型」の出現率の加齢的推移

　「活発型」は、"興奮"も"抑制"も十分に育ち、バランスもよく、そのうえ"切り替え"も上手なタイプ（もっとも成人らしいタイプ）です。直近「2017-18年・東京・神奈川・静岡・京都・大阪・岡山（連絡会議）」の結果をみると、女子に対して男子が育ちにくい様子をうかがうことができます。この機能に関する男子の発達条件を明らかにすることが急務の課題と言えます。今年は、東京都の公立M小学校の1～6年生884名を対象に実施された「2023年・東京（野井ら）」の調査結果を掲載することができました。

136

生活｜1　睡眠状況
Sleeping Conditions

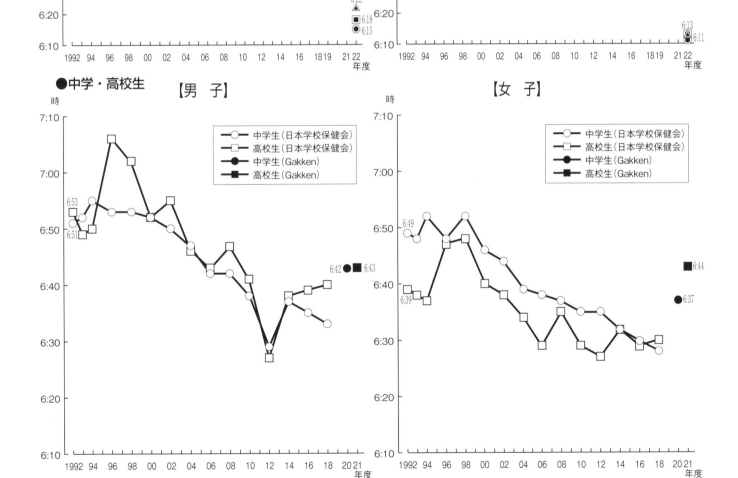

●小学生

【男子】　【女子】

●中学・高校生

【男子】　【女子】

注1：日本学校保健会では「今朝は何時ごろ起きましたか」とたずね、学研教育総合研究所白書Web版では「朝はふだん何時頃に起きていますか」とたずねている。
注2：小学生（Gakken）の学年段階の時刻は平均値から算出。

▲1-1：起床時刻の年次推移

（日本学校保健会『児童生徒の健康状態サーベイランス事業報告書』、学研教育総合研究所（Gakken）『幼児白書2019』『小学生白書2021』『中学生白書2020』『高校生白書2021』を基に作成）

　東京私学調査から、小学生の平日と休日の起床時刻を掲載しました。私学の子どもたちは、遠方から電車やバスなどの公共交通機関を利用して通学していることが多く、起床時刻はこれまでの調査よりもかなり早い時刻となっています。一方、休日は男女とも平日よりも遅い時間帯に起床していることがわかります。

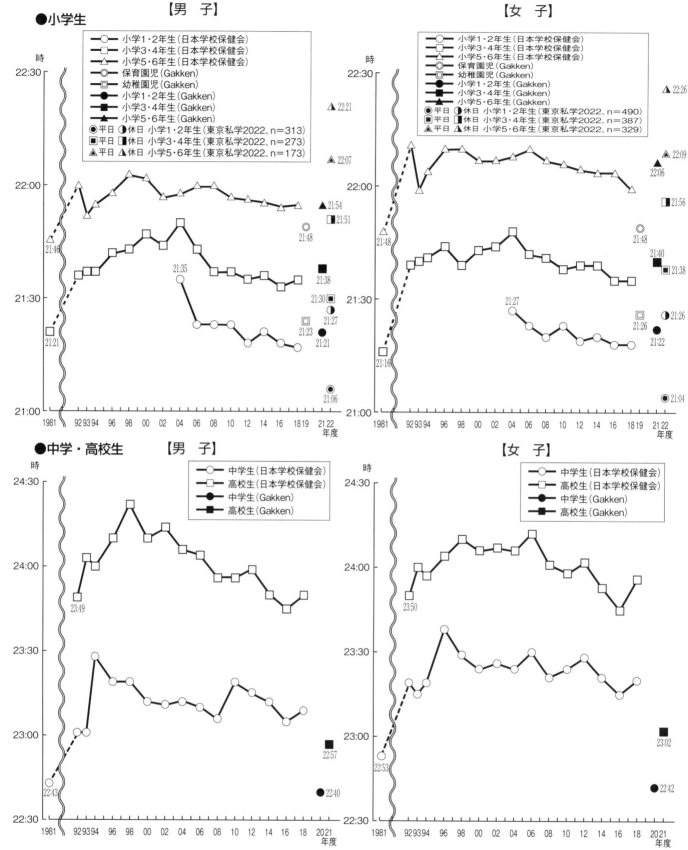

●小学生　【男　子】　　　　　　　　　　　　　　【女　子】

●中学・高校生　【男　子】　　　　　　　　　　　【女　子】

注1：日本学校保健会では「今朝は何時ごろ起きましたか」とたずね、学研教育総合研究所白書Web版では「朝はふだん何時頃に起きていますか」とたずねている。
注2：小学生（Gakken）の学年段階の時刻は平均値から算出。

▲1-2：就床時刻の年次推移
（日本学校保健会『児童生徒の健康状態サーベイランス事業報告書』、学研教育総合研究所（Gakken）『幼児白書2019』『小学生白書2021』『中学生白書2020』『高校生白書2021』を基に作成）

東京私学調査から、小学生の平日と休日の就床時刻を掲載しました。いずれの学年段階においても、平日よりも休日の就床時刻が遅い様子をみることができます。

生
活

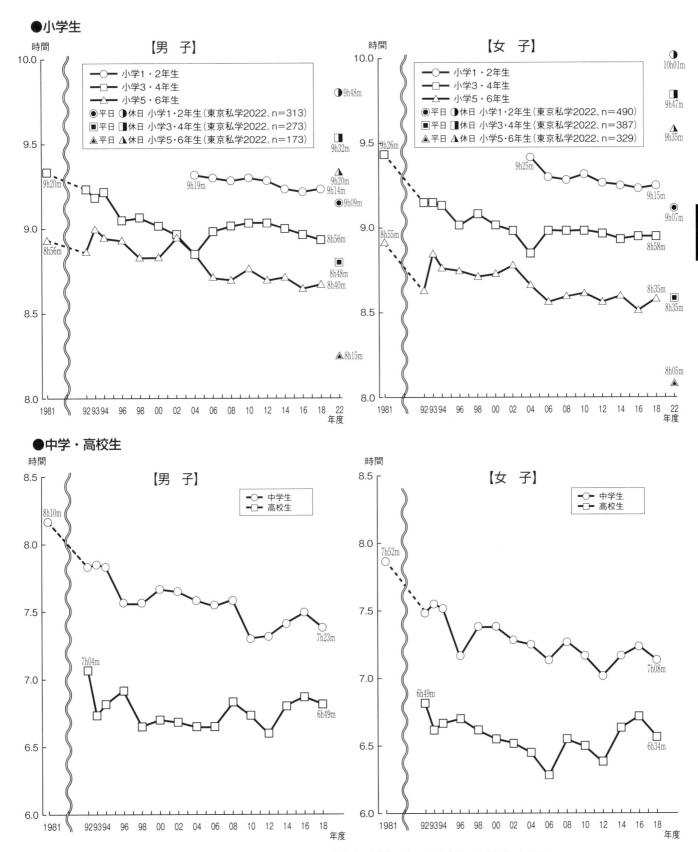

●小学生

【男子】

【女子】

●中学・高校生

【男子】

【女子】

▲1-3：睡眠時間の年次推移（就床時刻と起床時刻から算出する）
（日本学校保健会『児童生徒の健康状態サーベイランス事業報告書』を基に作成）

　東京私学調査から、小学生の平日と休日の睡眠時間を掲載しました。平日の睡眠時間は、これまでの調査と比較しても男女ともに短い傾向にある様子を確認することができます。一方、休日の睡眠時間は、平日よりもかなり長くなっており、その差は1・2年男子39分間、女子54分間、3・4年男子44分間、女子72分間、5・6年男子65分間、女子90分間となっていました。

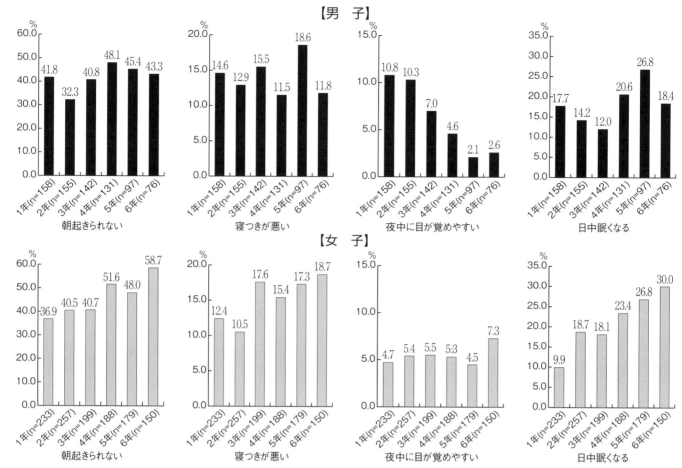

【男子】

【女子】

▲1-4：睡眠問題を有する者の割合（東京私学調査）
Q. 最近の睡眠について、あてはまるものがあれば、全て教えてください。

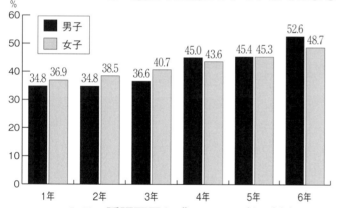

▲1-5：睡眠不足を感じている者の割合
（東京私学調査）
Q. ここのところ睡眠不足だなと思いますか？

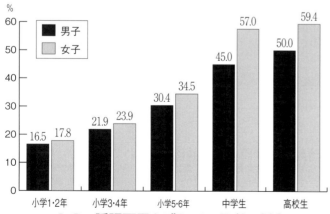

▲1-6：睡眠不足を感じている者の割合
（日本学校保健会）
Q. 最近、睡眠不足を感じていますか？

▲1-4、1-5 【東京私学調査の概要】調査対象および期間：東京都内の私立小学校に在籍する1～6年生のうち、本人ならびに保護者の同意が得られた2,002名を対象とした。分析されたデータは、欠損のなかった1,965名（男子759名、女子1,206名、無回答25名）である。調査は2022年1月にGoogle FormsにアクセスするQRコードを付した依頼文書を学校から家庭に配布してもらい、回答を得た。

　東京私学調査から、「朝起きられない」、「日中眠くなる」、「寝つきが悪い」、「夜中に目が覚めやすい」の4つの睡眠問題を有する者の割合を示しました。男女とも「朝起きられない」の訴えが3～5割と高い割合となっています。一方、割合は多くないものの「夜中に目が覚めやすい」と感じている者が一定数いることも気になります。また、睡眠不足を感じる者の割合は、いずれの学年も3～5割と、日本学校保健会の調査（▲1-6）と比較すると、非常に高くなっており、睡眠が十分にとれているのか心配な様子がみえてきました。

（1-6：日本学校保健会『平成30～令和元年度児童生徒の健康状態サーベイランス事業報告書』を基に作成）

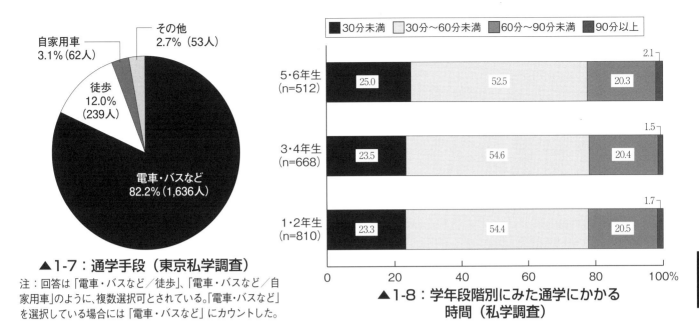

その他
2.7%（53人）

自家用車
3.1%（62人）

徒歩
12.0%
（239人）

電車・バスなど
82.2%（1,636人）

▲1-7：通学手段（東京私学調査）

注：回答は「電車・バスなど／徒歩」、「電車・バスなど／自家用車」のように、複数選択可とされている。「電車・バスなど」を選択している場合には「電車・バスなど」にカウントした。

凡例：■30分未満　□30分～60分未満　▨60分～90分未満　■90分以上

5・6年生
（n=512）：25.0／52.5／20.3／2.1

3・4年生
（n=668）：23.5／54.6／20.4／1.5

1・2年生
（n=810）：23.3／54.4／20.5／1.7

▲1-8：学年段階別にみた通学にかかる
時間（私学調査）

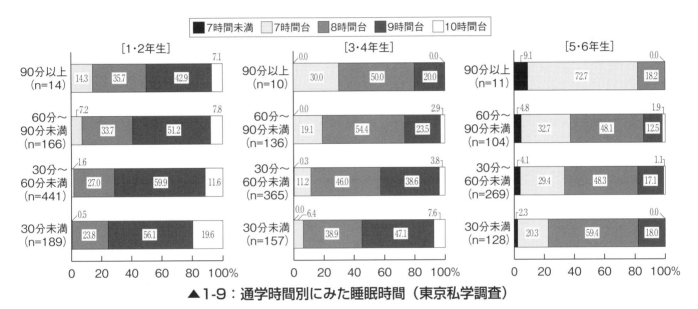

凡例：■7時間未満　□7時間台　▨8時間台　▨9時間台　□10時間台

[1・2年生]

90分以上（n=14）：14.3／35.7／42.9／7.1

60分～90分未満（n=166）：7.2／33.7／51.2／7.8

30分～60分未満（n=441）：1.6／27.0／59.9／11.6

30分未満（n=189）：0.5／23.8／56.1／19.6

[3・4年生]

90分以上（n=10）：0.0／30.0／50.0／20.0／0.0

60分～90分未満（n=136）：0.0／19.1／54.4／23.5／2.9

30分～60分未満（n=365）：0.3／11.2／46.0／38.6／3.8

30分未満（n=157）：0.0／6.4／38.9／47.1／7.6

[5・6年生]

90分以上（n=11）：9.1／72.7／18.2／0.0

60分～90分未満（n=104）：4.8／32.7／48.1／12.5／1.9

30分～60分未満（n=269）：4.1／29.4／48.3／17.1／1.1

30分未満（n=128）：2.3／20.3／59.4／18.0／0.0

▲1-9：通学時間別にみた睡眠時間（東京私学調査）

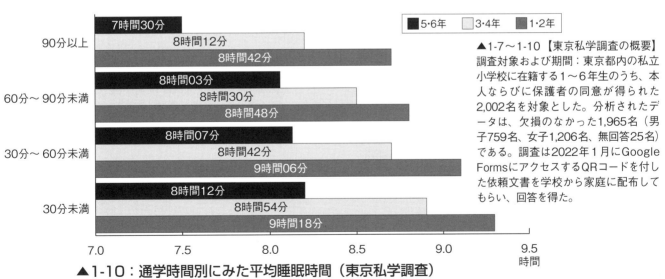

凡例：■5・6年　□3・4年　▨1・2年

90分以上：7時間30分／8時間12分／8時間42分

60分～90分未満：8時間03分／8時間30分／8時間48分

30分～60分未満：8時間07分／8時間42分／9時間06分

30分未満：8時間12分／8時間54分／9時間18分

▲1-10：通学時間別にみた平均睡眠時間（東京私学調査）

▲1-7～1-10【東京私学調査の概要】
調査対象および期間：東京都内の私立小学校に在籍する1～6年生のうち、本人ならびに保護者の同意が得られた2,002名を対象とした。分析されたデータは、欠損のなかった1,965名（男子759名、女子1,206名、無回答25名）である。調査は2022年1月にGoogle FormsにアクセスするQRコードを付した依頼文書を学校から家庭に配布してもらい、回答を得た。

　私学に通う子どもたちの多くは、「電車・バスなど」の公共交通機関を利用して通学しています。また、通学にかかる時間も、半数以上が30分～60分未満、2割前後が60分～90分未満と、通学時間もかなり長い様子を確認することができます。通学時間と睡眠時間との関連を見てみると、通学時間が長い者ほど、睡眠時間が短い者が多く、その平均時間も短くなっています。

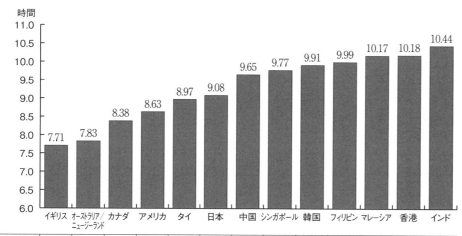

	イギリス	オーストラリア/ニュージーランド	カナダ	アメリカ	タイ	日本	中国	シンガポール	韓国	フィリピン	マレーシア	香港	インド
寝付くまでの時間	16.42	19.24	19.17	21.46	24.91	14.64	18.14	21.27	21.66	29.56	24.44	22.83	22.1
夜中に起きる回数	0.6	0.53	0.64	0.64	0.83	0.31	0.62	0.57	0.85	0.63	0.6	0.53	0.69
起床時間	7.02	6.95	7.28	7.28	6.88	7.32	7.36	7.59	7.98	7.91	7.63	7.87	7.67
就床時間	10.88	10.73	10.45	10.16	9.35	10.04	9.47	9.25	9.69	9.57	9.11	9.41	8.96

13か国における未就学児（3〜6歳）を対象とした睡眠習慣の国際比較によると、日本の子どもたちの睡眠時間は、イギリス、オーストラリア／ニュージーランド、カナダ、アメリカ、タイに次いで短く、9.08時間でした。寝付くまでの時間を見ると、14.64分と最短となっています。起床時刻は他国と大きく変わりませんが、寝る時間は、10.04時と、イギリス、オーストラリア／ニュージーランド、カナダ、アメリカに次いで遅い時間となっています。

▲1-11：未就学児（3〜6歳）の平均睡眠時間の国際比較
（Mindell JA, et al. (2013) Cross-cultural differences in the sleep of preschool children. Sleep Medicine 14(12): 1231-1434の数値を基に作成）

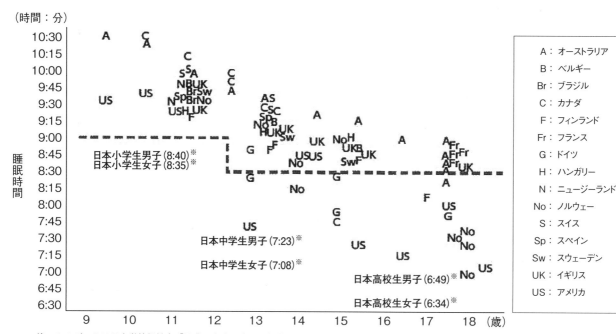

注：※のデータは日本学校保健会『平成30年度〜令和元年度児童生徒の健康状態サーベイランス事業報告書』より。

▲1-12：世界の小中高校生の睡眠時間
（点線は米国疾病管理予防センター（CDC）が推奨する睡眠時間）
（Olds T, et al. (2010). Normative data on the sleep habits of Australian children and adolescents. Sleep 33: 1381-8 のデータに基づいて、神山潤（2015）睡眠の生理と臨床、第3版、診断と治療社を参考に作図）

▼1-13：National Sleep Foundation（アメリカ）が発表した各年代における推奨睡眠時間

年齢	推奨時間	限界最短睡眠時間 May be Appropriate	望ましい睡眠時間 Recommended	限界最長睡眠時間 May be Appropriate
新生児（0〜3か月）NEWBORN		11〜13	14〜17	18〜19
乳児（4〜11か月）INFANT		10〜11	12〜15	16〜18
幼児（1〜2歳）TODDLER		9〜10	11〜14	15〜16
幼児期（3〜5歳）PRE-SCHOOL		8〜9	10〜13	14
学童期（6〜13歳）SCHOOL AGE		7〜8	9〜11	12
中高生（14〜17歳）TEEN		7	8〜10	11
大人（18〜25歳）YOUNG ADULT		6	7〜9	10〜11
大人（26〜64歳）ADULT		6	7〜9	10
高齢者（65歳〜）OLDER ADULT		5〜6	7〜8	9

(The National sleep foundation in USA, 2015)

小学生、中学・高校生においても同様、世界の子どもたちと睡眠時間を比較すると、日本の睡眠時間の短さが際立っています。

アメリカが発表した各年代における推奨睡眠時間の目安を見ると、日本の子どもたちの睡眠時間が十分でないことがよくわかります。

生活

2 食事状況／排便
Defecation and meal conditions

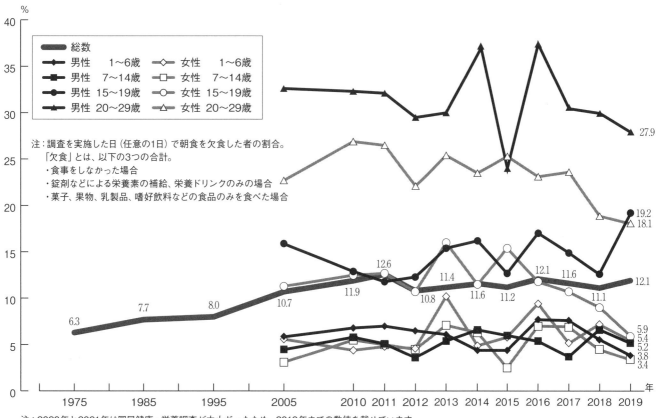

注：調査を実施した日（任意の1日）で朝食を欠食した者の割合。
「欠食」とは、以下の3つの合計。
・食事をしなかった場合
・錠剤などによる栄養素の補給、栄養ドリンクのみの場合
・菓子、果物、乳製品、嗜好飲料などの食品のみを食べた場合

注：2020年と2021年は国民健康・栄養調査が中止だったため、2019年までの数値を載せています。

▲2-1：朝食欠食率の年次推移
（厚生労働省『国民健康・栄養調査』を基に作成）

2019（平成31）年は、15～19歳男性の朝食欠食率が急増している様子がみられました。今後はコロナ禍の影響が子どもたちの食事状況にどう現れてくるか見守る必要があると考えます。

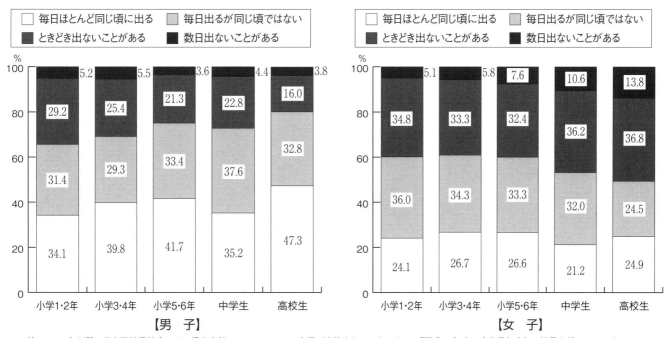

注：2019年以降、日本学校保健会による児童生徒のサーベイランス事業が実施されていないため、『平成30年度～令和元年度』の結果を載せています。

▲2-2：排便習慣
Q.大便は、毎日どのように出ますか
（日本学校保健会『平成30年度～令和元年度児童生徒の健康状態サーベイランス事業報告書』を基に作成）

排便状況は、男子よりも女子で「毎日排便が出ない」者の割合が多くなっています。特に、女子は学年段階が上がると、その割合が高くなっています。

生活

3 電子メディア
Electronic media

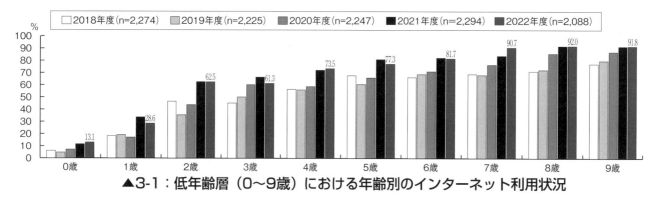

▲3-1：低年齢層（0〜9歳）における年齢別のインターネット利用状況

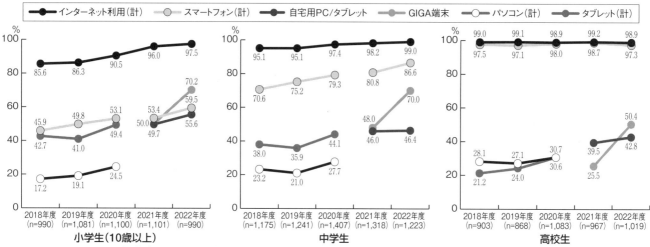

▲3-2：青少年における機器ごとのインターネット利用状況（2018〜2022年度）

注1：「スマートフォン（計）」は「スマートフォン」、「契約していないスマートフォン」のいずれかを利用すると回答した青少年の割合。2018〜2020年度までは「スマートフォン（計）」は、「スマートフォン」、「格安スマートフォン」、「子ども向けスマートフォン」、「契約切れスマートフォン」のいずれかを利用すると回答した青少年の割合。「パソコン（計）」は、「ノートパソコン」、「デスクトップパソコン」のいずれかを利用すると回答した青少年。「タブレット（計）」は、「タブレット」、「学習用タブレット」、「子ども向け娯楽用タブレット」のいずれかを利用すると回答した青少年。複数の機器を使用している場合もあるため（計）は合計値が100%とならない。
注2：「GIGA端末」は学校から配布・指定されたパソコンやタブレット等。

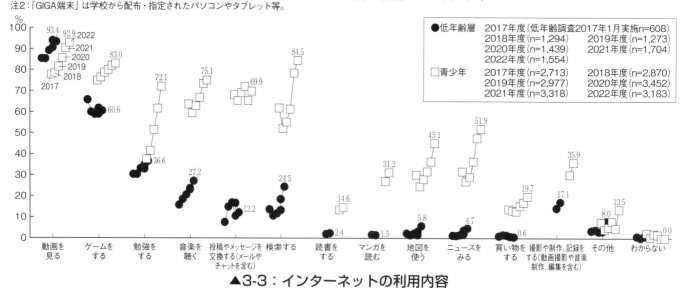

▲3-3：インターネットの利用内容

注1：令和3年度調査から「読書をする」、「マンガを読む」と「撮影や制作、記録をする」を新規追加。令和2年度調査までは、「投稿やメッセージ交換 をする」は「コミュニケーション」、「ニュースをみる」は「ニュース」、「検索する」は「情報検索」、「地図を使う」は「地図・ナビゲーション」、「音楽を聴く」は「音楽視聴」、「動画を見る」は「動画視聴」、「読書をする」と「マンガを読む」は「電子書籍」、「ゲームをする」は「ゲーム」、「買い物をする」は「ショッピング・オークション」、「勉強をする」は「勉強・学習・知育アプリやサービス」としていた。
注2：青少年の「勉強」は2018年度から追加項目となったため、2017年度データはなし。

　低年齢層のインターネット利用状況は、年齢が上がるにつれて高くなり、多くの年齢で、前回調査を上回る利用率となっています。青少年における利用状況は、2022年度はいずれも100%に近い値となっており、小学生では、GIGA端末、中学生・高校生ではスマートフォンでの利用が多くなっています。利用内容は、「動画をみる」が最も多く、次いで「ゲームをする」となっていますが、青少年では利用内容が多岐にわたっています。

（3-1〜3-3：内閣府政策統括官（政策調整担当）『令和4年度青少年のインターネット利用環境実態調査』https://www.8.cao.go.jp/youth/kankyou/internet_torikumi/tyousa/r04/net-jittai/pdf-index.html、3-3：2017年のデータは『平成30年度青少年のインターネット利用環境実態調査』http://www.8.cao.go.jp/youth/youth-harm/choua/h30/net-jittai/pdf-index.html を基に作成）

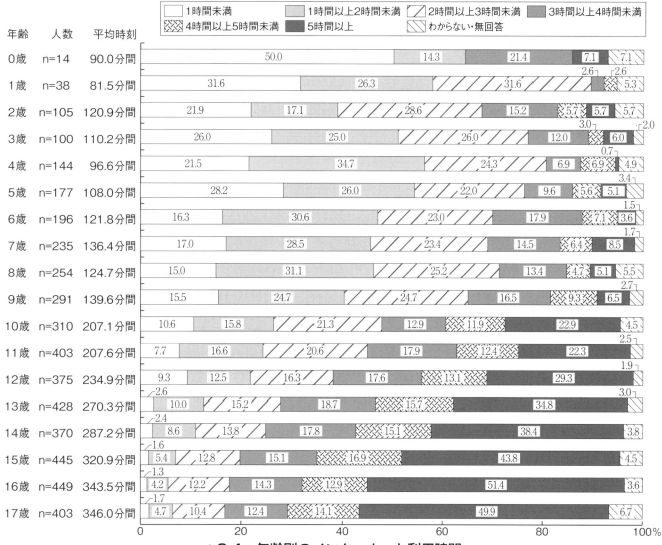

凡例：1時間未満　1時間以上2時間未満　2時間以上3時間未満　3時間以上4時間未満　4時間以上5時間未満　5時間以上　わからない・無回答

年齢	人数	平均時刻
0歳	n=14	90.0分間
1歳	n=38	81.5分間
2歳	n=105	120.9分間
3歳	n=100	110.2分間
4歳	n=144	96.6分間
5歳	n=177	108.0分間
6歳	n=196	121.8分間
7歳	n=235	136.4分間
8歳	n=254	124.7分間
9歳	n=291	139.6分間
10歳	n=310	207.1分間
11歳	n=403	207.6分間
12歳	n=375	234.9分間
13歳	n=428	270.3分間
14歳	n=370	287.2分間
15歳	n=445	320.9分間
16歳	n=449	343.5分間
17歳	n=403	346.0分間

▲3-4：年齢別のインターネット利用時間

注1：回答者が利用している各機器の利用時間を合算。
注2：低年齢層（0～9歳）調査は保護者を対象に、青少年（10～17歳）は青少年本人を対象に行われた結果であるため、直接比較することはできません。
（内閣府政策統括官（政策調整担当）『令和4年度青少年のインターネット利用環境実態調査』、
https://www8.cao.go.jp/youth/kankyou/internet_torikumi/tyousa/r04/net-jittai/pdf-index.html を基に作成）

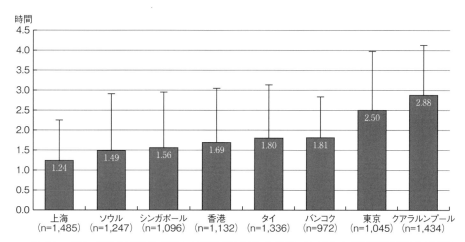

▲3-5：東・東南アジア8か国における中学生のテレビ視聴時間の比較

（Kidokoro T, et al. (2019) Moderate-to-vigorous physical activity attenuates the detrimental effects of television viewing on the cardiorespiratory fitness in Asian adolescents:the Asia-fit study. BMC Public Health 19: 1737の数値を基に作図）

　インターネットの利用時間は、年齢が上がるにつれて長くなり、いずれの年齢においても前回調査よりも利用時間が長くなっています。特に10歳以上では、5時間以上の長時間利用が多くなり、16歳では5割を超えています。
　東・東南アジア8か国、約1万人の中学生を対象とした「スクリーンタイム」の調査結果によると、日本は2時間30分とクアラルンプールに続いて長い様子を確認することができます。

4 身体活動量
Physical activity

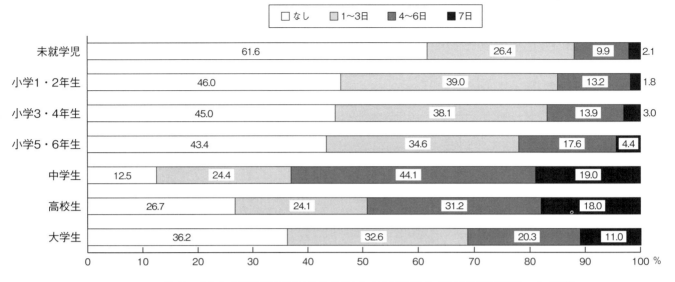

凡例: □ なし ▨ 1〜3日 ▨ 4〜6日 ■ 7日

	なし	1〜3日	4〜6日	7日
未就学児	61.6	26.4	9.9	2.1
小学1・2年生	46.0	39.0	13.2	1.8
小学3・4年生	45.0	38.1	13.9	3.0
小学5・6年生	43.4	34.6	17.6	4.4
中学生	12.5	24.4	44.1	19.0
高校生	26.7	24.1	31.2	18.0
大学生	36.2	32.6	20.3	11.0

▲4-1：過去1週間に1日60分以上の活動的な身体活動を行った日数
（笹川スポーツ財団『子ども・青少年のスポーツ・ライフデータ2019』を基に作成）

　WHOが公表している身体活動ガイドラインによると、子どもは「1日60分以上の中・高強度身体活動」を実施することが推奨されています。日本における子どもの身体活動実施状況を見ると、未就学児および小学生と比べ、中学生で身体活動実施日数が多く、高校生、大学生で身体活動実施日数が減少していることが確認できます。この背景には、運動部活動への参加状況が影響していることが推測されます。

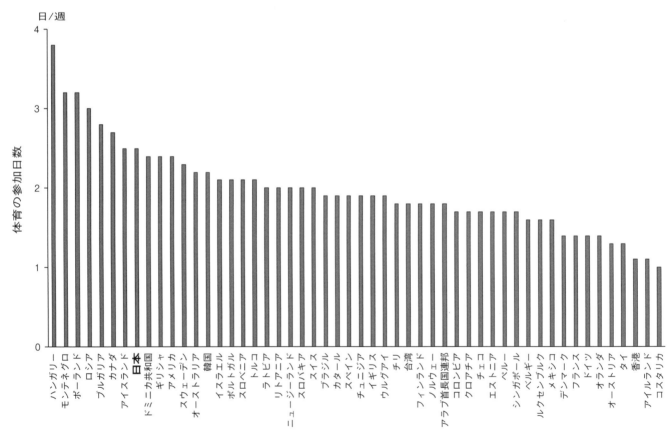

▲4-2：青少年（15-16歳）における体育の参加日数に関する国際比較
（Bann D et al (2019). Adolescents' physical activity: cross-national comparisons of levels, distributions and disparities across 52 countries. International Journal of Behavioral Nutrition and Physical Activity 16:141の数値を基に作図）

　世界52カ国の青少年（15-16歳）を対象とした調査によると、各国における体育の参加日数に大きな差があることが確認できます。例えば、ハンガリーの子どもは、週に平均3.8回体育に参加していることに対し、コスタリカの子どもにおける体育参加日数は週に平均1.0回です。日本は52カ国中8番目に体育への参加日数が多く（週に平均2.5回）、国際的にみれば、体育への参加度が高い国と言えます。

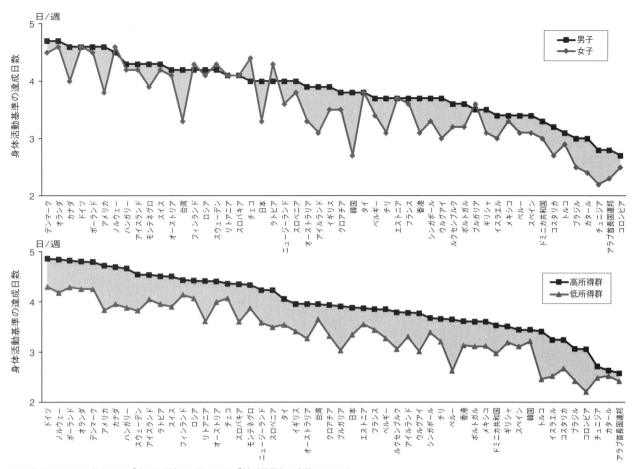

注：各国における上位20%を「高所得群」、下位20%を「低所得群」と定義しています。

▲4-3：青少年（15-16歳）における性別・所得別の身体活動実施状況

（Bann D et al (2019). Adolescents' physical activity: cross-national comparisons of levels, distributions and disparities across 52 countries. International Journal of Behavioral Nutrition and Physical Activity 16:141の数値を基に作図）

　身体活動は、運動と生活活動で構成され、子どもは1日60分以上の身体活動を行うことが推奨されています。男女別の身体活動を確認すると、多くの国で女子と比べ、男子の身体活動基準の達成日数が多いことが確認できます。また日本を含むいくつかの国では、身体活動の「男女格差」が大きいことが確認できます。所得別に見ると、全ての国において、「低所得群」と比べ、「高所得群」の身体活動が多いことが確認できます。このことから、社会・経済的要因が子どもの身体活動実施に影響を及ぼしていることが推察されます。

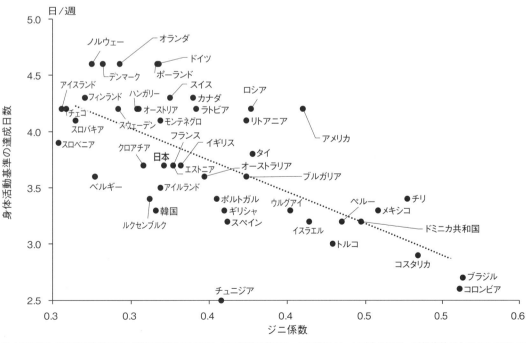

国レベルのデータを用いて、身体活動と所得格差との関連性を示しています。図より、所得格差が大きい国ほど、青少年の身体活動が少ない様子が確認できます。このことは、所得格差を解消していくことが、身体活動促進に重要であることを示唆しています。

注：各国における所得格差はジニ係数で評価しています。ジニ係数の値は0〜1の間をとり、1に近づくほど、所得格差が大きいことを示しています。

▲4-4：青少年（15-16歳）における所得格差と身体活動との関連性：地域相関研究

（Bann D et al (2019). Adolescents' physical activity: cross-national comparisons of levels, distributions and disparities across 52 countries. International Journal of Behavioral Nutrition and Physical Activity 16:141の数値を基に作図）

5 土ふまず
Foot arch

注：土ふまずの形成率は、下記のイラストのように足形の外接点の交点と第2趾の中心を結んだ線（Hライン）を基準線とします。プリントのくぼみ（土ふまず）がこのラインから内側にあれば「形成されている（○印）」とします。それ以外は「形成されていない（×印）」とし、両足が「形成されている」ものを土ふまずが「形成された」とみなします。

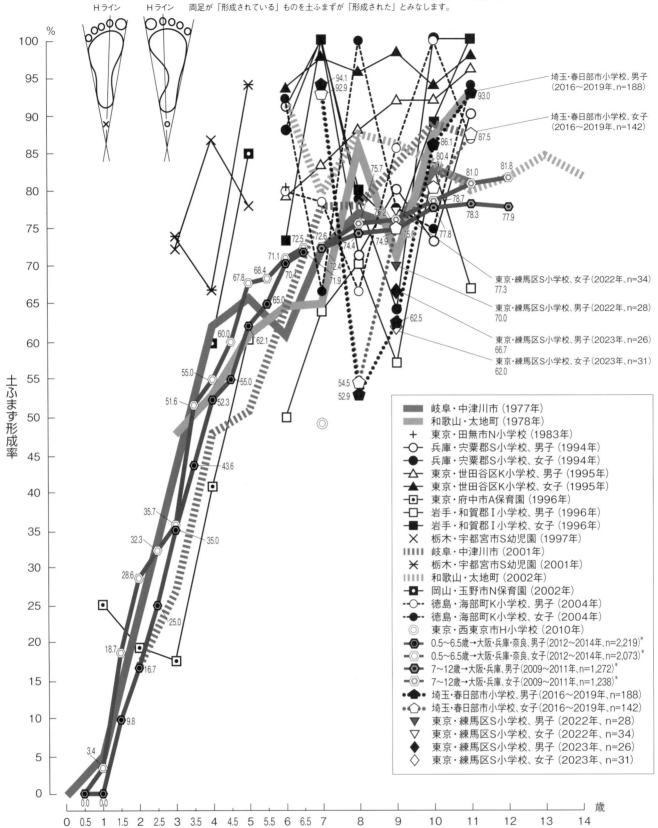

▲5-1：土ふまず形成率の加齢的推移

今年の白書では、東京都練馬区の小学校で測定されたデータ（東京・練馬区S小学校、男女（2022（令和4）〜2023（令和5）年）と裸足教育を実施している小学校で測定されたデータ（埼玉・春日部市小学校、男女（2016（平成28）〜2019（令和元）年））を追加しました。裸足教育を受けている小学生のデータを他のデータと比較すると、7歳、10歳、11歳では形成率が比較的高いものの、8歳と9歳では低く、学年によってばらつきがある様子が確認できます。土踏まずの形成率の差の背景にどのようなことがあるのか、引き続き検討していく必要があると考えています。

（*Abe K, et al. (2018). The Relationship between Planter Arch and Motor Ability in Children Aged 0 to 12: Japanese Society of Education and Health Science 63: 167-174 の数値を基に作図）

6 気候変動
Climate change

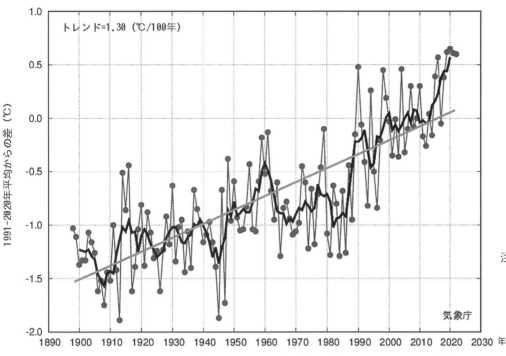

注：細い折れ線は各年の平均気温の基準値からの偏差。太い折れ線は偏差の5年移動平均値。直線は長期変化傾向を示す。基準値は1991〜2020年の30年平均値。

気象庁

▲6-1：日本の年平均気温偏差の経年変化（1898〜2022年）
（気象庁　日本の年平均気温、https://www.data.jma.go.jp/cpdinfo/temp/an_jpn.html より）

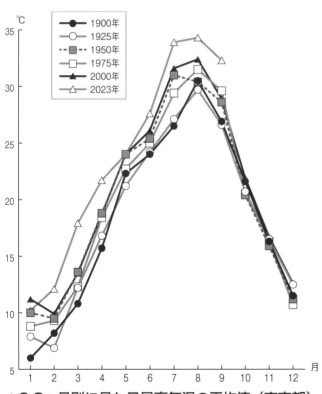

▲6-2：月別に見た日最高気温の平均値（東京都）
（気象庁　過去の気象データ、https://www.data.jma.go.jp/gmd/risk/obsdl/ を基に作成）

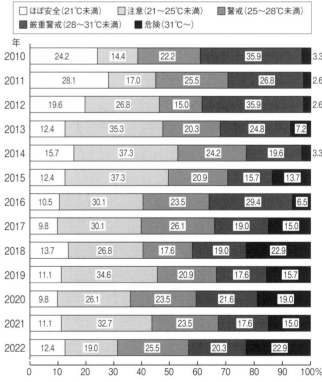

▲6-3：東京都における5〜9月の日最高暑さ指数（WBGT）の割合（2010〜2022年）
（環境省　熱中症予防情報サイト　全国の暑さ指数（WBGT）、https://www.wbgt.env.go.jp/wbgt_data.php を基に作成）

　子どもを取り巻く環境要因として、『子どものからだと心白書2023』では新たに気候変動ページを新設しました。「日本の年平均気温偏差の経年変化」を見ると、日本の年平均気温は上下に変動しながらも上昇しており、その長期的な傾向は100年あたり1.30℃の上昇である（トレンド=1.30（℃/100年）ことがわかります（▲6-1）。同様の傾向は、「月別に見た日最高気温の平均値（東京都）」でも確認でき、特に2000（令和2）年から2023（令和5）年への上昇の程度が大きい様子も観察できます（▲6-2）。また、熱中症の危険度を示す暑さ指数（WBGT：湿球黒球温度）の一日の最高値が「危険（31℃〜）」を示した日は2010（平成22）年に5％未満でしたが、その後徐々に増えていき、2022（令和4）年には20％を超える様子も確認できます（▲6-3）。

【テレビジョン受信機　TV】

　1960（昭和35）年代後半に急上昇、1970（昭和45）～1990（平成２）年代前半まで横ばいを示していたテレビの出荷販売金額ですが、2000（平成12）年以降に再び急上昇し、2010（平成22）年は過去最高を示しました。この背景には、地上デジタル放送への完全移行（2011（平成23）年７月）が影響したものと考えられます。そして、2012（平成24）年には、その反動と考えられる激減が見られ、その後も減少傾向が続いています。

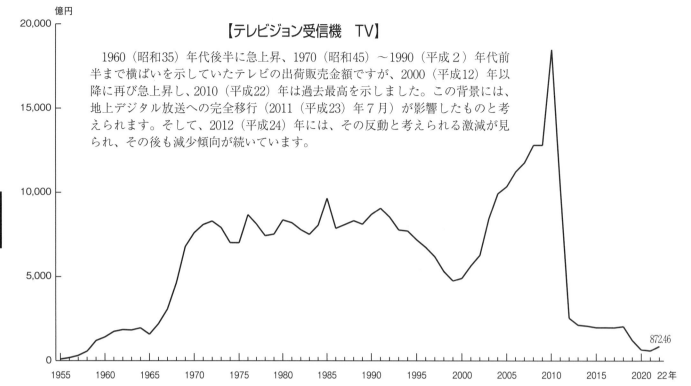

▲7-1：テレビの出荷販売金額の年次推移
（経済産業省『生産動態統計年報』を基に作成）

【TVゲーム等(TV game, etc)】

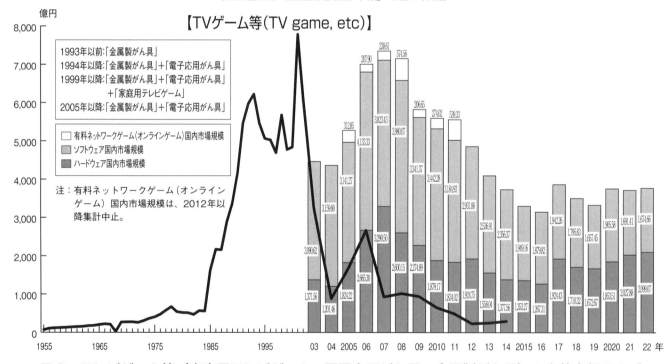

1993年以前：「金属製がん具」
1994年以降：「金属製がん具」＋「電子応用がん具」
1999年以降：「金属製がん具」＋「電子応用がん具」
　　　　　＋「家庭用テレビゲーム」
2005年以降：「金属製がん具」＋「電子応用がん具」

有料ネットワークゲーム（オンラインゲーム）国内市場規模
ソフトウェア国内市場規模
ハードウェア国内市場規模

注：有料ネットワークゲーム（オンラインゲーム）国内市場規模は、2012年以降集計中止。

▲7-2：テレビゲーム等（家庭用テレビゲーム、電子応用がん具、金属製がん具）の出荷金額および
家庭用ゲーム（ハードウェア、ソフトウェア、有料ネットワークゲーム）の国内市場規模の年次推移
（経済産業省『工業統計表 品目編』を基に作成）
（一般社団法人コンピュータエンターテインメント協会（CESA）『CESA ゲーム白書』を基に作成）

　折れ線グラフ（経済産業省）の推移をみると、1980（昭和55）年代中頃から1990（平成２）年代前半の時期に、日本の子どもたちの生活にテレビゲームが浸透しはじめたことがわかります。ところが、その後2001（平成13）年をピークに急下降を示した後、2005（平成17）年以降は事業所が2社に減ったことを理由に「家庭用テレビゲーム」の金額は公表されなくなってしまい、その実態を把握することが難しい状況にありました。そこで『子どものからだと心白書2010』からはCESAによる家庭用ゲームの国内市場規模（棒グラフ）を併せて掲載することにしました。この推移をみると、2000（平成12）年代に入ってからも不景気を感じさせない推移が続いた後、2007（平成19）年をピークに減少傾向を示していましたが、近年は下げ止まりにある様子が確認できます。

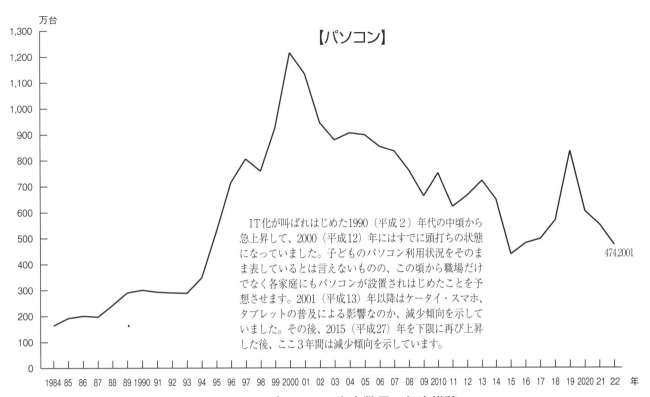

【パソコン】

IT化が叫ばれはじめた1990（平成2）年代の中頃から急上昇して、2000（平成12）年にはすでに頭打ちの状態になっていました。子どものパソコン利用状況をそのまま表しているとは言えないものの、この頃から職場だけでなく各家庭にもパソコンが設置されはじめたことを予想させます。2001（平成13）年以降はケータイ・スマホ、タブレットの普及による影響なのか、減少傾向を示していました。その後、2015（平成27）年を下限に再び上昇した後、ここ3年間は減少傾向を示しています。

474.2001

▲7-3：パソコンの生産数量の年次推移
（経済産業省『生産動態統計年報』を基に作成）

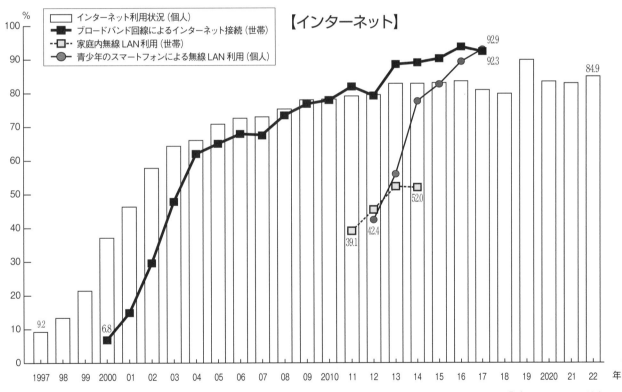

【インターネット】

- □ インターネット利用状況（個人）
- ■ ブロードバンド回線によるインターネット接続（世帯）
- □ 家庭内無線 LAN 利用（世帯）
- ● 青少年のスマートフォンによる無線 LAN 利用（個人）

9.2　6.8　39.1　42.4　52.0　92.9　92.3　84.9

注：「インターネット利用状況」は1999年まで15〜69歳、2000年は15〜79歳、2001年以降は6歳以上、「ブロードバンド回線」と
「家庭内無線LAN」は20歳以上の世帯主がいる世帯、「スマートフォンによる無線LAN利用」は10〜17歳が対象。

▲7-4：インターネット利用状況（個人）、ブロードバンド回線によるインターネット接続（世帯）、
家庭内無線 LAN 利用（世帯）、青少年のスマートフォンによる無線 LAN 利用（個人）の年次推移
（総務省『通信利用動向調査』を基に作成）
（内閣府『青少年のインターネット利用環境実態調査』を基に作成）

　1990（平成2）年代後半から2000（平成12）年代前半にかけてインターネットの利用が急上昇しました。それに伴って、家庭でのブロードバンド回線、なかでもネット接続に便利な無線LANの利用が増加しています。また、子どもではスマートフォンによる無線LAN回線の利用率が急増し、今では9割を超えています。無線LANが健康に悪影響を及ぼすことが指摘されていることを勘案すると、子どもを取り巻く電磁波環境の蔓延が一層心配されます。

8 化学物質
Chemical material

生活

リン酸系可塑剤は、プラスティック製品の食器やがん具、家具の塗布剤等、日常生活のあらゆる場面で利用される一方で、内分泌かく乱化学物質として健康への影響も懸念されています。出荷販売数量の推移は、1980（昭和55）年代の前半から1990（平成2）年代の前半にかけて急上昇し、しばらくの間横ばいが続いた後、2000（平成12）年以降は増加に転じ、2010（平成22）年にピークに達しました。最新値は再び減少傾向を示しています。

【リン酸系可塑剤】

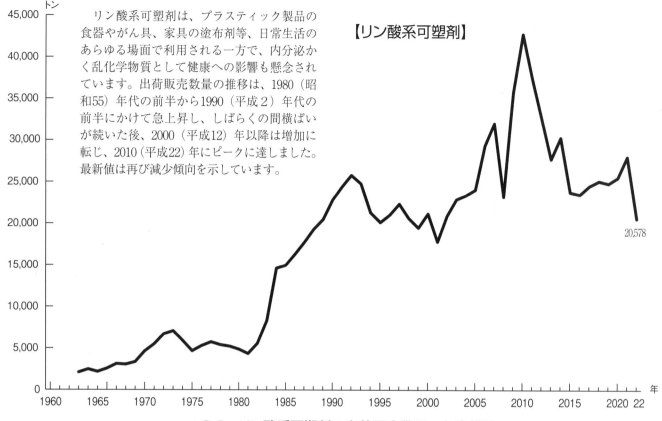

20,578

▲8-1：リン酸系可塑剤の出荷販売数量の年次推移
（経済産業省『生産動態統計年報』を基に作成）

【殺虫剤】

1998年以前：「天然殺虫剤」＋「その他の殺虫剤」
ただし、1993年は「その他の殺虫剤」のみ

2020年以前：従業員4人以上の事業所
2021年：全事業所

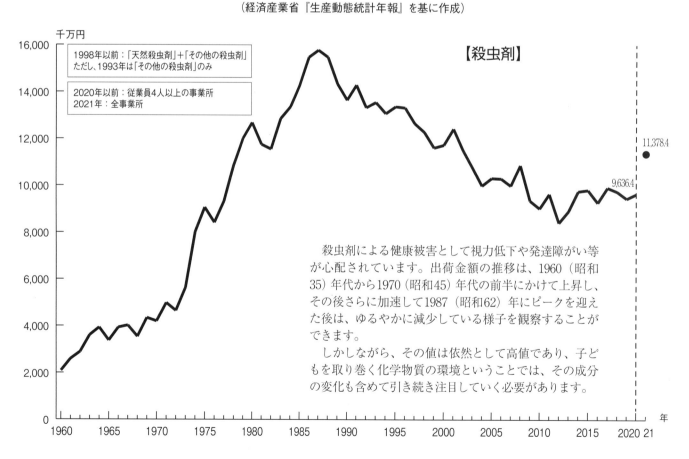

11,378.4

9,636.4

殺虫剤による健康被害として視力低下や発達障がい等が心配されています。出荷金額の推移は、1960（昭和35）年代から1970（昭和45）年代の前半にかけて上昇し、その後さらに加速して1987（昭和62）年にピークを迎えた後は、ゆるやかに減少している様子を観察することができます。

しかしながら、その値は依然として高値であり、子どもを取り巻く化学物質の環境ということでは、その成分の変化も含めて引き続き注目していく必要があります。

▲8-2：殺虫剤の出荷金額の年次推移
（経済産業省『工業統計表 品目別統計表』を基に作成、2021年は総務省・経済産業省『経済構造実態調査』より）

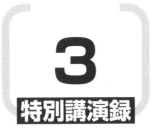

3 特別講演録

第44回子どものからだと心・全国研究会議

子どものからだと心の危機の克服を目指して

―― 人類の知恵を集めて子どもをいきいきさせよう ――

Active Living

■ ■ ■

「生きものである子どもと共に考える」

―― 異常気象・コロナ・戦争の中で ――

中村桂子 ・ JT 生命誌記念館 ・ 名誉館長

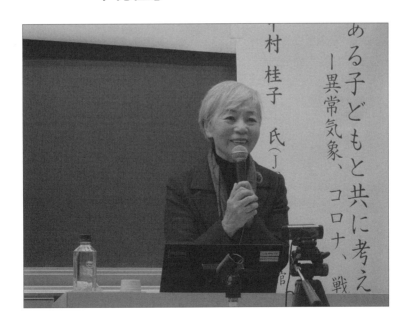

2022.12.10（土）〜 12.11（日）
会場／東洋大学（赤羽台キャンパス WELLB　HUB-2）
主催／子どものからだと心・連絡会議
共催／日本体育大学 体育研究所
後援／東京都教育委員会

「生きものである子どもと共に考える」
—— 異常気象・コロナ・戦争の中で ——

はじめに

ウクライナにロシアが攻め込んですぐのときに、NHKのニュースで男の子が映って、「僕死にたくない」と言ったのが忘れられません。もしかしたら、日本の中でもウクライナのように上から爆弾が落ちてこなくても、「僕死にたくない」と思っている子がいるのかもしれないな、今はそういう社会なんじゃないかなと、生きもののことを考えている人間としてそんなことを思います。

太平洋戦争という日本の戦争が終わったのは、私が小学校4年生のときです。子どもとして、そのとき一番感じたのは、とにかくお腹が空いて食べるものがないということでした。子どもですから、本当に戦争が何なのかということはわからずに、母が食べるもののない中でも、一生懸命、慣れない庭で少しお芋を作って、食べさせてくれたり。とにかく大人が、なんとか子どもたちをと思ってやってくれたので、戦争ということそのものを考えたことはなかったのです。しかし、母が亡くなる直前に、ポロッと言ったのが「もう一度戦争が始まったら、私は生きているのは嫌」と。私には明るく一生懸命何かをやってくれるように見えた母が、やっぱり戦争というものに対しては、そう思っていたんだと思います。ある意味では攻められたって戦わないで死んだほうがまだいいという、そういう感覚ですよね。私は、子どもの頃に本当に明るく育ててくれた母のその思いは、そのまま引き継いでいこう、攻められても戦争はやらない、子どもの頃の体験を持って、今そう思います。今、元気に暮らしているお子さんたちに、そういう体験はやっぱりないほうがいいなと思っています。そんな個人的な気持ちの中で考えていることをちょっと聞いてください。

本当に大事なことは何か

テーマは「子どものからだと心のことを考えよう」ということですが、子どものことを考えるとき、まずは「本当に大事なことってなんだろう」と、本質を問う（**スライド1**）、つまり、「私が一番大事だと思っていることは何だろう」と一人一人の大人が考えてほしいと、私は思っています。こ

うやるとお金が儲かりそうだからとか、こうやるととても楽しそうだから、もちろん楽しいことは大事ですが、それだけでなく、本当に自分が大事と思うことは何なんだろうということを、中から考えるということが大事だと思っています。そうは言っても、一人一人それぞれにいろいろ体験が違うと思いますので、私が大事だと思っていることは、もしかしたら一人よがりかもしれない。そのときには、やっぱり今の時代はどういう時代なんだろうということは考えながら、その中で、自分が一番大事なことを考えています。そして権力からは自由であろうとしてきたのが、私の個人的な体験です。ただ、「本質を問う」というのは、今どなたにも大事なことなんじゃないかと思っています。

人間の目

「本質を問う」などというととても難しいことのようですけれども、私は、特に子どものことを考えたりするときは、まど・みちおさん（詩人、作詞家）の詩を思い浮かべます。まどさんも私の生命誌にとても関心を持ってくださっています。ゴーギャン（ポール・ゴーギャン）の描いた「私たちはどこから来たんだろう、私たちって何だろう、私たちこれからどこ行くんだろう（我々はどこから来たのか、我々は何者か、我々はどこへ行くのか）」というゴーギャン

- 本質を問う（内発的）

- 時代認識をもつ

- 権力からの自由

スライド 1

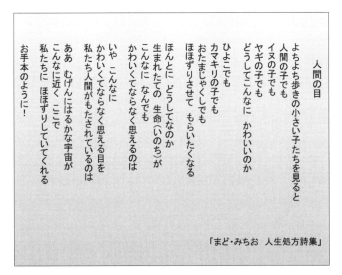

```
                                    人
                                    間
                                    の
                                    目

お        私      ああ  い  かわ  ほんと   ヤ  どうし  人  よち
手        た        む    や   いく  おう  カ  んと   ギ  う  間  よ
本        ち        げ     こ   てな  たじ  マ  に      の  し   の  ち
の        に        ん    ん   らな  まゃ  キ  どう   子  て  子  歩
よ        ほ        に     な   くし  くし  の  して    で  こ  で  き
う        ぼ        は     に   思え  でも  子  なの   も  ん  も   の
に        ず        るか   かわ  る目  生  で   か      カ  な   イ  小
！       り        かな   いく   を  ま  も      生   マ  に   ヌ  さ
          し        宇宙   てな   私  れ           命   キ  か   の  い
          て        が     らな   た  た           (い  の  わ   子  子
          い                く   ち  て          の   子  い  で   た
          て        こ     思え  人  の          ち)  だ  い  も   ち
          く        ん     る間  間        が     っ  の  を
          れ        な     のが  が       こ     て  か  見
          る        に     持      こ     ん     か           る
                    近     た      ん     な     わ           と
                    く     さ      な     に     い
                    こ     れ      に     近     く
                    こ     て               く   て
                    で     い               こ   な
                           る               こ   ら
                                            で   な
                                                 く
                                                 思
                                                 え
                                                 る
                                                 の
                                                 は
```

「まど・みちお　人生処方詩集」

スライド2

の絵があります。まどさんは「ぞうさん」を作り、阪田寛夫さん（詩人、小説家、児童文学作家）は「サッちゃん」を。まど・みちおさんと阪田寛夫さんは大の仲良しで、自分たちはちょっと世間からはぐれていると思ってらっしゃる。それで、ゴーギャンの絵を見ながら、2人で「これは大事なことだよね」と言って、いつも考えていらしたそうです。「こんなことを考えているのは、世界中で僕たちだけだろうね」と言いながら、お話し合いをしていらしたのです。そうしたら、あるとき、私がたまたまテレビでそのゴーギャンの絵を映して、「この考え方で私はいろいろ考えているんです」と話したらしいのです。そこで、お手紙をくださって、同じ考え方をしている人がもう一人いることがわかった、とお仲間に入れていただいて、まどさんとは「同じ考えだね」と言ってやってきました。まどさんはそれを本当に素敵な言葉で、日常的な言葉で表現していらっしゃるので、いつも考えるときは、まどさんの詩を思い浮かべることにしています。これは、人間の目という詩ですね（スライド2）。こんなに可愛くてならなく思える目を本質的に私たち人間は持っているのです。本質を考えたら、カマキリの子だって可愛く思うような目を持たされているんだと、私は生きものの研究をしていてそう思います。私たち大人はいろんなことを知っているけれど、子どもたちは知らない。だから、教え込んでやらなければいけないと、いつも子どもを上から見がちですけれども、本当は私たちの目は、上からの目じゃないはず。その目を持てば、私たち以上に本当のことを考えているのが子どもなのではないかということが見えてくると思うのです。

少女の言葉

これは一つの例ですが、地球環境に関する国際会議（環境と開発に関する国際連合会議）を開いて、世界中から偉

い方たちが集まり、地球環境問題について考える会が、1992年にリオデジャネイロで開催されました。そこで、大人たちがいろいろな議論をしているところで、カナダ日系4世の12歳の少女だったセヴァン・鈴木（セヴァン・カリス＝スズキ）が、1979年生まれの女の子ですから今もうこの方は40代ですが、大人たちに語りかけたんですね。『私は幼稚園の頃から、先生や大人たちに「こういうことをしちゃいけないよ」と教えられてきました。それは確かにそうだな、本当に大事なことだなと思って、ずっと守ってきました。でも、あなたたち大人はこれを守っていますか？』と問いかけたのです。幼稚園の頃から先生、大人たちが教えてくださったのは、まずは争いをしないこと、喧嘩してはダメです、何か問題が起きたら話し合いで解決しましょう、他人やお友だちを尊重しましょう、他の人を大事にしましょう。散らかしたら自分で片付けましょう、ぽいぽい何でも捨てるのはやめましょう、生きものをむやみに傷つけるのはやめましょう、自分だけで取らないで分かち合いましょう、欲張るのはやめましょう。これが、セヴァン・鈴木が幼稚園の頃から大人に言われ、これは大事なことだなって思ってきたことなのだそうです。けれども、国際会議で彼女が言ったのは、「大人はちっともこれを守ってないじゃない、だから今こんなことが起きてるんじゃない」と。これは、本当に今、大人が考えなければいけないことですよね。大人が教えるというよりは、子どもが本当に本質をわかっている。子どもと上手にお話し合いをして、社会を作っていくことが、とても大事なのかもしれない。上から目線で子どもと向き合わない。そのほうがこれからの社会が良くなるのではないかと、この言葉を聞いて思います。

人間は生きもの

そこで、セヴァン・鈴木が言ったことを私が自分の言葉に変えると、「人間は生きものだ」となります。「殺し合うなんておかしいでしょう」とかね。人間は生きものなんだ、命を持っているんだ、それが大事なんだということは、誰でも知っている。誰でも知っているけど、では今の社会がこれをベースにできているかと言ったら、違うんじゃないか。そこが、セヴァン・鈴木が指摘したことなのではないかと、私は思うのです。人間は生きもの、自然の一部というのは、誰でもわかっている、子どもでもわかっていることですけれども、これを口で言うだけでは、今の社会が変わることなかなか難しい。今の社会を動かしている大きな力の一つに、科学技術があります。科学技術を悪者にするつもりはありませんが、本質を考えた上での科学技術にしていかないといけない。今、そうなっていないんじゃないか、人間は生きものということがベースになっていないのではないか。そうだとすると、ただ、「生きものですよ、可愛が

155

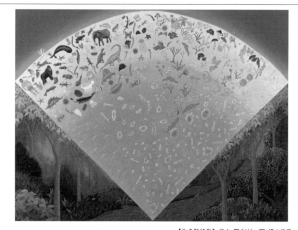

【生命誌絵巻】協力:団まりな 画:橋本律子

スライド3

らなければいけませんね」と言うだけではなくて、科学の力でこのことをきちっと考えていくことが大事なのではないかと、私は思いました。

そこで、私は生命誌という分野が役に立たないかなと思っています。生命誌は専門にしているというよりも、どうしてもこれを作らなければならないと思って、自分で作った分野です。生命誌を1980年ぐらいから50年近く考えていて、これが何か役に立たないかなと思っています。本当にそうなるかどうかは皆さまでお考えいただきたいのですが、どういうことを考えているのかということだけ、お話しさせてください。

多様であることが生きものの本質

人間は、生きものということを考えるベースになる生物学、生命科学という分野でいろいろな研究をした結果わかってきたこと、つまり科学をベースに人間は生きものをどう考えるのかということを、1枚の絵にまとめたのがこれ（スライド3）です。今日は4つ、この中で言いたいことを聞いてください。

まずこれを描いた1つの理由は、何かを表現するときは美しく表現するのが大事だなと、日本だから扇の感じで。ここにいろいろ生きものが描いてあります。まず、生きものを考えるときには、多様であるということが一番基本です。よく生物の多様性は大事だとか、多様性を守らなければいけないというのですが、多様性が大事という以上に、多様でなかったら生きものは生きてこられなかった、多様になったからこそ生きてこられたので、多様であることが生きものの本質です。たった1種の生きものが生き続けてくる地球は考えられません。多様だったからこそ生きものがいられたのですね。キノコもウクライナに咲いていたであろうひまわりもありますし、山極壽一先生（総合地球環境学研究所所長）のお話にありましたゴリラもいますし、そう

いうさまざまな生きものがあります。これが一番。

そして、こんなに多様だけれども、全部DNAの入った細胞でできている。研究によってDNAの入った祖先細胞が生まれて、全部そこから進化した。つまり、祖先細胞は一つ。それがいつどこでどうやって生まれたのかはまだ研究中で、答えはまだ出ていませんが、私はおそらく地球の海の中で生まれたと思っています。いずれにしても、40億年ほど前には、地球の海の中にその細胞がいたということがわかっています。とても多様だけれども、祖先は一つということは、みんなつながっている。みんな仲間。それが2番目です。

3番目に考えていただきたいのは、これは扇ですから、要から天まで全部距離が同じです。生きものが多様とお考えになったときに、「バクテリア、あなたは単細胞だろう」、「虫、あんなもん虫けらだよ」となり、一番偉いのは人間と考える。現代社会の考え方は常にこういう考え方をするんですね。高等生物、下等生物と言いますが、今、生物学の中で高等生物、下等生物という言葉はありません。現在いるバクテリアは40億年かけて、バクテリアとして一生懸命生きてきて、今ここにいる。キノコもそうです。みんなそうです。蟻がいたら、その蟻も40億年かけて、今の蟻としてそこを這っているわけです。すべての生きものが40億年の歴史を持っていて、それぞれの特徴を持ちながら生きているので、上下はない。ライオンと蟻を比べてどっちが偉いと言っても意味がない。それをこれが示しています。小さな生きものですと、つい潰したりしがちですけれども、どんなに小さくても40億年はとても長い時間です。機械は、1カ月、2カ月、3カ月というような時間で作ることができますけれども、蟻を作ることはできません。人間の力では決してできません。蟻がいるためには、必ず40億年の時間が必要なのです。私たちの身の回りにいる生きものたちは、全部40億年の時間を経てここにいるのです。残念ながら、「殺しちゃダメ」と言われても、食事をしようと思うと、豚を食べるし、「殺しちゃダメよ」は守れないので、生きていくというのは、そういう辛いところがありますが、いい加減に殺すのはやめましょう。そう言うと、同じぐらいの大きさで蚊が飛んで来るでしょう。私は叩いていますけれども、そのとき、「40億年ね」と言って叩くんです。そういうときに、どういうふうに考えるかということが大事。それが3番目です。

4番目が人間は扇の中にいるということです。私は、現代の社会は人間が扇の外、しかも上にいると思っていると思います。生物多様性やSDGSは、とても大事ですけれど、上から見ているのです。守ってやらなきゃいけないね、と。そうじゃない。多様な仲間と一緒にどうやって生きていったらいいか。もちろんコンピュータを使っていいのです。

他の生きものが使えないコンピュータを使ったり、いろいろなことを考えていくのが人間ですから、科学技術を否定するのではありません。中にいるということをベースにしながら、すべてを考えるということが大事。さっき子どもを見るときもそうでしたけど、つい、私たちは上から目線になります。他の生きものに対しても上から目線です。守ってやろう。そうじゃない。「一緒に生きていこうね」という多様性ですので、私はこれを"中から目線"と言います。子どもと対するときも、目線を同じにする。中から目線になるということが大事なんじゃないでしょうか。何か私たちは、物事を行うときは、つい上から目線になりがち。

人間と科学技術

　ところで、今、上にいると思っていると申しましたけれども、その上にいると思っている社会は、単純に書くと「科学技術」と「金融資本主義」で動いています。他の生きものたちができないことをやって便利にしていこう。お金を回していこう。科学技術で便利にして、お金を豊かにすることが進歩と呼ばれて、これが人間を幸せにする。それをやっていこう。異常気象や、コロナが出てくると、皆さん何かおかしいとはわかっているけれども、社会は未だに便利とお金で動いています。これは、子どもたちにとって、決して良い社会ではないと私は思っています。人間は自然の一部なわけであり、このような社会は、自然を壊します。これが環境問題であり、異常気象などが起こる原因です。これは、皆さんもうお気づきと思いますが、私たち自身も自然の一部だと私は申し上げました。ということは、そういう環境破壊をするような行為をやっていたら、私たちも壊れます。何が壊れるのといったら、体が壊れ、心が壊れる。これはもう皆さまのほうがご専門で、こういうところは気がついていらっしゃると思うのですけども、これを単に子どもの体、人間の体ということを問題としてだけ考えるだけではなく、内なる自然として捉えて、外の自然とつながっている、共通の問題として考えていただきたいというのが、私の今日の皆さまへのお願いです。

　私のように生きものの研究をしている人間からすると、「お水はこれです」とお見せできるけど、心はこうですよとお見せできない。答えがまだあるわけではない。けれども、心を考えるには、時間と関係を考えなければいけないだろうと思います。忙しいという字を思い出してください。心をなくすと書きます。忙しくなったら心がなくなる。これは、私が今お話したようなDNAなどが知らない昔々に作られた文字ですね。でも、昔の人は忙しくなったら心がなくなるなということはもうわかっていた。関係を切るのも、そうですね。地震がありました、噴火がありましたと、この頃いろんなところで噴火が起きて怖いですね。災害によっ

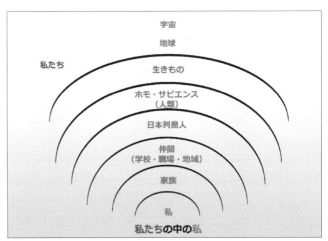

スライド 4

て関係が切られる。3・11のことを思い出すと、地震があり、そこに原子力発電所という科学技術があり、それがあったがためにこの破壊がとても大きくなりました。そういうことが起きてしまっているわけです。もし、原子力発電所がなかったら、おそらく東北の復興はもう終わっていて、今のような状況ではないと思います。科学技術が復興を難しくしました。それも含めて自然との関係を考えていかなければいけないと私は思っています。

私たちの中の私

　震災のときによく言われたのが「絆」ということでした。先ほどのことで言うと、関係ですね。関係が絶たれるので、絆が大事。絆ももちろん大事なのですけれど、絆という言葉を調べると、家畜をつないでおく綱だと書いてあります。もちろん、どこかへ勝手に行ってしまわないで、繋がるという意味では繋がるのですが、上から目線的な感じがありますね。絆とお使いになることを、私は否定しませんが、字を見るとちょっとそんな感じがする。コロナになってからは、利他ということが言われるようになりました。みんなちょっと利己的になっているけど、利他が大事。まずは利己があるわけです。

　そこで、私はこう考えました。今までお話ししてきたような、扇の中の人間を考えてくださると、実は、生きものである私というのを考えたときに、一人でいるということは、1個であるということはありえないんです（**スライド4**）。必ず、両親がいなくては、私はいませんね。私が一人でいるということはなくて、いつでも私たちの中。私が一人一人、私という私がいる私たち、そういう私たちをイメージしてください。私は必ず私たちの中にいる。そうすると、「そうだよね、私って家族がいるね、もうちょっと広げると学校だったり、職場だったり、地域に仲間がいるね。日本人がみんなそうだね。さらには、人類として地球上にいる」と考えるのが普通だと思うのです。ここで「是非こ

ういう考え方をしてください」というお願いは、まず、私たちの中の私というときに、私たち生きものの中の私。私は、私たち生きものの中にいるんだ。具体的には、先ほどの扇の中にいるんだと思う。そうすると、まず、40億年かけてできてきた地球上にいる多様な生きものたちの中にこそ、私はいるんだと思っていただくと、その生きものの中に人間があります。そうすると、この生きものの中の人間は、山極先生が研究されている、ゴリラととっても近い。

　アフリカで生まれた本当に少数の人たちが全部地球上に広がりました。今、80億人地球上にいますけれども、全員辿ると、アメリカ人も中国人もロシア人もみんなアフリカに戻ります。これはDNAではっきりわかっています。アフリカの少数の人が、私たち全員の祖先です。だから、人種という言葉は生物学ではありません。ホモ・サピエンスは一種です。その中で人間はとても冒険心があるものですから、アフリカから出て、寒いところや、高いところへ行ったり、海を渡って日本列島までやってきたのが、私たちの祖先、縄文人なのです。その中の家族として私は生きていくんだと。生きもののほうから考えるととてもおおらかな気持ちになりませんか。私たち生きものは、地球の中にいますし、この地球は、宇宙の中にあるのです。地球があり、宇宙があり、それがずっと家族の中の私につながっている。私はこの考え方をしてきて良かったなと思うのは、とてもおおらかになる。まずしがらみから始めない。みんな生きものでしょう、みんな同じ仲間でしょうというところから始めると、人間は本当に近い仲間だよねとなってきます。下から行くと、ヘイトスピーチをやってしまう。だから、上から来てください。人類、ホモ・サピエンスという仲間が、ライオンがいて、象がいて、という中に、仲間として生まれたんだというところから始まる。そういう考え方をするというのが、今、科学が提案できることです。

私たちとバクテリア

　この考え方は、仲間、仲間、仲間となります。下から行くとね、「あいつ違う、違う、違う」になります。多様はとっても大事で、多様であることが生きものの基本なのですが、多様は生きものの場合、区別はあるが、差別はないのです。下から考えていくと、差別になりがちなのですね。是非、上から考えてください。そうするとまず、仲間だというところから始まって、だけど、いろいろなところに住んだら違う文化ができる、山の上に住んだらちょっと面白い文化だ、その違いを楽しむことができます。区別は楽しむけれど、差別はない。そういうことになりますね。ところで私は、親から生まれた唯一無二の存在としての私。その私の体を見てみますと、そこには他の生きものが、特にバクテリアがいっぱいいます。腸内細菌はもうご存じない方は

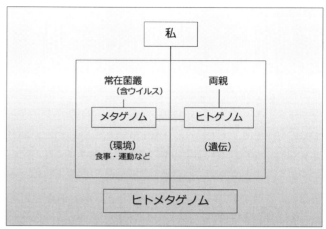

スライド 5

いないぐらいだと思います。特に腸内が一番多いのですが、腸内だけではなく、体中にバクテリアがいます。昔はバイキンがくっついたら汚いと言われて綺麗にしました。とにかくバクテリアは、悪いものとされていましたけれど、実は私たちの体の中には、そのバクテリアたちが食べ物の消化や健康に大きな役割を果たしています。どういう病気にかかるかというのも、どういうバクテリアが体の中にいるかによって違ってきます。私たちは両親から父親半分、母親半分のDNAをもらっていますけれど、親からもらった遺伝子だけではありません。体の中に100兆個ぐらいバクテリアがいますが、そのバクテリアたちのDNAを集めると親からのDNAの300倍にもなります。

　ヒトゲノムは、自分のDNAのことを言います。これはもちろん両親からもらって、とても大事なものです（**スライド 5**）。同時にメタゲノムと私たちは呼びますが、常在菌、この頃はウイルスもいることがわかってきました。それらのDNAにいろいろな問題が起きると、親が悪いみたいなことを、つい言いがちですけれど、実はほとんどの病気の問題は、「あなたはどんな食事していますか、ちゃんと運動していますか」というなことに関わり合うということがわかってきました。そこで、最初の扇を思い出してください。バクテリアは一番最初に生まれた、一番歴史の古い存在です。私たち人間は、一番新しく生まれた仲間です。科学技術の世界だと古いものをどんどん捨てますでしょ。私の子どもの頃のラジオは真空管、その後トランジスタができて、今は半導体。今、真空管は日常の中にはありませんね。そうやって、私たちの社会は古いものを捨てていきます。科学技術は古いものはどんどん捨てる。フロッピーディスクを大事にしていたのですが、今は何の意味もなくなってしまいました。けれども、40億年前のバクテリアと私たち人間は同じに働いている。同じに働かなければバクテリアが人体の中で働けるわけがありません。40億年間、生きものというのは原則を変えていない。原則を変えずに、新しいも

のを次々生み出す。そういうことをやってきたのです。し
かも、その一番古くからあるものが私たち自身の私として
ある。私が健康で生きられるかということがバクテリアに
依存しているのです。そういう社会が生きものの社会です。
科学技術の社会と全然違う。

　こういうことを昔からある文化の中で考えていくと、い
ろいろな人がいろいろなことを言っています。例えば、宮
沢賢治の『セロ弾きのゴーシュ』です。私は3・11の後に、
どうしても宮沢賢治が読みたくなって、読みました。セロ
弾きのゴーシュは昔から何度も何度も読んでいましたが、
そのとき読んでわかったことがあったのです。ゴーシュは
町のオーケストラ、映画館で弾いているわけですね。下手
くそで、しょっちゅう叱られて、しょんぼりして、森の水車
小屋が自分の家ですので、水車小屋へ戻ってくる。そのと
き気がついたのは、ショボンとして帰ってきたゴーシュが
必ず水を飲むのです。こっちに街がある、それは忙しく競
争してお前はダメだと言われる社会。水車小屋はこれまで
お話しした生きものの世界です。ゴーシュが街世界から自
然世界へ入るためには、水をいっぱい飲むという儀式をし
ないといけないのではないか……ということは私の勝手な
読み方です。でも、必ず飲むのです。これは何か意味があ
るのではないか。自然の世界の中へ入ると、カッコウやタ
ヌキやネズミや猫がいろいろなことを教えてくれて、ゴー
シュは音楽の本質がわかって、最後はベートーヴェンの田
園を弾くと、「ブラボー！アンコール！」になる。自然の中
からもらった音楽が街の人をも動かしたと、震災の後に読
んだら、そういうふうに読めたんです。それを伝えたいと
思って人形劇にしたのです。童話や小説、いろいろなもの
をそういう目で読んでみると、昔からいろいろな人がいろ
いろなことを考えて、私たちにメッセージを出しています。
科学だけではなくて、そういうところを読み取っていただ
くといいと思います。

自然に触れて考えるつながり

　ここで、そういう日常から学び取ることの一つの例とし
て、大事なのは、自然そのものに触れることだと思います。
これからの社会の再建には、農業を考え直さなければいけ
ない。世界的にもそういう動きが出ていると思っています
が、農業を考え直して、それぞれの国の人がそれぞれの文
化のベースで物を食べられるようにする、そういう農業に
していかなければいけないというのは、今大きな世界の流
れになっています。

　生きものの研究をしている人間としては、これは本当に
大事だと思っていますが、そんな難しいことまでいかなく
ても、例えば子どもに農業体験をさせる、それが具体的に、
大人と子どもが一緒に考える場になると思います。その一

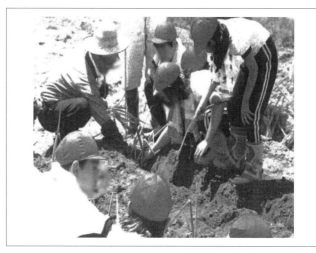

スライド6

つの例として、福島県喜多方市の小学校で農業科を作りま
した。農業科はなかなか大変なのです。ときどき田植えに
行きますとか、稲刈りしてきましたとかではなくて、1年中
時間割の中に農業がある。ということは、子どもたちが1
年中農業のことを考えているということです。国語のこと、
算数のこと、音楽のこと考えるのと同じように、農業のこ
とを考える。そういうことを喜多方がやってくださいまし
た。きっかけは私が作ったのですが、近くのお年寄りがお
手伝いくださる（スライド6）。これがまたいいのです。子
どもたちも自分にできないことをお年寄りがどんどんやっ
て立派な作物を作るので、大尊敬。そういう意味で世代を
超えたつながりもできて、口で言わなくても大尊敬、「目上
を尊敬しなさい」と言わなくても尊敬せざるを得なくなる。
私は収穫のときだけちょっと行きました。都会育ちなもの
ですから、生でトウモロコシを食べたのはこのとき初めて。
採れたてを食べると美味しいですね、生のとうもろこしは
甘くて。そういう体験をさせていただきました。

　彼らが最後に書いた作文を読んでみます。3年生が「ぼ
くはえだ豆を作りました。……シャワーのような水やりがと
ても楽しかったです。えだ豆に『大きくなれよ』と話しか
けました。……農業は最高です」と。この子は最初、「嫌い
だよ」と言っていた子なんですけれど、ここで大事なのは、
えだ豆に話しかけているんです。普段だったら、科学技術
社会にいる子どもは、「豆が言葉わかるかよ」と言うでし
ょ、きっと。でも、思わず話しかけてしまう。それから、
「学校で採れた野菜をうちに持ち帰ったとき、家族がすご
いねと笑顔を返してくれました。……一生懸命育てれば育
てるほどおいしい野菜になり、みんなの笑顔が増えるなん
て、野菜作りにはすごいパワーがあると思いました」と。
これも大事ですね。お母さんは、子どもが作って、これで
きたよというのを、「あら、そう？」みたいにはしませんね。
一生懸命工夫してお料理をすると、家族が一体化する。5

年生になると、「原発事故のせいで……せっかく農家の人が苦労して野菜や米を作ったのに、出荷停止になったりしたニュースを何回も見ました。……喜多方のお米は安全で、すごくおいしいです……」と。それから、「……福島県へ来る人が増えるといいなと、この米作りで思いました」と。もちろん、こういう問題を社会科できちっと教えたりすることは、とっても大事ですけれども、自分でわかります。6年生、「私たちが育てたあずきを使って赤飯を作り、一人暮らしのおじいさんやおばあさんに配りました。泣いて喜んでくれた人もいて……そのときのことが心に残りました」と。私にこういうものが届けられたら、泣いて喜ぶと思います。この子が一生忘れないということです。私の発言がきっかけでこういうことができたものですから、素晴らしいとか思っていましたら、あるとき校長先生が、「実はわが校は、30年近くこんなことやっているんです」と。私が始めたのは10年ぐらい前ですから、それより20年ぐらい前から、近くの農家の方が自分たちがこんなに美味しいもの作っているのに、子どもたちが食べてないのは良くない。これを給食で食べさせたいということで、朝、美味しい野菜を届けることをやっていたのだそうです。当たり前と思いますでしょ、気持ち的にも。ところが、これ30年ぐらい前ですから、こういうことをやりたいと、当時の文部省に申請に行ったら「No」でした。「給食で使うものは、農協を通ったきちっとしたものを使わなければいけません。そうでないものをお使いになるのでしたら、補助金は出しません」と。個人的に考えると、なんて嫌な奴だと思いますけど、係としては規則上しょうがないのでしょうね。そこで普通の方だったら、残念ですと帰ると思うのですが、喜多方のすごいところは、「あ、そうですか」と言って、市と教育委員会と保護者が3分の1ずつお金を出して、補助金なしで給食を始めました。今は多分システムが変わっていると思いますし、今はできると思います。でも、こういうことがすごい。こういう感覚、これが地域の持っている力だと思うのです。ここでちょっと見ていただきたいのが、おかずも郷土料理ですけれど、お椀とお箸です。喜多方というと思いつきませんか？これ、会津塗りなのです。びっくりなさるでしょ。でも、この会津塗りは、ガシャガシャ洗っても大丈夫。それを作ったのです。私も持っていますが、とても便利です。子どもたちも、プラスチックで食べるより、会津塗りで食べるほうが美味しいでしょう。

　もう一つ、兵庫県の豊岡です。豊岡とお聞きになって、コウノトリを思い出されませんでしょうか。天然記念物のコウノトリを、取り戻した。これは小学校ですね。これも10年以上前。学校も、子どもたちのお家も床上浸水して困ったときに、近隣の人がとても親切にしてくれた。子どもが親切にされるってこんなにいいことなんだと思って、自

スライド7

分たちも親切にしたいと思い始めた。それで、何に親切にしようとみんなで議論をした結果、コウノトリに親切にしようと思ったんですね。学校の前の田んぼを借りて、そこに薬を撒くと、コウノトリ来られませんから、コウノトリがドジョウを食べたりできるような田んぼをみんなで作って、コウノトリに親切にしよう。それには、ドジョウや魚が上がってくる魚道を作らなければいけません。魚道は、一般に作ると25万円ぐらいかかるんですって。子どもたちもびっくりして、自分で作ろうと、木を集めます。大人もお手伝いをして魚道を作りました。コウノトリもわかっているのでしょうか。やってきてくれました。そこで、コウノトリとの関わり合いができて、こうやって自然とどう関わって生きていくかということを考えた。子どもたちは、コウノトリのためと考えたのですが、田んぼですから、お米ができます。できてみたら、これは豊岡の子どもたちが食べるのがいいんじゃないかと思って。ところが、こうやって作ったお米は、「コウノトリ育む米」という名前がついていて、他でもそういうのを大人で作っている方がいる。高いんです、普通のお米より。ちょっと手間がかかっている。ところが、この子たちは子どもが食べるべきだ、給食に使ってほしいと思って、市長さんのところへ行きます。給食費を計算した結果、子どもたちの思いを遂げて、市長さんは「みんなでこれ食べようね」ということにしてくれました。子どもは自分たちの意見は通るぞと思って、今度はコンビニに行って、コンビニの店長さんに、「私たちはお米を作ったんです、コウノトリのために。こんな素晴らしいお米なんです。おにぎりに使ってください」とやったんです。これはちょっと難しいねとなりました。良い体験ですね。

つながりの中の私たち

　こうやって、喜多方の子、豊岡の子が自然と関わり合う中で子どもたちの書いた文字です（**スライド7**）。何がわかっ

たと言ったら、これがわかった。つながりの中にいるんだ。まさに私たちですね。しかもそれは、コウノトリも含めた生きものたち、ドジョウも、いろいろなお野菜も、小豆も、え だ豆もみんな含めたつながりです。人とのつながり、おじいさんが教えてくれる、おじいさんが手伝ってくれる、いろいろ手伝ってくれる大人、そういうものとのつながりから、他の生きものも含めてのつながりです。

教育は、生きる力を作ることだと言われています。この子たちの生きる力は何と言ったら、素敵な笑顔。自分で考えて行動します。本当に積極的になります。交渉能力は出るし、表現能力はできるし、コミュニケーション能力は上がるし、これが生きる力だな。私が「こんな生きる力ができたんですよね」と言ったら、ある企業の社長さんがこういう人間がいるんだったら、すぐ採用したいんですが、とおっしゃるから、いやまだ小学生ですと言ったのです。やはり人間として素晴らしいと接していて思います。それは何が与えてくれたのかと言ったら、生きものだと思っています。

生きものを表す

『センス・オブ・ワンダー』(sense of wonder) と、レイチェル・カーソン (1960年代に環境問題を告発した生物学者) が言っていますが、これは驚きの感覚ですね。この驚きは、びっくりした驚きではなくてタウマゼイン (thaumazein) という、ギリシャ語だそうで、存在驚愕と難しい言葉で言われています。存在していることがすごいということです。何かできるからではなく、これまでお話してきたようないろいろな行動は、とにかくいることがすごい。そこには憧れとか讃美とかか恐れ。好奇心という言葉があるのですが、好奇心はやっぱり上から目線。恐れとか憧れが好奇心のときにはなくなっていると、面白そうだからなんとかしてやるみたいになってしまう。センス・オブ・ワンダー、驚きがいいですね。

また、まどさんを最後に出します **(スライド8)**。いるということで良いということです。これは、まどさんがご自分で一番好きな詩だとおっしゃっています。子どもも、そうです。いることこそが何にも増して素晴らしい。みんながそう思い、自分も思い、そういう社会はいい社会なのではないかと思います。レイチェル・カーソンが言った言葉で今日お話したこととつながっていて、とても大事なのは、“時こそ”です。忙しいはダメ。「時こそ、欠くことのできない構成要素なのだ。それなのに、私たちの生きる現代からは、時そのものが消え失せてしまった。(中略) 自分のことしか考えないで、がむしゃらに先を急ぐ人間のせいなのだ」。文明評論家のルイス・マンフォードが、近代産業は機械でどんどん便利にして、忙しくなってきたわけです。そ

ぼくが　ここに　　まど・みちお

ぼくが　ここに　いるとき
ほかの　どんなものも
ぼくに　かさなって
ここに　いることは　できない

もしも　ゾウが　ここに　いるならば
そのゾウだけ
マメが　いるならば
その一つぶの　マメだけ
しか　ここに　いることは　できない

ああ　このちきゅうの　うえでは
こんなに　だいじに
まもられているのだ
どんなものが　どんなところに
いるときにも

その「いること」こそが
なににも　まして
すばらしいこと　として

スライド 8

の始まりは蒸気機関ですが、「鍵となる機械は蒸気機関でなく時計」と言っています。時計を外した生活を1回やってみると面白い。今の生活は、時計がなかったら不安です。でも、時計のない生活だってあるはず。そんなことを考えてみるのもいいかなと思います。20世紀は機械論だったのです。どんどん新しいものを作ってきました。21世紀はのほほんとしたり、曖昧だったり、複雑だったり、面倒だったりしてスッキリしませんけれど、やはり生命論、生きものを基本に社会を作っていくといいと思います。機械は誰かが作ったものなので、全部わかるものです。わからなかったら困るんですね。生きものは、誰かが作ったものではありません。生まれてくる。その生まれてくる過程を見なければ、生きものが何かはわからないし、しかも、自分が作ったものではない。決して、全部がわかることはない。

医師で作家でいらっしゃる帚木蓬生さんは私が尊敬しているお一人なのですが、帚木さんが2017年に『ネガティブ・ケイパビリティ――答えの出ない事態に耐える力』(朝日選書) という本をお書きになった。ネガティブ・ケイパビリティとは、英国の詩人のKeats (John Keats) が作った言葉だそうです。

今、何でもポジティブで「どんどんやれよ」という思考ですが、ポジティブ心理学の中で、私は一体どうしちゃったんだろう、私はどうなったんだろうという不安が出てきたと言われています。ここで、ネガティブ・ケイパビリティを考えてみましょう。ネガティブ・ケイパビリティは答えが出なくても我慢する。子どもの問題を考えると言っても、わからないことだらけです。わからないからダメと言わない。わからないね、なんなんだろう、どうしようとみんなで考え合う、そういうことをやっていくことがとても大事なのではないですかというのがネガティブ・ケイパビリティです。

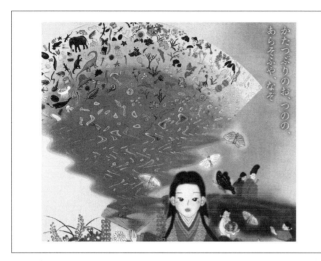

スライド 9

豊かな心を愛づる

いろいろなことを申し上げてきましたが、私たちは生きものだということをベースに考えると、やたらに忙しくしたり、大きくしたり、権力を持って上から支配したりということではなくて、中から目線で、みんなが多様で、区別はあるんだからそれぞれ違うけど、差別はないと思いながら、生きていく社会になるということを申し上げました。そういう気持ちの中で、私が基本に置いている言葉が、「愛づる」です。ご存知の方がたくさんいらっしゃると思いますが、「虫めづる姫君」というお話があります。今から1000年前、ちょうど紫式部や清少納言が生きていた頃と同じ頃に、大納言のお姫様として京都に暮らしていらっしゃった。ただ、このお姫様はちょっと変わっていて、男の子たちに「虫を集めて」と。それで、「あら、可愛いわね」と。毛虫も「可愛いわね」と言うから、お父様もお母様も、「困ったね、この子は、早くお嫁に行かさなきゃ」みたいに思ってらっしゃる。この子は13歳と書いてある。昔は13歳だともう大人なんですね。でもこの子は、手のひらに虫を乗せながら、これが蝶々になって綺麗になると、「あら綺麗ね」と言うけれど、本当に生きる力、一生懸命生きているなという感じがするのは毛虫のほうと言います。

今から1000年前の13歳のお嬢さんすごいですね。大人に向かって、本質を見たら、この虫は素晴らしい、可愛いと思いませんかと。さっきのセヴァン・鈴木は12歳でした。現代の12歳です。この子は平安時代の13歳です。ちょっと大人なんだと思いますが、本質を見ましょうとはすごい。当時は普通、眉を剃りなさいと言うのですが、イヤ。お歯黒しなさいと言うんですが、イヤ。観察しなくてはならないから、長い髪の毛を耳にかけて観察します。とんでもない女の子、常識外れの女の子と思われていて、白い歯で笑っておかしいと書いてあるんです。でも、黒い歯で笑うほ

うがおかしいですよね。常識はそういうもの。そういう形で、本質を見て、みんながこうなっているからこうだよねというふうに流されないで、ちゃんと考える女の子が、1000年前の日本にいたのです。日本はすごい国だなと。こんな子は、他の国のお話にいない。この子は、日本の自然が産んだのではないかと思っています。日本の自然っていいなと、こういうお話を読んでも思います。これを生かしていかなければもったいないと思うのです。

私は別に国粋主義者でもありませんけれど、おそらくこれから地球で自然を上手に活かして、それを豊かな心で愛づるというような、豊かな心でそういうものをきちっとやっていく社会というのが、21世紀だと思います（スライド9）。そうでないと地球上で人間は生きていけないと思っています。だからといって火星に行ってもしかたがないわけです。そうではなく、地球で生きることを考えるとしたら、最初に言ったセヴァン・鈴木の12歳の言葉、この13歳の女の子、それを持っている日本という国の持っているポテンシャルは世界に発信する大きな力を持っているとそう思います。それは、日本がなんとかで強いんじゃないかとか、そういうつもりではありません。けれども、せっかく持っているこのポテンシャルを日本は世界に発信して、世界がこう言っているから、軍備を持ちましょうではないと思います。しかも、ちょっと小さな声で言わせていただきますが、両方とも女の子です。これからの社会をこの女の子たちのような生き方を見ながら考えていただきたいと思います。

ありがとうございました。

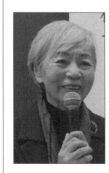

PROFILE

中村桂子　氏

JT生命誌記念館・名誉館長

＜略歴＞
東京都出身　1936年生まれ。
東京大学理学部化学科卒業、同大学院生物化学専攻博士課程修了（理学博士）。
三菱化成生命科学研究所人間自然研究部長、早稲田大学人間科学部教授などの後、生きることを考え、表現する場である「生命誌研究館」を1993年に創立。副館長・館長を経て現在名誉館長。東京大学先端科学技術研究センター客員教授、大阪大学連携大学院教授も歴任。
著書に『科学者が人間であること』（岩波新書）、『中村桂子コレクション あそぶ12歳の生命誌』（藤原書店）、『いのちのひろがり』（福音館書店）、『老いを愛づる』（中公新書）などがある。

資料

子どものからだと心・連絡会議から
国連・子どもの権利委員会への
「子どもの権利についての報告書」（No.4・5）

The Basic Report on the Rights of the Child
from the National Network of Physical and Mental Heath in Japanese Children
to the Committee on the Rights of the Child (No.4·5)

子どものからだと心・連絡会議

The National Network of Physical and Mental Health in Japanese Children

1. はじめに

　私たち「子どものからだと心・連絡会議」（以下、「連絡会議」と略す）は、子どもの"からだと心"が豊かに育つことを願い、日本の子どもの"からだと心"の変化を正確にとらえ、確かな実践の方途を探るネットワークとして、国際児童年の1979年に結成されたNGOです。

　結成以来、わが国の子どもの"からだと心"に関する権利水準の向上を目指して、子どもを取り巻くあらゆる領域の専門家（子ども、保護者、保育士、教諭、養護教諭、栄養士、研究者、医師、子育て支援者、等々）が集って、子どもの"からだと心"についての情報を交流、討議できる場として「子どものからだと心・全国研究会議」を毎年1回のペースで開催してきました。また、1989年からは「"証拠"と"物語"に基づく国民的科学運動（Evidence and Narrative based National Scientific Movement）の討議を、一層確実に前進させるための資料として『子どものからだと心白書（Annual Report of Physical and Mental Health among the Children；以下、「白書」と略す）』も発行してきました。さらに、この間、より多くの方々に子どもの"からだと心"の事実を知ってもらおうと、マスコミ、雑誌、関連学会等を通じて、積極的にその情報を発信するようにも心がけてきました。

　ところが、日本の子どもに現れている"からだと心"のマイナス方向への変化は、私たちの予想をはるかに越える勢いで進行し、ますます深刻化の一途を辿っています。加えて、子どもの"からだと心"の事実認識には、政府と私たちのそれとに相違があると感じています。

　そのため私たちは、国連・子どもの権利委員会（The Committee on the Rights of the Child；以下、「CRC」と略す）における過去3回の「日本政府報告審査」（1998年5月、2004年1月、2010年6月）に際しても、日本の子どもの"からだと心"に関する私たちの事実認識とそれに基づく子どもの権利保障に関する問題点を"証拠"と"物語"に基づいて基礎報告書に記し、「市民・NGO報告書をつくる会」を通して CRC に届けてきました。その結果、CRC から日本政府に対して示された「最終所見」には、私たちの基礎報告書の内容が反映し、日本の子どもの"からだと心"の事実にある程度合致した"懸念"と"勧告"が提示されたと思っています。

　このような作業は、1つの NGO には大変な時間と労力を必要とし、その負担は決して小さいものではありません。しかし私たちは、以下の諸点からこの作業を継続しなければならないと考えています。

　1点目は、子どもの"からだと心"の権利が未だ十分に保障されているとはいえない日本の現状があるからです。このことは、本基礎報告書はもちろん、市民・NGO からの統一報告書や他団体からの別の基礎報告書にも記されている通りです。また2点目は、過去数年間の私たちの NGO 活動を見直す機会にもなるからです。CRC から日本政府に示された過去3回の「最終所見」をみる限り、私たちの子ども理解は間違っていませんでした。このことは、私たちに勇気と自信を与えてくれました。と同時に、不十分であった活動課題を浮き彫りにしてくれることにも役立ちました。そして3点目は、日本の子どもの"からだと心"に現れているマイナス方向への変化は、少なくとも、隣国中国や韓国の子どもにも現れはじめており、いまや日本の子どもに限定された問題ではないと考えられるからです。このような「危機」を克服するためには、人類の英知を結集する必要があると考えます。

　以上のことから、子どもの権利水準を向上させるために、CRC での「日本政府第4・5回報告審査」がより有効に機能するよう、これまで同様、『白書』を添付しつつ、連絡会議におけるこの間の議論の一端を本基礎報告書に記します。

2. 連絡会議におけるこの間の議論
2.1「発見しにくい虐待」の影響

　日頃私たちは、前頭葉機能の一側面である実行機能を go/no-go 課題という手法を用いて観察し、それぞれの子どもたちを5つのタイプのいずれかに判定しています。

『白書2016』・p132には、5つのタイプの中で最も幼稚な「不活発（そわそわ）型」を示しました。この図が示すように、男の子の小学1年生の出現率を確認すると、この調査が最初に行われた1969年は2〜3割程度の割合でした。ところが、1998年調査ではこれが5割になり、2007-08年調査では7〜8割にもなっています。一方で、女の子はそのような傾向を示していません。そのため、男の子が幼さから脱することができないで苦しんでいることを心配されるというわけです。

そもそも、このタイプの子どもたちは、集中に必要な大脳新皮質の興奮も、気持ちを抑えるのに必要な大脳新皮質の抑制も、ともに十分に育っていないと推測されています。それゆえ、集中が持続せず、いつもそわそわしていて、落ち着きがないという特徴を持っています。かつては、小学校に入学する頃になると、そのようなタイプの男の子は少数派でした。ところが、最近では多数派ともいえるわけです。これでは、1990年代以降の話題になっている「学級崩壊」や「小1プロブレム」が起こってしまうのもうなずけるのではないでしょうか。

さらに私たちは、『白書2016』・p134に示した「抑制型」の出現率の変化にも少々緊張しています。ご覧のように、1969年調査では1人もいなかったのがこのタイプの子どもでした。ところが1998年調査ではそれが観察されはじめ、2007-08年調査ではどの年齢段階においても1〜2割ずつ観察されているようになっています。また、そのような傾向に性差はありません。つまり、男の子でも女の子でも、同じように観察できるというわけです。

このタイプの子どもたちは、大脳新皮質の興奮に比べて抑制が優位なため、自分の気持ちを上手に表現できないという特徴を持っています。そのため、「真面目で聞き分けがよい子」、「おとなしくて、何の問題もないよい子」といった印象を持たれることが多いようです。一方で、いわゆる「よい子」という印象は、キレて何らかの事件を起こしてしまった男の子に対して周囲の人たちが抱いている印象と酷似しているように思うのです。また、「援助交際」などの問題行動にはまってしまう女の子の中には、「家庭や学校で『よい子』を演じている子どもが少なくない」と聞くこととも無関係ではないように思うのです。

いずれにしても、日本では落ち着きがない男の子だけでなく、いわゆる「よい子」を演じなければならない子どもたちも増えているといえそうなのです。

他方、自律神経機能に関する調査結果でも日本の子どもの"からだと心"に関する心配を窺うことができます。私たちは、4℃の氷水に片手の指先を1分間浸して、その時の血圧上昇（以下、「昇圧反応」と略す）の程度を観察する寒冷昇圧試験という手法を用いて、子どもの自律神経機能の様子を観察しています。

『白書2016』・p131には、この測定による昇圧反応の加齢的推移を各地で行われた調査別に示しました。それによると、いずれの年齢においても、中国・昆明の子どもに比して日本の子どもの方が冷水刺激に対する昇圧反応が大きい様子がわかります。冬場の測定は避けているため季節の影響はないとしても、昇圧反応のこのような差異には気候や気圧なども影響します。そのため、それらの影響も否定しきれません。ただ、

あまりにも大きな差を目の当たりにして、私たちも少々戸惑っています。いうまでもなく、外界からの刺激に対する過剰な反応は、いわゆる"臨戦態勢状態"であることを物語っており、疲労の原因にもなります。実際、小学生を対象とした別の検討では、昇圧反応が大きい子どもの方がそれが小さい子どもよりも多くの疲労感を抱えている様子が確認されています。そのため、日本の子どもたちは中国・昆明の子どもたちに比して、疲労をため込みやすい"からだ"の状況にあるといえそうなのです。

前頭葉機能や自律神経機能に関するこのような調査結果は、その背景に睡眠・覚醒機能の問題が存在していることも予想させます。考えてみれば、「午前中、元気がない子どもが多い。とりわけ、多いのは土日明けの月曜日」といったことも、多くの保育・教育現場の先生から教えていただくことができる最近の子どもたちの様子です。そんな"月曜日の朝"の様子は、眠りのホルモンと称されるメラトニン濃度の検討結果からも窺い知ることができます。

平日と休日明けとにおける唾液メラトニン濃度の分泌リズムを検討した調査結果によると、平日であっても夜の21:30と朝の6:30のメラトニン濃度は同程度であり、同じくらいのねむけ感を抱えている様子が窺えます。これだけでも子どもたちの"つらい朝"の様子はわかりますが、"月曜日の朝"は一層多くのメラトニンが分泌していたのです。これでは、月曜日の午前中に元気がないのも、授業中にウトウトしてしまうのも、さらには、保健室でいびきをかいて眠り込んでしまうのもうなずけるのではないでしょうか。

このように、日本の子どもの"からだと心"に関するこの間の事実調査の結果は、子どもの"神経系"の異変を示唆してくれています。

ジュディス・ハーマンは、その著書『心的外傷と回復』において、虐待を受けている子どもの多くが「警戒的過覚醒状態」にあり、「よい子にしていること」を強いられ、「睡眠と覚醒、食事、排泄などの正常な周期の乱れ」を呈すると鋭く分析しています。一方で、日本の子どもの"からだと心"に関する上記のような調査結果は、いずれも学校に通っている、いわば健康と思われている子どもたちを対象に行われたものです。にもかかわらず、そこに示されている症状は虐待を受けている子どもたちと共通しているものばかりといえないでしょうか。つまり、日本の多くの子どもたちは虐待を受けている子どもたちと同じ身体症状を呈していると解釈できるわけです。

当然、虐待には加害者がつきものです。ただ仮に、実際に虐待を受けていなくても、塾や習いごとで忙しい毎日を送っているいまの子どもたちの状況は誰の目にも明らかです。そればかりか、自己責任さえ問われ、つねに競争することが強いられる上に、将来の希望さえ抱きにくい状況もあります。さらに、教育費の公的支出が十分とはいえない中、子どもの相対的貧困率は過去最悪の数値を示し続けています。これでは、虐待を受けているのと同じ影響を子どもの"からだと心"に及ぼしても不思議とはいえないでしょう。

2007年にユニセフ・イノチェンティ研究所が公表した日本の子どもたちのデータは、世界の人々を驚愕させました。中でも、注目されたのが自分を孤独だと感じている15歳児の

割合です。何と、日本では29.8％もの15歳が孤独感を感じているのです。このような割合は、ワースト2のアイスランド（10.3％）の約3倍に達します。報告書には、「質問を別の言葉と文化に翻訳することの困難」を表しているのかもしれないと困惑を隠しきれない様子も示されています。ただ、上記のように虐待を受けている子どもたちと同様の身体症状を呈して、そのSOSを発している日本の子どもたちのデータと解すれば、それも納得できるのではないでしょうか。

虐待を発見した者には、それを通報する義務があります。私たちが、子どもの"からだと心"で観察してきたこの「発見されにくい虐待」の様子をあらゆる機会に頑固に発信し続けている所以でもあります。

2.2「貧困」の影響

先にも触れたように、私たち連絡会議は、毎年12月に「子どものからだと心・全国研究会議」を開催し、その討議資料として『白書』を発行し続けています。そして、その第1部「"証拠"と"筋書き"に基づく今年の子どものからだと心」では、その年に話題になったテーマを取り上げて、それぞれの専門家に解説してもらっています。つまり、この第1部の内容には、そのときどきの世相が反映していると考えられるわけです。それをさかのぼってみると、「貧困を支える地域での食支援 −子ども食堂の取り組み」と題するトピックスが登場するのは2015年のことで、それほど前というわけではないことがわかります。このことは、「子どもの貧困」が再三話題になりながらも、"証拠（Evidence）"と"筋書き（Narrative）"を基にそれを紹介するほどのデータや資料、さらには有効な取り組みが長い間不十分であったことを物語っているといえるのかもしれません。ところが、2016年12月に発行された同『白書』では、「子どもの貧困による健康影響とは −足立区における子どもの健康・生活実態調査」「保健室から見える子どもの貧困」「口から見える子どもの生活 −口腔崩壊に苦しむ子どもたち」と3つものトピックスが掲載されています。つまり、ここに来て、子どもの"からだと心"にその影響が一気に表出しはじめているともいえるのです。このような事実は、「子どもの貧困」の問題が一層喫緊の社会問題に膨れあがっていることを教えてくれていると思います。

もちろん、「子どもの貧困」については、トピックスに関する議論だけに止まりません。同『白書』の第2部には、「子どものからだと心の基本統計」が所収されていますが、これら基本統計に関する議論の中でも「子どもの貧困」が話題になることがあります。

例えば、「むし歯」に関する議論がその1つです。『白書2016』・p87に掲載されている「12歳児におけるう歯等の本数（DMF歯数）の年次推移」をみると、低下傾向を示しており、改善の兆しを感じるような推移になっています。ところが、この推移に関する議論では、「全体としては、そうなのかもしれないけれど、口の中が崩壊状態の子どもも少なくない」や「治療勧告を出しても、なかなか病院に行ってくれない（歯科医院に行けない）子どもがたくさんいる」等の発言を耳にすることができます。

つまり、従来の統計値には表れにくいところで「子どもの貧困」が進行しているともいえるのです。そのため『白書』の編集委員会では、単に平均値だけで子どもの"からだと心"を観察することの限界も感じ、集団のバラツキ具合を反映する統計値として標準偏差に目をつけ、そのデータ収集にも挑戦してきました。ところが、このデータの出典元である『学校保健統計調査報告書』では、いくら探してもそれをみつけることができません。「ならば」ということで、文部科学省に問い合わせてみたところ、標準偏差は算出されていないということがわかったのです。平均値を算出するためのデータがあれば、標準偏差を算出することは可能です。同省には、この点に関するデータ公表も期待したいところです。また、従来の統計値だけでは子どもの"からだと心"の現実に合致しないのであれば、それに見合った統計値や別の証拠を早急に模索する必要もありそうです。

以上のような議論の他、経済的な貧困とも無関係とはいえない社会的な貧困や時間的な貧困を連想させるような議論もあります。

「安定した親子関係や友だち関係が築けていない」、「ゲームやスマホに夢中で食事さえ面倒くさがる」、「塾や習いごとで忙しい毎日を送っている」といった声は、それらの一例です。人間関係が希薄な状況では、ゲームやスマホに没頭してしまうのも無理はないでしょう。そのような状態が続けば、視力は低下するでしょうし、生活習慣も乱れてきます。また、やる気や意志を司る前頭葉機能にも異常をきたします。実際、『白書』を基にした全国研究会議の議論では、「視力不良」や「生活習慣」の乱れ、さらには「前頭葉機能」の問題が繰り返し議論されてきました。また、ここ数年で「インターネット依存」の子どもが急増していることを示す調査結果も散見されます。

このように考えると、「貧困」の影響は子どもの"からだと心"の全身に及んでいるといえそうなのです。

2.3 健康診断項目の見直し

日本の保育・教育現場では、長年に亘って学校健康診断を実施しています。公費により子どもの健康状態を観察するこのシステムは、子どもの健康権、学習権を保障する取り組みとして世界に誇れることです。ところが、この間に行われた検査項目の変更には疑問を抱かざるを得ません。

「学校健康診断：消える「座高測定」スポーツ障害検査導入へ」（毎日新聞）という記事が目に飛び込んできたのは2012年2月20日のことでした。文部科学省が学校健康診断の項目を大幅に見直す方針を決めたというのです。そこでは、子どもの発育が頭打ち状態になって体格があまり変化していないことから継続的に「座高」を測る必要性を疑問視する声があがっており、削除する案が出ているということ、地域のスポーツクラブや部活動でからだを酷使し、骨や関節の異常を訴える子どもが増えているため、スポーツ障害に関する検査項目を追加するという案も出ているということが報じられました。

無論、疾病・障がい構造は時代とともに変化します。そのことは、衛生問題が横たわる戦後の混乱期の感染症や寄生虫病にはじまり、高度経済成長期には公害問題が噴出し、生活が便利になっていく中で公害病やむし歯、視力不良、姿勢不

良、肥満・痩身、アレルギー等と、わが国における戦後の子どもの健康問題が移行してきたことが如実に示してくれています。そのため、「追加」項目については積極的にそれを議論し、子どもの"からだと心"の現状に見合った学校健康診断を追求し続ける姿勢が必要でしょう。けれども、わが国で毎年積み上げてきた種々の統計値は、国際的にも高く評価され、国際貢献としての役割さえ果たしているともいえます。そのため、「削除」という点ではより慎重であるように思うのです。

例えば、女子では身長の伸びに対して、座高がほとんど増加していない様子が確認されてきました(『白書2016』・p120)。このことは、女子の下肢長が年々長くなっていることを示しており、一見、喜ばしいことのようにも思えます。ただ、私たち連絡会議では、畳から椅子での暮らしに生活スタイルが変化したことや便利で快適すぎる生活の中で、足腰周りの筋力が低下してしまったことが影響しているのではないか、ということを議論し、心配してきました。足腰周りの筋力不足は、下肢の骨が長軸方向に伸びるのを抑えず、どんどん足を長くすることにつながるでしょう。また、骨盤の発育といった点では、筋肉からの刺激不足を惹起し、それを阻害してしまうことも心配させます。けだし、かつてに比べて、骨盤が小さい女性が増えたように感じるのは私たちだけではないでしょう。そうなると心配になってくるのが妊娠、出産への影響です。ある救急隊員さんから「最近は、出産時の骨盤骨折で出動することがある」というお話を伺ったことがありましたが、このようなこととも無関係ではないように思うのです。

いずれにしても、近年、指摘されている女子の下肢長の伸長傾向は、身長だけでなく、座高も測り続けてきたことで明らかになった事実といえます。

学校健康診断に関する今回の見直し議論では、それに先立って「今後の健康診断の在り方等に関する検討会」が設置され、全国10,351園・校(幼稚園:2,150園、小学校:3,262校、中学校:2,302校、高等学校:1,751校、特別支援学校:886校)を対象として「今後の健康診断の在り方に関する調査」(2011年度実施)も行われました。それによると、追加すべき健康診断の検査項目については、8～9割の対象が「ない」(幼稚園:90.3%、小学校86.4%、中学校:81.8%、高等学校:77.0%、特別支援学校:82.8%)と回答しています。逆に、省略してもよい健康診断の検査項目については、「座高」(幼稚園:18.1%、小学校:28.3%、中学校32.6%、高等学校:36.6%、特別支援学校:26.2%)と回答する対象が2～3割程度いるものの、決して多数とはいえず、5～6割の対象は「特にない」(幼稚園:58.4%、小学校:53.3%、中学校:50.9%、高等学校:47.7%、特別支援学校:61.4%)と回答しています。このようにこの調査結果だけでは、「座高」測定の削除に関する明確な理由が見当たらないのです。

さらに、日本では1970年代に入った頃から裸眼視力が1.0に満たない子どもの増加が心配されています(『白書2016』・pp88-89)。そのような中、それまでの0.1刻みでの検査がいわゆる「370方式」(1.0、0.7、0.3の3指標によって判定する検査方法。結果は、A(1.0以上)、B(0.7～0.9)、C(0.3～0.6)、D(0.3未満)の4段階で判定)に変更されてしまった

のは1992年度でした。この時点では、1.0未満の子どもたちの割合といった統計値への影響はなかったものの、子どもの視力を発達の観点から丁寧に見守るといった点や子ども自身が自らのからだを"知って、感じて、考える"機会と権利の保障といった点では、大きな疑問が残りました。次の変更は、1995年度でした。このときは、眼鏡やコンタクトレンズを装着している子どもは矯正視力のみの検査で構わないということになってしまいました。そのため、ますます子ども自身が自らのからだの事実を"知って・感じて・考える"機会と権利がないがしろにされてしまいました。さらに、2006年度にはクラスに1人でも矯正視力の子どもがいる場合は、そのクラスの視力値を各自治体に報告する義務はないとなってしまったのです。ここまでくると、"誰のため"の、"何のため"の変更なのか、ということさえわからなくなってしまいます。

以上のように、国際貢献という日本のデータの役割を勘案しても、心配されている子どものからだの事情を勘案しても、また何より、子ども理解の深化や子ども自身が自らのからだに目を向けるためにも、種々のデータを継続的に観察できなくなってしまうような測定項目の変更や削除には、疑問を抱いてしまうのです。

加えて、当初はスポーツ障害に関する健診項目としてその必要性が叫ばれた「四肢の状態」にしても、最終的にはロコモティブ症候群との絡みの中で運動不足を予想させる検査例が多く見受けられる違和感を覚えてしまいます。

戦前・戦中には兵力管理の道具にさえ利用された健康診断です。さらに、管理的な側面だけでなく、教育的な側面を内包した健康診断のあり方も問われています。だとすれば、"誰のため"の、"何のため"の健康診断なのか、検査項目なのかということが厳しく問われるべきです。その点、主人公であるはずの子どもの参加さえないがしろにされた今回の検査項目には疑問を感じるのです。

3. 連絡会議からの提言

以上の事実を踏まえて、私たち連絡会議は、日本の子どもの"からだと心"の諸課題を解決するために、せめて以下4点の対策を日本政府に期待します。

・心配されている神経系の不調と発達不全を見直す対策に取り組むこと
・子どもを取り巻く大人の貧困に対して根本的な対策に取り組むこと
・「子どものため」の政府統計を充実させ、"証拠(Evidence)"と"物語(Narrative)"に基づいて政策を立案すること
・CRCからの「最終所見」に真摯に向き合うこと

本基礎報告書が示しているように、日本の子どもの"からだと心"は人類史上初の"危機"に直面しているといえます。そのため、CRCによる「日本政府第4・5回報告審査」がこの"危機"を"希望"に転じる契機になることを期待したいと思います。

日本政府第4・5回統合報告書に関する最終所見※

CRC/C/JPN/CO/4-5
配布：一般
2019年3月5日　国連子どもの権利委員会
原文：英語
（翻訳：子どもの権利条約市民・NGOの会　専門委員会）

※子どもの権利委員会第80会期（2019年1月14日から2月1日）にて採択。

Ⅰ. はじめに

1. 本委員会は日本政府第4・5回報告（CRC/C/JPN/4－5）を2019年1月16日および17日に開催された、第2346回および第2347回会議（CRC/C/SR. 2346 and 2347）において審査し、本最終所見を2019年2月1日に開催された第2370回会議において採択した。

2. 本委員会は、第4・5回政府報告および質問リストへの文書回答（CRC/C/JPN/Q/4－5/Add. 1）の提出を歓迎する。これらにより、締約国における子どもの権利の状況をより良く理解できた。本委員会は多分野から構成された締約国代表との建設的な対話に感謝の意を表明する。

Ⅱ. フォローアップの措置および締約国による進捗

3. 本委員会は、女性と男性の婚姻年齢をともに18歳とする2018年民法改正、2017年刑法改正、2016年児童福祉法改正、および、児童ポルノ所持を犯罪化する2014年児童買春、児童ポルノに係る行為等の規制及び処罰並びに児童の保護等に関する法律改正を含む様々な領域にわたる締約国による進捗を歓迎する。本委員会は、また、2016年子供・若者育成支援推進大綱、2018年青少年インターネット環境整備基本計画（第4次）、2014年子供の貧困対策に関する大綱など、前回審査以降にとられた子どもの権利に関する制度的および政策的措置を歓迎する。

Ⅲ. 主要な懸念領域および勧告

4. 本委員会は、本条約に規定されたすべての権利が不可分かつ相互依存的であることを想起することを締約国に求め、かつ、本最終所見におけるすべての勧告の重要性を強調する。本委員会は、以下の領域に関する勧告、すなわち、差別の禁止（18パラグラフ）、子どもの意見の尊重（22パラグラフ）、体罰（26パラグラフ）、家庭環境を奪われた子ども（29パラグラフ）、生命の誕生に関わる健康[1]およびメンタル・ヘルス（35パラグラフ）、ならびに、少年司法（45パラグラフ）に関する勧告に締約国の注意を喚起したい。以上の領域に関する勧告については、緊急的な措置が取られなければならない。

5. 本委員会は、持続可能な開発のための2030アジェンダの実施過程のすべてにわたって本条約、武力紛争における子どもの関与に関する選択議定書、および、子どもの売買、子ども買春および子どもポルノに関する選択議定書に従って子どもの権利の実現を確保するよう締約国に勧告する。本委員会は、また、子どもに関係する場合には、持続可能な開発目標17を達成するための政策およびプログラムの作成および実施への子どもの意味のある参加を確保するよう締約国に要請する。

A. 一般的実施措置（第4条、第42条および44条6項）
留保

6. 本委員会は、前回勧告（CRC/C/JPN/CO/3, para. 10）[2]を踏まえて、本条約の全面的な適用の妨げとなっている第37条（c）に付した留保の撤回を検討するよう締約国に勧告する。

立法

7. 様々な法律改正に関する締約国からの情報に留意しながらも、本委員会は、子どもの権利に関する包括的な法律を制定し、かつ、現行の法令を本条約の原則および規定と全面的に整合させるための措置をとるよう締約国に強く勧告する。

包括的な政策および戦略

8. 本委員会は、本条約のすべての領域を包括し、政府諸機関の間の調整と相互補完性を確保する子どもの保護に関する包括的な政策、および、十分な人的、技術的および財政的資源に裏打ちされたこの政策のための包括的な実施戦略を発展させることを締約国に勧告する。

調整

9. 本委員会は、適切な調整機関および、本条約のすべての領域に関わるすべての子どもをターゲットにする評価・監視機構を設置すべきとの前回勧告（CRC/C/JPN/CO/3, para. 14）[3]を締約国に重ねて勧告する。適切な調整機関は、本条約の実施に関わるすべての活動を、領域横断的、全国的、地域的および地方的な各レベルで調整する任務を明確に与えられ、十分な権限を有しなければならない。締約国は、実効的な運営のために必要な人的、技術的および財政的資源の調整機関への提供を確保すべきである。

資源配分

10. 本委員会は、子どもの相対的貧困率がこの数年高いままとなっていることに鑑み、子どもの権利の実施のための公的予算編成に関する一般的注釈第19号（2016年）を想起し、子どもの権利の観点を含み、子どもへの予算配分を明確に特定し、本条約の実施に当てられた資源配分の適切性、効率性、および、公平性を監視、評価する明確な指標および追跡システムを含む予算編成プロセスを、以下の措置をとることにより、確立するよう締約国に強く勧告する。
(a) 子どもに直接影響を与えるすべての予算案、成立予算、修正予算、実支出のための詳細な予算線[4]および予算科目を発展させること。
(b) 子どもの権利に関する支出の報告、追跡、および分析を可能とする予算分類システムを用いること。
(c) サービス給付のための予算の補正または減額が子どもの権利の享受に関わる現行の水準を低下させないようにすること。
(d)「子供・若者育成支援推進大綱」の実施のために適切な資源を配分すること。

データ収集

11. 締約国によるデータ収集のための努力に留意しながらも、本委員会は依然として空白が存在することに留意する。本委員会は、一般的実施措置に関する一般的注釈第5号（2003年）を想起し、本条約のすべての領域、特に、子どもの貧困、子どもへの暴力、乳幼児期のケアと発達の領域において、年齢、性、障害、居住地域、民族的出自、および社会経済的背景によって分類されたデータ収集システムを向上させ、かつ、政策およびプログラムの作成にそのデータを

用いるよう締約国に勧告する。

独立した監視
12. 地方レベルにおいて33か所に子どものためのオンブズパーソン事務所が設置されていることに留意しながらも、報告によれば、これらの事務所は、独立した財政的および人的資源を欠き、救済のための仕組みを有していない。本委員会は、以下の措置を取るよう締約国に勧告する。
(a) 子どもに理解のある方法によって[*5]、子どもからの不服申立を受理し、調査し、解決することのできる子どもの権利を監視する特別な機構を含む、独立した人権監視機構を迅速に設立すること。
(b) 人権の促進および擁護のための国内機構の地位に関する原則(パリ原則)の全面的な遵守を確保するために、財政、権限および免責に関することを含め、上記の監視機構の独立性を確保すること。

広報、意識喚起、および研修
13. 締約国が意識喚起プログラムおよび子どもの権利に関するキャンペーンの実施のために努力していることを認識しながらも、本委員会は、以下のことを締約国に勧告する。
(a) 本条約に関する情報の普及を、子どもと親だけでなく、立法および司法的プロセスにおける本条約の適用を確保するために議員および裁判官にも拡大すること。
(b) 教師、裁判官、弁護士、家庭裁判所調査官、ソーシャルワーカー、警察官、報道関係者、ならびにすべてのレベルの公務員および政府職員を含む子どものために子どもにかかわって働くすべての者[*6]を対象にして、本条約および選択議定書に関する特別の研修講座を定期的に実施すること。

市民社会との協力
14. 締約国報告作成の過程で政府が市民社会と会議をもち意見交換をしてきたことを歓迎するものの、本委員会は、市民社会との協力を強化し、かつ、本条約実施のすべての段階において市民社会の諸組織を体系的に参加させるよう締約国に勧告する。

子どもの権利と経済界
15. 本委員会は、子どもの権利への財界の影響に対する政府の責任に関する一般的注釈第16号(2013年)および人権理事会が2011年に承認したビジネスと人権に関する指導原則を想起し、以下のことを締約国に勧告する。
(a) ビジネスと人権に関する国内行動計画を発展させるにあたって、子どもの権利が組み入れられること、および、企業が子どもの権利影響調査・診断を定期的に実施し、そのビジネス活動の環境、健康、人権への影響と対応計画とを全面的に公表することが求められるようにすること。
(b) 子どもの権利に関連する、労働および環境を含む国際的準則を遵守する責任を財界に果たさせるための規制を採択し、実施すること。
(c) 旅行および観光における子どもの性的搾取の防止に関する意識喚起キャンペーンを、旅行業界、メディア・広告業界、娯楽業界および公衆とともに実施すること。
(d) 旅行代理店および観光業界に世界観光機関の世界観光倫理憲章を広く普及すること。

B. 子どもの定義(第1条)
16. 民法改正により女性、男性ともに婚姻最低年齢を18歳としたことに留意しながらも、本委員会は、改正が2022年にようやく施行されることを遺憾とし、それまでの間、締約国の本条約に基づく義務に従い、子どもの婚姻の完全な廃止に必要な暫定的措置を取るよう締約国に勧告する。

C. 一般原則(第2条、第3条、第6条および第12条)
差別の禁止
17. 本委員会は、2013年民法の一部を改正する法律により、非婚の親の子どもの相続分が等しくされたこと、2016年に本邦外出身者に対する不当な差別的言動の解消に向けた取組の推進に関する法律が採択されたこと、および、審査において言及された意識喚起のための活動に留意する。本委員会は、さらに、強姦罪の構成要件を修正し、男の子にも保護を与える2017年刑法改正を歓迎する。本委員会は、しかしながら、今もって、以下のことを懸念する。
(a) 包括的な反差別法がないこと。
(b) 戸籍法における非婚の親の子どもの非嫡出性に関する差別的な規定、特に、出生登録に関する規定が、部分的に残されていること。
(c) 周辺化された様々なグループの子どもに対する社会的な差別が根強く存続していること。

18. 本委員会は以下のことを締約国に勧告する。
(a) 包括的な反差別法を制定すること。
(b) 非婚の親の子どもの地位に基づく差別に関する規定を含め、いかなる理由に基づくものであれ子どもを差別する規定を撤廃すること。
(c) 特に、アイヌ民族を含む民族的少数者に属する子ども、部落の子ども、韓国・朝鮮などの非日系の子ども、移民労働者の子ども、レズビアン、ゲイ、バイセクシュアル、トランスジェンダー、およびインターセックスの子ども、婚外子、および障害を持つ子どもに対する事実上の差別を減らし、防止するために、意識喚起プログラムおよび人権教育を含む措置を強化すること。

子どもの最善の利益
19. 本委員会は最善の利益を第一義的に考慮される子どもの権利が、特に教育、代替的ケア、家事事件、および少年司法において、適切に組み入れられておらず、解釈と適用も一貫していないこと、および、司法、行政、立法機関が子どもに関するすべての決定において子どもの最善の利益を考慮していないことに留意する。本委員会は、最善の利益を第一義的に考慮される子どもの権利に関する一般的注釈第14号(2013年)を想起し、子どもに関するすべての法および政策の事前的および事後的な評価を行う義務的なプロセスを確立するよう締約国に勧告する。本委員会は、また、子どもに関する個々の事案において、関係する子どもの参加を義務付け、多専門的チームによる子どもの最善の利益評価が常に行われるよう勧告する。

生命、生存および発達に関する権利
20. 本委員会は、前回勧告(CRC/C/JPN/CO/3, para. 42)[*7]を締約国に想起させ、以下のことを要請する[*8]。
(a) 社会の競争的な性格により子ども時代と発達が害されることなく、子どもがその子ども時代を享受することを確保するための措置を取ること。
(b) 子どもの自殺の根本原因に関する調査を行い、防止措置を実施すること、および、学校にソーシャルワーカーを配置し、学校で心理相談サービスを提供すること。
(c) 子どものための施設による適切な安全最低基準の遵守を確保し、かつ、子どもの不慮の死亡または重大な傷害を、自動的に、独立して検証する公的な仕組み[*9]を導入すること。
(d) 交通事故、学校事故、家庭内事故を防止することに向けられた措置を強化し、道路の安全確保のための措置、安全と救急措置の訓練の提供、および、小児救急医療の拡大を含む適切な対応を確保すること。

子ども意見の尊重
21. 2016年改正児童福祉法が子どもの意見の尊重に言及していること、および、家事事件手続法が手続への子どもの参加に関する規定を強化していることに留意するものの、本委員会は、子どもに影響

を与えるすべての事柄において自由に意見を表明する子どもの権利が尊重されていないことを、依然として深く懸念している。

22. 本委員会は、子どもの聞かれる権利に関する一般的注釈第12号（2009年）を想起し、意見を持つことのできるいかなる子どもにも、年齢の制限なく、子どもに影響を与えるすべての事柄について、その意見を自由に表明する権利を確保し、威かしと罰から子どもを守り、子どもの意見が適切に重視されることを確保するよう締約国に要請する。本委員会は、さらに、聞かれる権利を子どもが行使することを可能とする環境を提供すること、および、家庭、学校、代替的ケア、保健、医療において、子どもに関する司法手続、行政手続において、また、地域社会において、環境に関する事柄を含むすべての関係する問題について、すべての子どもにとって意義があり、その力を伸ばし、発揮させるような※10 参加を積極的に促進することを締約国に勧告する。

D. 市民的権利および自由（第7条、第8条、第13条から第17条）
出生登録および国籍
23. 本委員会は、持続可能な開発目標ターゲット16.9 ※11 を想起し、以下のことを締約国に勧告する。
（a）国籍法2条3項の適用範囲を拡大し、その親の国籍を取得することのできない子どもにも出生により自動的に国籍を与えることを検討すること。不法移民の子どもを含む締約国に居住するすべての子どもが適切に登録され、法律上の無国籍から保護されるようにするため国籍関連法を検討すること。
（b）難民申請をしている子どもなどすべての登録されていない子どもが教育、健康およびその他の社会的サービスを受けられるようにするために必要な積極的な措置を取ること。
（c）無国籍の子どもを適切に認定し、保護するために無国籍かどうかを決定する手続を発展させること。
（d）無国籍者の地位に関する条約および無国籍の削減に関する条約の批准を検討すること。

E. 子どもに対する暴力（第19条、第24条3項、28条2項、第34条、第37条（a）、および第39条）
虐待、遺棄、および性的搾取
24. 性的搾取の被害者のためのワンストップ・センターのすべての県における設置、および、監護のもとにある18歳未満の者に対する性交およびわいせつな行為を犯罪として新設する刑法179条改正を歓迎する。本委員会は、しかしながら、あらゆる形態の暴力からの自由に関する子どもの権利に関する一般的注釈13号（2011年）を想起し、持続可能な開発目標ターゲット16.2 ※12 に留意し、高いレベルの暴力、子どもの性的虐待と搾取を懸念し、子どもへのあらゆる形態の暴力の根絶を優先課題とすること、および、以下のことを締約国に勧告する。
（a）学校内の事件を含む、虐待および性的虐待の被害者となった子どもの特別なニーズに関する研修を受けたスタッフによって支えられた、子どもにやさしい通報、申し立て、および、付託のための仕組みの設立を急ぐこと。
（b）これらの事件を調査し、行為者を訴追するための努力を強化すること。
（c）性的搾取と性的虐待の被害者となった子どもに対するスティグマ（レッテル貼り）と闘うために意識喚起活動を実施すること。
（d）児童虐待を防止し、それと闘うための包括的な戦略および被害者となった子どもの回復と社会再統合のための政策を策定するために、子どもも参加する教育プログラムを強化すること。

体罰
25. 本委員会は学校における体罰が法によって禁止されていることに留意する。しかしながら本委員会は、以下のことを深く懸念する。

（a）学校における禁止が実効的に実施されていないこと。
（b）家庭および代替的ケアにおける体罰が法律によって十分に禁止されていないこと。
（c）特に、民法および児童虐待防止法が適切な懲戒を用いることを許し、体罰の許容性について曖昧であること。

26. 本委員会は、体罰およびその他の残虐なまたは品位を傷つける懲罰から保護される権利に関する一般的注釈第8号（2006年）に留意し、前回勧告（CRC/C/JPN/CP/3, para. 48）※13 を締約国に想起させ、以下を要請する。
（a）法律、特に、児童虐待防止法および民法において、家庭、代替的ケア、保育および矯正・刑事施設などあらゆる状況において、軽微なものであれ、あらゆる体罰を明示的かつ全面的に禁止すること。
（b）意識喚起キャンペーンを強化すること、ならびに、積極的、非暴力的および参加的形態の子どもの養育と躾※14 を促進することを含め、あらゆる状況において現に行われている体罰を根絶するための措置を強化すること。

F. 家庭および代替的ケア（第5条、第9条から第11条、第18条1項・2項、第20条、第21条、および第27条4項）
家庭環境
27. 本委員会は、適切な人的、技術的、および財政的資源に裏打ちされた、以下のために必要なあらゆる措置をとるよう締約国に勧告する。
（a）仕事と家庭生活との適切なバランスを促進することを含めて家庭を支援しかつ、強化すること、十分な社会的支援、精神的支援と指導を、要支援家庭に提供すること、特に、子どもの遺棄と施設入所を防止すること。
（b）子どもの最善の利益になる場合には共同監護を認めるために、外国人の親を含めて、離婚後の親子関係を規制する法律を改正すること、および、同居していない親との人格的関係と直接的接触を維持する子どもの権利が定期的に行使されるようにすること。
（c）家事事件に関わる裁判所の命令、例えば、子どもの扶養料に関する命令の執行を強化すること。
（d）子どもおよびその他の親族の扶養料の国際的な回収に関する条約、扶養義務の準拠法に関する議定書、親責任および子どもの保護措置に関する管轄、準拠法、承認、執行および協力に関する条約の批准を検討すること。

家庭環境を奪われた子ども
28. 本委員会は、家庭基盤型ケアの原則を導入した2016年児童福祉法改正および6歳未満の子どもは施設に入所されるべきではないとする「新しい社会的養育ビジョン」の承認に留意する。しかしながら、本委員会は、以下のことを真剣に懸念する。
（a）報告によれば、多くの子どもが家庭から引き離されていること、および、裁判所の命令がなくとも子どもは家庭から引き離され、児童相談所に2か月まで措置されうること。
（b）多くの子どもが、外部監視および評価の仕組みもないまま、不適切な基準の施設に依然として措置され、施設内虐待が報告されていること。
（c）より多くの子どもを入所させる財政的なインセンティブが児童相談所にあるとの報告があること。
（d）里親が包括的な支援、適切な研修および監視を受けていないこと。
（e）施設に措置された子どもは実親との接触を維持する権利をはく奪されていること。
（f）実親が子どもの引き離しに反対している場合、または、子どもの措置に関する実親の判断が子どもの最善の利益に反している場合には、家庭裁判所に事案を申し立てるべきことを児童相談所が明確に指示されていないこと。

29. 子どもの代替的ケアに関するガイドライン[※15] に締約国の注意を促し、本委員会は締約国に以下のことを要請する。

(a) 家庭から子どもが引き離されるべきかの決定の司法審査を義務付け、子どもの引き離しに関する明確な基準を確立し、子どもおよび親からの聴取の後、子どもの保護および子どもの最善の利益に必要である場合に、最終的な手段としてのみ、子どもが親から引き離されるようにすること。

(b)「新しい社会的養育ビジョン」[※16] を明確な期限をつけて迅速かつ実効的に実施し、6歳未満の子どもからの非施設入所化と里親あっせん機関の設立を迅速に行うこと。

(c) 児童相談所における一時的な監護の慣行[※17] を廃止すること。

(d) 代替的ケアにおける子どもへの虐待を防止し、調査し、児童虐待に責任のある者を訴追すること、里親および児童相談所などの施設への子どもの措置に対する定期的な独立した外部審査を確保すること。子どもの不適切な養育の通告、監視、救済のためのアクセスしやすい、安全なチャンネルを提供することを含め、子どものケアの質を監視すること。

(e) 財政的資源を施設から里親などの家庭的養護[※18] に振り替え、非施設入所化を実施する自治体の能力を強化し、同時に、あらゆる里親が包括的な援助、適切な研修、および監視を受けるようにすることにより、家庭基盤型措置[※19] を強化すること。

(f) 里親委託ガイドラインを改正し、子どもの委託に関する実親の判断が子どもの最善の利益に反する場合には、家庭裁判所に事件を申し立てるよう児童相談所に明確に指示すること。

養子縁組

30. 本委員会は、締約国に以下のことを勧告する。

(a) 自己または配偶者の直系卑属による養子縁組も含め、あらゆる養子縁組が司法の許可によるものとし、かつ、子どもの最善の利益に従うようにすること。

(b) 養子となったあらゆる子どもの記録を保存し、国際養子縁組のための中央組織を設立すること。

(c) 国際養子縁組に関する子どもの保護と協力に関するハーグ条約の批准を検討すること。

不法移送および不返還

31. 本委員会は、子どもの不法移送および不返還を防止し、それと闘うためのあらゆる必要な努力を行い、国内法を国際的な子の奪取の民事上の側面に関するハーグ条約と整合させ、子どもの返還および接触を維持する権利に関する司法判断の適切かつ迅速な執行を確保するよう締約国に勧告する。本委員会は、また、関係する諸国、特に、監護権または面会交流権に関する協定を締結した諸国との対話と協議を強化するよう締約国に勧告する。

G. 障害、基礎的健康および福祉（第6条、第18条3項、第23条、第24条、第26条、第27条1項から3項、および第33条）

障害のある子ども

32. 本委員会は、合理的配慮の概念を導入した障害者基本法2011年改正および障害を理由とする差別の解消の推進に関する法律の2013年における制定を歓迎する。本委員会は、障害を持つ子どもの権利に関する一般的注釈第9号（2006年）に留意し、前回の勧告（CRC/C/JPN/CO/3, para. 59）[※20] を締約国に想起させ、障害に対する人権を基礎とするアプローチを採用すること、障害のある子どものインクルージョンのための包括的な戦略を確立すること、および以下のことを勧告する。

(a) 障害のある子どもに関するデータを定期的に収集し、障害のある子どものための適切な政策とプログラムの整備に必要な障害を診断する効率的なシステムを発展させること。

(b) 適切な人的、技術的、および財政的資源によって裏打ちされた、次の措置を強化すること。統合学級におけるインクルーシブ教育を

発展させ、実施するための措置、および、専門的な教師と専門家を養成し、かつ、個別的援助とあらゆる適切な配慮を学習に困難を持つ子どもに提供する統合学級に配置するための措置。

(c) 放課後デイケアサービスにおける施設およびスタッフに関する基準を厳格に適用し、その実施を監視すること、および、サービスがインクルーシブであることを確保すること。

(d) 早期発見・介入プログラムを含む健康ケアへの障害を持つ子どもによるアクセスを確保するための緊急の措置をとること。

(e) 教師、ソーシャルワーカー、健康、医療、セラピー関係者など、障害のある子どもにかかわって働く専門的スタッフを養成・研修し、その数を増やすこと。

(f) 障害のある子どもに対するスティグマ（レッテル貼り）および偏見と闘い、このような子どもへの肯定的なイメージを促進するために、政府職員、公衆および家庭に向けて意識喚起キャンペーンを行うこと。

健康および健康サービス

33. 本委員会は、達成可能な最高水準の健康を享受する子どもの権利に関する一般的注釈第15号（2013年）および持続可能な開発目標ターゲット2.2[※21] を想起し、締約国に以下のことを勧告する。

(a) 低体重出生時の比率が高いことの原因を分析し、健康な親と子ども21（第2段階）キャンペーンも含め、出産体重を効果的に増加させ、乳幼児、子どもおよび母親の栄養状態を効果的に向上させるためのエビデンスに基づいた措置を導入すること。

(b) 柔軟な働き方の実施と、より長い産前産後休暇を助長すること。母性保護に関する国際労働機関第183号条約（2000年）の批准を含めて、最低生後6か月まで、母乳だけによる育児を促進するためのあらゆる適切な措置を取ること。母乳代用品のマーケティングに関する国際規準を全面的に実施すること。病院、クリニック、および地域における相談の仕組みを通して母親に適切な支援を提供する包括的なキャンペーンを実施すること。赤ちゃんにやさしい病院のためのイニシアティブを全国で展開すること。

生命の誕生に関わる健康[※22] およびメンタル・ヘルズ[※23]

34. 本委員会は、以下のことを深く懸念する。

(a) 思春期の子どものHIV/AIDSおよびその他の性感染症の罹患率が増加していること、ならびに、性と生命の誕生に関わる健康および家族計画についてのサービスと学校における教育とが限られていること。

(b) 10代の女の子の高い堕胎率、および、刑法において堕胎が違法とされているという事実。

(c) 思春期の子どものメンタル・ヘルスへの関心の不十分さ、メンタル・ヘルスに対する社会における否定的な態度、および、児童青年精神科医とその他の専門家の不足。

(d) 注意欠如・多動症による行動障害と診断される子どもが増加し、社会的要因および非医療的措置が無視されながら、精神刺激薬の投与による処置がなされていること。

35. 本委員会は、子どもの権利条約のもとにおける思春期の健康と発達に関する一般的注釈第4号（2003年）および思春期の子どもの権利の実施に関する一般的注釈第20号（2016年）を想起し、持続可能な開発目標ターゲット5.6[※24] に留意し、締約国に以下を要請する。

(a) 思春期の子どもの性と生命の誕生に関わる健康に関する包括的な政策を策定し、性と生命の誕生に関わる健康が、学校の義務的な教育課程の一部として、思春期の女の子と男の子向けに、特に、弱年齢妊娠と性感染症の防止を焦点として、一貫して実施されるようにすること。

(b) 質が高く、年齢にふさわしいHIV/AIDSサービスと学校における教育へのアクセスを向上させること。HIVに感染した妊娠している女の子のための抗レトロウイルス薬による治療と予防へのアクセスを向上させ、受診者を拡大すること。AIDSクリニカルセンター（ACC）

および 14 の地域中核病院への適切な援助を提供すること。

(c) あらゆる状況における堕胎を非刑罰化することを検討し、安全な堕胎および堕胎後ケアサービスへの思春期の女の子のアクセスを増やすこと。

(d) 原因の分析、意識喚起、および専門家の増加を含む多専門的アプローチにより、子どもと思春期にある子どもの情緒的および精神的しあわせという課題に取り組むこと。

(e) 注意欠如・多動症との診断が徹底的に検証されるようにすること、薬の処方が、個別的評価を経てはじめて、最終的手段として用いられるようにすること、および、子どもとその親が投薬措置の副作用および非医療的な代替的措置について適切に告知されるようにすること。注意欠如・多動症との診断数の増加および精神刺激薬の増加の原因に関する研究を行うこと。

環境的健康
36. 本委員会は、東京電力原子力事故により被災した子どもをはじめとする住民等の生活を守り支えるための被災者の生活支援等に関する施策の推進に関する法律、福島県民健康管理基金、および、被災した子どもの健康と生命に関する包括的支援プロジェクトの存在に留意する。本委員会は、しかしながら、持続可能な開発目標ターゲット 3.9[*25] を想起し、以下のことを締約国に勧告する。

(a) 避難指示区域[*26] における被曝が子どもに対するリスク要因に関して国際的に受け入れられた知見と矛盾がないことを再確認すること。

(b) 帰還困難区域および居住制限区域[*27] からの避難者、特に子どもに対する、金銭的支援、住居の支援、医療支援およびその他の支援の提供を今後も継続すること。

(c) 福島県での放射線によって影響を受けている子どもたち[*28] への医療的およびその他のサービスの提供を強化すること。

(d) 年間累積被曝線量が 1 ミリシーベルトを超える地域にいる子どもに対する包括的かつ長期的な健康診断を実施すること。

(e) すべての避難者および居住者、特に、子どものようにその権利を侵害されやすいグループによる、メンタル・ヘルスに関する施設、物資、および、サービスの利用可能性を確保すること。

(f) 被曝のリスクおよび、子どもが被曝に対してより感受性が強いことについての正確な情報を、教科書および教材を通じて提供すること。

(g) 達成可能な最高水準の身体的健康およびメンタル・ヘルスを享受するすべての者の権利に関する特別報告者による勧告（A/HRC/23/41/Add.3）を実施すること。

気候変動の子どもの権利への影響
37. 本委員会は、持続可能な開発目標 13[*29] およびそのターゲットに注目する。本委員会は特に以下のことを締約国に勧告する。

(a) 気候変動および災害のリスク・マネジメントに取り組む政策またはプログラムを発展させるにあたり、子どもの特別な脆弱性と特別なニーズ、および、子どもの意見が考慮されるようにすること。

(b) 気候変動と自然災害を学校の教育課程と教師の研修プログラムに組み込むことにより、このトピックに対する子どもの意識を向上させ、子どもの心構えを高めること。

(c) 様々な災害によって子どもが直面するリスクの内容を明らかにする分類されたデータを収集し、それに従って、国際的、地域的、および国内的政策、枠組みおよび協定を構築すること。

(d) 子どもによる権利の享受、特に、健康、食料、および適切な生活水準に関する権利の享受を脅かす水準に気候変動が達することを回避するための国際的取り組みに従って、温室効果ガスの排出を減少させることを含め、気候変動緩和政策が本条約に合致するようにすること。

(e) 他国における石炭火力発電所への資金援助を再考し、石炭火力発電所が持続可能なエネルギーを用いた発電所に漸進的に取り換えられるようにすること。

(f) 二国間、多国間、地域的、および国際的協力を追求して、これらの勧告を実施すること。

生活水準
38. 社会的再配分、および、ひとり親家庭の子ども手当[*30] といった様々な措置に留意するものの、本委員会は持続可能な開発目標ターゲット 1.3[*31] に注目しながら、締約国に以下のことを勧告する。

(a) 家族手当[*32] および子ども手当[*33] の制度を強化することを含め、親に対する適切な社会的援助を提供するための努力を強化すること。

(b) 子どもの貧困および社会的排除を減少させるための戦略と措置を強化するために、家族および子どもを対象とする聞き取りを行うこと。

(c) 子どもの貧困対策に関する大綱（2014 年）の実施に必要なあらゆる措置をとること。

H. 教育、余暇、および文化的な活動（第 28 条から第 31 条）
職業訓練とガイダンスを含む教育
39. 本委員会は、持続可能な開発目標ターゲット 4.a[*34]、特に、いじめを経験している子どもの割合に関する指標 4 a.2[*35] に留意し、前回勧告（CRC/C/JPN/CO/3, para.71, 73, 75, 76）[*36] を締約国に想起させ、以下のことを勧告する。

(a) いじめ防止対策推進法および学校におけるいじめの発生を防止する反いじめプログラムとキャンペーンのもとで、いじめに対抗する実効的な措置を実施すること。

(b) あまりにも競争的な[*37] 制度を含むストレスフルな学校環境から子どもを解放することを目的とする措置を強化すること。

(c) 授業料無償化プログラムを朝鮮人学校へ拡大するために基準を再検討すること。大学入学試験へのアクセスにおける差別の禁止を確保すること。

乳幼児期における発達
40. 本委員会は、2018 年における保育所等における保育の質の確保・向上に関する検討会の設置および、2017 年における子育て安心プランを歓迎する。本委員会は、持続可能な開発目標ターゲット 4.2[*38] に留意し、前回勧告（CRC/C/JPN/CO/3, paras.71, 73, 75, 76）[*39] を締約国に想起させ、以下のことを勧告する。

(a) 3 歳から 5 歳の子どもの幼児教育のために幼稚園、保育所および認定子ども園を無償とする計画を実効的に実施すること。

(b) 主要都市における保育提供能力を高めるための努力を継続し、質を高めながら、定員を増やし、2020 年までに待機児童を減少させること。

(c) 保育を低廉で、アクセス可能なものとし、かつ、保育の施設と運営に関する最低基準に従ったものとすること。

(d) 保育の質を確保し、向上させるための具体的な措置をとること。

(e) 上記（a）から（d）に示された措置に充分な予算を配分すること。

休息、余暇、リクリエーション活動、および文化的、芸術的活動
41. 休息、余暇、遊び、リクリエーション活動、文化的生活、および芸術に関する子どもの権利に関する一般的注釈第 17 号（2013 年）に基づき、本委員会は、十分かつ持続的な資源を伴った遊びと余暇に関する政策を策定、実施すること、および、余暇と自由な遊びに十分な時間を割り振ることを含め、休息と余暇に関する子どもの権利、および、子どもの年齢にふさわしい遊びとリクリエーション活動を行う子どもの権利を確保するための努力を強化することを締約国に勧告する。

I. 特別保護措置（第 22 条、第 30 条、第 32 条、第 33 条、第 35 条、第 36 条、第 37 条 (b) から (d)、第 38 条から第 40 条）
難民申請をしている子ども、移民の子ども、および難民の子ども
42. 本委員会は、移民労働者およびその家族の構成員の権利の保護に関する委員会と子どもの権利委員会とによる国際的移民の文脈に

おける子どもの人権に関する共同一般的注釈（2017 年）移民労働およびその家族の構成員の権利の保護に関する委員会一般的注釈第 3 号および第 4 号（2017 年）、子どもの権利委員会一般的注釈第 22 号および第 23 号（2017 年）を想起し、前回最終所見（CRC/C/JPN/CO/3, para. 78）を締約国に想起させ、以下のことを勧告する。

（a）子どもに関するあらゆる決定において子どもの最善の利益が第一義的に考慮されること、および、ノン・ルフールマンの原則（追放・送還禁止原則）が遵守されるようにすること。

（b）難民申請をしている親の収容により、子どもから分離されることを回避するための法的枠組みを確立すること。

（c）親に伴われていない、または親から引き離されている難民申請をしている子どもまたは移民の子どもの収容を回避するために、公的な機構の設置を含む措置を直ちに取ること。入国者収容施設からこのような子どものすべてを直ちに解放し、シェルター、適切なケアおよび教育へのアクセスを提供すること。

（d）難民申請をしている者および難民、特に子どもに対するヘイトスピーチと闘うためのキャンペーンを展開すること。

売買、取引および誘拐
43. 本委員会は締約国に以下のことを勧告する。

（a）子どもの人身取引の行為者を訴追するための努力を強化し、子どもの人身取引に関わる犯罪に対する罰則を強化し、罰金を選択刑とすることをやめること。

（b）人身取引の被害者となった子どもが適切に発見され、種々のサービスに委託されるようにするため、被害者選別を強化すること。

（c）シェルターならびに身体的、精神的回復およびリハビリテーションのための子どもにやさしい包括的な援助を含む、人身取引の被害者となった子どもへの専門的ケアおよび支援のための資源を増やすこと。

少年司法運営
44. 本委員会は再犯防止推進計画（2017 年）に留意する。しかしながら、本委員会は、以下のことを深く懸念する。

（a）「刑罰が科される最低年齢」が 16 歳から 14 歳に引き下げられたこと。

（b）弁護士の法的援助を受ける権利が体系的に実施されていないこと。

（c）重大な罪を犯した 16 歳以上の子どもが刑事裁判に送致されうること。

（d）14 歳から 16 歳までの子どもが矯正施設に収容されうること。

（e）「将来、罪を犯し、または刑罰法令に触れる行為をする虞のある」子どもが自由を奪われること。

（f）子どもが無期刑を科され、一般に、仮釈放の許される期間よりも相当長期にわたって拘禁されていること。

45. 本委員会は、少年司法システムを本条約および関係する諸基準に全面的に適合させることを締約国に要請する。特に、本委員会は、前回最終所見（CRC/C/JPN/CO/3, para. 85）を締約国に想起させ、以下のことを要請する。

（a）子どもによる犯罪の根本的原因を研究し、予防的措置を緊急に実施すること。

（b）「刑罰を科される最低年齢」を 16 歳に戻すことの検討の資料とするため、2000 年以降の子どもによる犯罪の動向を研究すること。

（c）手続の早期の段階から、かつ、法的手続の全体を通して、法に抵触した子どもに質の高い独立した法律扶助を提供されるようにすること。

（d）いかなる子どもも刑事裁判所において裁判を受けることがないようにすること。子どもが刑事責任を問われた事案において、ダイバージョン、保護観察、調停、カウンセリング、またはコミュニティ・サービスなどの非司法的措置が用いられ、また、可能な場合には、罪に対する非拘禁的処分が、より多く用いられるようにすること。

（e）裁判前および裁判後における自由の剥奪が最終的手段として、かつ、可能な限り短い期間において用いられるようにすること。自由の剥奪の取消を目的として、自由の剥奪を定期的に再審査すること。特に、

（ⅰ）「将来、罪を犯し、または刑罰法令に触れる行為をする虞のある」子どもかどうかを再審査し、このような子どもの拘禁を終了させること。

（ⅱ）子どもによる犯罪について無期刑および不定期刑を用いることを見直し、拘禁が可能な限り短期間となるように、特別の仮釈放制度を適用すること。

子どもの売買、子ども買春、および子どもポルノに関する選択議定書に関する本委員会の前回最終所見および勧告のフォローアップ
46. 子どもの売買、子ども買春および子どもポルノに関する選択議定書についての政府報告に対する本委員会の最終所見（2010 年）（CRC/C/OPSC/JPN/CO/1）を実施するために締約国がなした努力に留意し、感謝するものの、本委員会は、以下のことを締約国に勧告する。

（a）子どももしくはほぼ子どもに見えるように描かれた者が明白に性的行為を行っているイメージおよび描写、または、性的目的のための子どもの性的部位の描写を作成、配布、普及、提供、販売、アクセス、閲覧および所持することを犯罪化すること。

（b）「女子高生サービス」および子どもエロティカなどのように、子どもの買春および子どもの性的搾取を助長し、または、これらにつながる商業的活動を禁止すること。

（c）行為者に責任を果たさせ、被害者となった子どもを救済するために、オンライン（インターネット）およびオフライン（実店舗）での子どもの売買、子ども買春、および子どもポルノに関わる犯罪を捜査、訴追し、制裁を加えるための努力を強化すること。

（d）性的虐待および性的搾取の被害者となった子どもに焦点を合わせた質の高い統合されたケアおよび支援を提供するために、ワンストップ危機対応センター（駆け込み拠点）への資金提供と援助を増やし続けること。

（e）児童・生徒、親、教師およびケア提供者を対象として、新しい技術に伴うリスク、および安全なインターネットの利用の仕方についてのキャンペーンを含む意識喚起プログラムを強化すること。

（f）子どもの売買、子ども買春および子どもポルノに関する特別報告者の勧告（A/HRC/31/58/Add.1, para. 74）を実施すること。

武力紛争下の子どもに関する選択議定書に関わる本委員会の前回最終所見および勧告のフォローアップ
47. 武力紛争への子どもの関与に関する選択議定書についての政府報告に対する本委員会の最終所見（2010 年）（CRC/C/OPAC/JPN/CO/1）を実施するために締約国がなした努力に留意し、感謝するものの、本委員会は、特に自衛隊が国連平和維持活動に参加する際には、自衛隊に対する本選択議定書の規定に関する研修を強化し続けるために具体的な措置を取るよう締約国に勧告する。

J. 通報手続に関する選択議定書の批准
48. 本委員会は、子どもの権利の実施をさらに強化するために、通報手続に関する選択議定書を批准するよう、締約国に勧告する。

K. 国際人権文書の批准
49. 本委員会は、子どもの権利の実施をさらに強化するために、締約国が締約国となっていない以下のコアとなる人権文書の批准を検討するよう締約国に勧告する。

（a）市民的および政治的権利に関する国際規約の第 1 選択議定書。

（b）市民的および政治的権利に関する国際規約の第 2 選択議定書。

（c）経済的、社会的および文化的権利に関する国際規約の選択議定書。

（d）女性に対するあらゆる形態の差別の撤廃に関する条約の選択議定書。

(e) 拷問およびその他の残虐な、非人道的なもしくは、品位を傷つける取扱いまたは刑罰に関する条約の選択議定書。
(f) 移民労働者およびその家族の構成員の権利の保護に関する条約。
(g) 障害を持つ者の権利に関する条約の選択議定書。

L. 地域機構との協力
50. 本委員会は、特に、東南アジア諸国連合女性と子どもの権利の促進と保護に関する委員会と協力することを締約国に勧告する。

IV. 実施および報告
A. フォローアップと普及
51. 本委員会は、本最終所見における勧告を全面的に実施することを確保するためのあらゆる適切な措置を取るよう締約国政府に勧告する。本委員会は、また、第4・5回定期報告、質問リストへの文書回答、および、本最終所見が締約国の諸言語で広く利用可能とされるよう勧告する。

B. 報告とフォローアップのための国内機構
52. 本委員会は、政府の常置組織として、報告とフォローアップのための国内機構を設置するよう締約国に勧告する。この国内機構は、国際的、地域的人権機構への報告を調整し、作成すること、人権機構と協議すること、および、条約上の義務、人権機構の勧告と決定の国内におけるフォローアーップと実施を調整し、追跡することを任務とする。本委員会は、このような組織は、スタッフの適切かつ継続的な献身によって支えられるべきであり、市民社会と体系的に協議する能力を持っているべきであることを強調する

C. 次回報告
53. 本委員会は、第6・7回統合報告を2024年11月21日までに提出し、本最終所見のフォローアップに関する情報を報告に含めることを要請する。報告は2014年1月31日に採択された本委員会の条約別報告ガイドライン（CRC/C/58/Rev. 3）を遵守すべきであり、21,200語を超えてはならない（国連総会決議68/268パラグラフ16）。制限語数を超える報告が提出された場合には、締約国は上述の決議に従って短くすることを要請される。締約国が見直したうえ報告を再提出しない場合には、条約機関による審査のための翻訳は保証されない。

54. 委員会は、また、更新されたコア文書を、42,400語を超えない範囲で、共通コア文書と条約別文書に関するガイドライン（HRI/GEN/2/Rev.6, chap. I）、および、国連総会決議68/268パラグラフ16を含む、国際人権機関のもとでの報告ガイドラインに示されているコア文書の要件に従って提出するよう要請する。
（子どもの権利条約市民・NGOの会専門委員会翻訳）（2019年3月17日現在）

<翻訳注>
*1 原文はreproductive health。リプロダクティブ・ヘルスまたは生殖に関する健康と訳出される場合も多いが、reproductionの「子どもを生むプロセス」（ケンブリッジ英語辞典）という意味をあらわすために、本文のように訳出した。
*2「10. 本委員会は、本条約の十全な適用の妨げとなっている37条(c)に対する留保の撤回を検討することを締約国政府に勧告する。」
*3「14. 本委員会は、中央、地方および地域レベルを問わず、子どもの権利を実施するために行われる締約国政府のすべての活動を効果的に調整し、かつ、子どもの権利の実施に関与している市民社会組織との継続的交流と共同体制を確立する明白な権限、および、十分な人的、財政的資源を有する適切な国内機構を設立することを締約国政府に勧告する。」
*4 原文はbudged line。予算線とは「予算制約式を、財・サービスの消費量と財価格のグラフ上に描いた直線」（ウィキペディア）のこと

である。予算制約式とは、持っている金銭の総量を上限として、複数の財を消費することのできる量を示した式のことである。例えば、2つの財xとyを仮定し、これらの財の価格をそれぞれPx、Py、これらの財を買う量をそれぞれX、Y、持っている金銭の量をMとすると、予算制約式はPx X + Py Y = Mとなる。
　これをグラフに描いたのが予算線である。子どもに関係する予算等の予算線を確立させるには、子どもの権利のための財（x）につき、その価格（Px）、買うべき量（X）、買うために必要な金銭の総量（Mx）を確定すること、すなわち、ニーズに基づいた予算の策定が必要となる。
*5 原文はin a child-sensitive manner。
*6 原文はall persons working for and with children。
*7「42. 本委員会は、子どもの自殺の危険要因に関する研究を行うこと、予防的措置を実施すること、学校にソーシャルワーカーによるサービスと心理相談サービスを提供すること、および、子どもの指導に関する仕組みが困難な状況にある子どもにさらなるストレスを与えないようにすることを締約国政府に勧告する。本委員会は、また、子どものための施設を備えた機関が、公立であろうと私立であろうと、適切な安全最低基準を遵守させるようにすることを締約国政府に勧告する。」
*8 本最終所見においてrecallという動詞によって前回最終所見における勧告への言及がなされたうえで勧告が示されているのは、本20パラ（生存と発達）の他、26（体罰）、32（障害を持つ子ども）、39（教育）、40（乳幼児）、42（難民の子ども）、45（少年司法）においてである。本最終所見においてrecallingという動名詞によって一般的注釈などの国際文書への言及がなされている場合は、これらの国際文書に「基づき」ということを意味しているのに対して、これらの6つのパラグラフは本最終所見の勧告と前回最終所見の勧告が一体的であることを示している。委員会が思い出しているという以上に、委員会が締約国に思い出させるという意味が込められているので、「締約国に想起させ、…以下を要請／勧告する」と訳出した。
*9 原文はautomatic, independent and public reviews。
*10「力を伸ばし、発揮させるような」の原文はempowered。
動詞のempowerには力を付与するという意味もあるが、名詞のempowermentは「自分の要求を実現する自由と力、または、自分に起きることをコントロールする自由と力を獲得するプロセス」（ケンブリッジ英語辞典）とより広く定義されるので、力の付与と力の獲得という二つの意味が出るように「力を伸ばし、発揮させる」と訳出した。
*11「16.9 2030年までに、すべての人々に出生登録を含む法的な身分証明を提供する。」
*12「16.2 子どもに対する虐待、搾取、取引及びあらゆる形態の暴力及び拷問を撲滅する。」
*13「48. 本委員会は、締約国政府に以下のことを強く勧告する。
(a) 家庭および代替的ケア環境を含むすべての状況において、体罰およびあらゆる形態の品位を傷つける子どもの取扱いを法律によって明示的に禁止すること。
(b) すべての状況において体罰の禁止を実効的に実施すること。
(c) 非暴力的な代替的懲戒に関して、家族、教師、および、子どもとともに・子どものために働くその他の専門的スタッフを教育するための、啓発キャンペーンを含む対話プログラムを実施すること。」
*14 原文はdiscipline。
*15 国連総会決議64/142、添付資料
*16 原文はthe "New Vision for Alternative Care and the Role of Society in Child Well-being"。厚労省・新たな社会的養育の在り方に関する検討会が2017年8月2日に公表した文書のことなので、その正式タイトルにあわせて本文のように訳出した。
*17 原文はtemporary custody in child guidance centers。日本法令外国語訳データベースシステムでは、児童福祉法33条に規定されている一時保護がtemporary custodyと訳出されているが、原文は児童相談所におけるものに限定されているので、本文のように訳出

した。

※18 原文は family-like settings。

※19 原文は family-based arrangements。

※20 「59. 本委員会は、以下のことを締約国政府に勧告する。

(a) 障害を持つすべての子どもを十全に保護するために法律を改正し、制定すること。達成された進歩を注意深く記録し、実施における問題点を特定する監視システムを設立すること。

(b) 障害を持つ子どもの生活の質の向上、その基礎的ニーズの充足、および、インクルージョンと参加の確保に焦点をおいた、地域を基盤とするサービスを提供すること。

(c) 既存の差別的態度と闘い、かつ、障害を持つ子どもの権利および特別なニーズを公衆に理解させるために、意識喚起キャンペーンを実施すること。障害を持つ子どものインクルージョンを助長し、かつ、子どもおよび親の意見を聞かれる権利の尊重を促進すること。

(d) 障害を持つ子どものために、適切な人的、財政的資源を伴うプログラムおよびサービスを提供するためのすべての努力を行うこと。

(e) 障害を持つ子どものインクルージョン教育のために必要とされる設備を学校に整備すること。障害を持つ子どもが希望する学校を選択し、その最善の利益に応じて、普通学校および特別学校の間を移動できることを確保すること。

(f) 障害を持つ子どものために、障害を持つ子どもとともに働いているNGOに援助を提供すること。

(g) 教師、ソーシャルワーカー、保健・医療・セラピー・ケア従事者など、障害を持つ子どもと働く専門的スタッフに研修を実施すること。

(h) 関連して、障害を持つ者の機会の平等化に関する国連標準規則（General Assembly resolution 48/96）および障害を持つ子どもの権利に関する本委員会の一般的注釈9号（2006年）を考慮すること。

(i) 障害を持つ者の権利に関する条約（署名済み）およびその選択議定書（2006年）を批准すること。」

※21 「2.2 5歳未満の子どもの発育阻害や消耗性疾患について国際的に合意されたターゲットを2025年までに達成するなど、2030年までにあらゆる形態の栄養不良を解消し、若年女子、妊婦・授乳婦及び高齢者の栄養ニーズへの対処を行う。」

※22 注1を参照のこと。

※23 WHO憲章では「健康とは身体的、精神的および社会的に完全なしあわせな状態のことであり、単に、疾病または病弱が存在しないことではない」と定義されており、メンタル・ヘルスとは精神的障害（mental disorders or disabilities）の存在しないこと以上のことを意味する。WHOは「メンタル・ヘルス」とは「個人が自らの能力を実現し、生活での通常のストレスに対応するとができ、生産的に労働し、かつ、自らのコミュニティに貢献できるしあわせな状態」と定義している。

※24 「5.6 国際人口・開発会議（ICPD）の行動計画及び北京行動綱領、ならびにこれらの検証会議の成果文書に従い、性と生殖に関する健康及び権利への普遍的アクセスを確保する。」

※25 「3.9 2030年までに、有害化学物質、ならびに大気、水質及び土壌の汚染による死亡及び疾病の件数を大幅に減少させる。」

※26 原文は evacuation zones。以下を踏まえて、「避難指示区域」と訳出した。大規模な自然災害や事故が発生したり前兆ある場合、住民の生命への危険を防ぐために、原子力災害特別措置法などの法律に基づいて、政府は、影響を受ける可能性がある地域への立ち入りを禁止したり、制限することができる。こうした地域を「避難指示区域」と呼ぶ。福島第一原子力発電所事故においても、2011年4月21～22日にかけて、原子力災害特別措置法第20条第3項に基づき、警戒区域、計画的避難区域、緊急時避難準備区域などの「避難指示区域」が設定された。その範囲は、同法第20条第2項に基づいて、以後何度か見直され、現状は、帰還困難区域、居住制限区域、避難指示解除準備区域に再編されているが、これらの本質は、「避難指示区域」であり、日本政府もこの用語を用いている。

※27 原文は areas not designated for return。2019年2月1日に公表された事前公開用未編集版では non-designated areas となっていた

のが正式版ではこのように修正されている。直訳すれば「帰還可能と指定されていない区域」となるが、これは前注において説明したように、「帰還困難区域」および「居住制限区域」を意味するので、本文のように訳出した。

※28 原文では、children affected by radiation in Fukushima prefecture となっていることから、被曝による生命に対する直接的な影響のみならず、福島県で生じた放射線に起因する様々な問題によって子どもが影響を受けていること、および、福島県にいる子どもだけでなく県外にいる子どもも影響を受けていることを示すために、このように訳出した。福島第一原子力発電所の事故により、福島県で発生したプルーム（放射性雲）はみるみる東日本を中心に全国に拡散し、各地にホットスポットも生まれた。この結果、福島県外にも危惧される量の被曝をした子どもが多々存在するのである。被曝影響に関する専門家の見解も割れる状況の下で、自分の将来や健康に大きな不安を抱くようになった子どもも多い。被曝から逃れるために移住した先で、被曝した可能性や補償金をめぐっていじめや恐喝にあっている子どももいる。「放射線」の問題で途端に不和になる家族や親子がいる。「放射線さえなければ…」帰還すべきか、移住すべきか等々、生活や将来に向けて不安が絶えず、心を病む一家も多い。親の自殺に遭遇した子どももいる。このように放射線によって引き起こされる問題は多様であり、こうした実態に見合う訳を心がけた。

※29 「気候変動及びその影響を軽減するための緊急対策を講じる。」

※30 原文は single-parent childhood allowances。日本では児童扶養手当のこと。

※31 「1.3 各国において最低限の基準を含む適切な社会保護制度及び対策を実施し、2030年までに貧困層及び脆弱層に対し十分な保護を達成する。」

※32 原文は family benefits。

※33 原文は child allowances。

※34 「4.a 子ども、障害及びジェンダーに配慮した教育施設を構築・改良し、すべての人々に安全で非暴力的、包摂的、効果的な学習環境を提供できるようにする。」

※35 「4.a.2 いじめ、体罰、ハラスメント、暴力、性的差別、および虐待を経験している子どもの割合」。

※36 「71. 本委員会は、学力的な優秀性と子ども中心の能力形成を結合し、かつ、過度に競争主義的な環境が生み出す否定的な結果を避けることを目的として、大学を含む学校システム全体を見直すことを締約国政府に勧告する。これに関連して、締約国政府に教育の目的に関する本委員会の一般的注釈1号（2001）を考慮するよう奨励する。本委員会は、また、子ども間のいじめと闘うための努力を強化すること、および、いじめと闘うための措置の開発に当たって子どもの意見を取り入れることを締約国政府に勧告する。」

「73. 本委員会は、日本人のためでない学校への補助金を増額すること、および、大学入学試験へのアクセスにおける差別の禁止を確保することを締約国政府に奨励する。教育における差別の禁止に関するUNESCO条約の批准を検討することを締約国政府に奨励する。」

「75. 本委員会は、アジア太平洋地域における歴史的事実についてのバランスの取れた見方が検定教科書に反映されることを確保することを、締約国政府に勧告する。」

「76. 本委員会は、子どもの休息、余暇および文化的活動に関する権利について締約国政府の注意を喚起する。公的場所、学校、子どもに関わる施設および家庭における、子どもの遊びの時間およびその他の自主的活動を促進し、容易にする先導的取り組みを支援することを締約国政府に勧告する。」

※37 原文は overly competitive。第1回最終所見では、highly competitive、第2回では excessively competitive、第3回では、これらのほか、extremely competitive との表現が用いられていた。

※38 「4.2 2030年までに、すべての子どもが男女の区別なく、質の高い乳幼児の発達支援、ケア及び就学前教育にアクセスすることにより、初等教育を受ける準備が整うようにする。」

※39 71、73、75、76は注36を参照のこと。

子どものからだと心・連絡会議の紹介

　私たち「子どものからだと心・連絡会議」は、子どものからだと心が豊かに育つこと、子どものからだと心に関する権利の向上を願い、子どもたちのからだと心の変化を正確に捉え、確かな実践の方途を探るネットワークとして国際児童年の1979年に結成したNGO団体です。

　結成以来、“総合科学”の立場から“団体研究法”という研究方法を用いて、子どものからだと心についての“証拠（Evidence）”を揃えて、以下に示すような“国民的科学運動”を展開しています。

●全国研究会議の開催

　年1回（毎年12月）、その年に各地で取り組んだ子どもの“からだと心”に関する調査や実践の成果と教訓を持ち寄って、「子どものからだと心・全国研究会議」を開催しています。

　この全国研究会議では、子どもの“からだと心”に現われている「おかしさ」を何とかくい止め、子どもたちを“いきいき”させるために、保育園・幼稚園・小学校・中学校・高等学校・大学などの教師や養護教諭、栄養士、調理師、医師、保健師はもちろん、親や子どもも参加して、議論が繰り広げられています。

●白書の発行

　上記、全国研究会議の討議資料として、毎年12月に『子どものからだと心 白書』を発行しています。

　この白書は、「生存」「保護」「発達」「生活」の観点をベースに、「第 1 部　“証拠”と“筋書き”に基づく今年の子どものからだと心（トピックス）」、「第 2 部　子どものからだと心の基本統計」、「第 3 部　講演録」で構成されており、子どもの“からだと心”に関する国内外の動向や公表されている政府統計等を連絡会議なりに分析した結果、さらには連絡会議独自の調査や会員による調査の結果が数多く盛り込まれています。

●ニュースの発行

　年1回の全国研究会議をつなぐために、「からだと心・ニュース」を年4回発行し、連絡会議の会員の皆さんに届けています。

　このニュースでは、時々刻々変化する子どもの“からだと心”に関する情報を即座に交流できる場として、会員の皆さんに活用されています。

　以上の活動の他にも、現地の会員と共に、全国各地での研究会議を開催したり、「子どもの権利条約」を批准している各国で、子どもの権利保障がどのような状況にあるのかを審査する「国連・子どもの権利委員会」に対して、日本の子どもの“からだと心”に関する権利保障の状況を報告書にまとめて届けたり、子どもの“からだと心”に関する必要な情報をブックレットというスタイルで発行したり、「子どものからだと心の全国的共同調査項目」を提案し、そのデータの収集と分析に努めたり、という活動も展開しています。

　本会は、どなたでも入会できるNGO団体です。興味をおもちくださいましたら、お気軽に下記事務局までご一報下さい。入会金は無料、年会費は4,000円（『子どものからだと心白書』代を含む）です。

　そして、21世紀を真の「子どもの世紀」にするために、子どもの“からだと心”が健やかに育つための運動を一緒に推進してくだされればと思います。

■子どものからだと心・連絡会議 事務局
　〒158-8508　東京都世田谷区深沢 7-1-1　日本体育大学　野井研究室気付
　Tel & Fax：03-5706-1543　http://kodomonokaradatokokoro.com/index.html

編集後記

今年（2023年）7月に4年ぶりとなる国際学会（ヨーロッパスポーツ科学会＠パリ）に参加してきました。すっかりオンラインでの学会参加に慣れてしまっていましたが、やはり対面の国際学会は楽しく、また、さまざまな国の研究者と議論をすることもでき、非常に有意義な時間を過ごすことができました。一方、滞在期間中は、パリで大規模な暴動が起こっていた時期と重なり、至る所に武装した警察官が配備され、物々しい雰囲気でした。また、個人的には、地下鉄でスリに遭遇したり（間一髪セーフでした）、なぜか罰金を取られたり（こちらはアウトでした）、無事に羽田に到着した際にはホッとしました。海外出張をするたびに、「日本の良さ」を感じます。また、海外の友人の中には、日本のファンが多く、いつも嬉しい気持ちになります。と同時に、いつまでも"世界に誇れる国"でありたいと身が引き締まる思いもしています。

私の専門分野は、運動疫学であり、子どもの身体活動や体力に関する大規模データを扱った研究をしています。こうした職業上、第2部における基本統計のデータを眺めるのが好きです。各項目の年次推移を眺めたり、その年のデータを確認したりすることはもちろん、一見関係なさそうに思える項目同士を見比べて、「もしかしたらAとBは関係しているのではないか？」などと思いを巡らせることも楽しみの1つです。それが新しい研究アイデアにつながることもあります。子どものからだと心に関する"百科事典"である白書ならではの楽しみ方とも言えます。

「疫学の父」と呼ばれる英国の医師ジョン・スノウは、空気感染（悪い空気）がコレラの原因だと考えられていた時代に、その常識を疑い、地道に感染者のデータ（居住地、発生時期など）を集めることで、真犯人が「井戸水」であることを突き止めました。もしかしたらこの白書の中にも"ジョン・スノウ的発見"があるかもしれません。ぜひ、各ページ間の"クロストーク"も楽しんでいただければと思います。

（城所哲宏）

子どものからだと心　白書2023
Annual Report of Physical and Mental Health among the Children in 2023

2023年12月10日
企画・編集・発行　子どものからだと心・連絡会議
子どものからだと心白書2023・編集委員会
発　　　売　有限会社ブックハウス・エイチディ
〒164-8604　東京都中野区弥生町1-30-17
TEL.03-3372-6251、FAX.03-3372-6250
E-mail：bhhd@mxd.mesh.ne.jp
印　刷　所　シナノ印刷株式会社